Im unterzeichneten Verlage erscheinen die

Veröffentlichungen des Kaiserlichen Gesundheitsamtes

wöchentlich jeden Dienstag und enthalten im Wesentlichen:

Nachrichten über den Gesundheitszustand und über den Gang der Seuchen, sowie über zeitweilige Maßregeln zur Abwehr und Unterdrückung von Seuchen. — Meteorologische Notizen. — Medizinal-Gesetzgebung und allgemeine Verwaltungsanordnungen auf dem Gebiete des Sanitäts- und Veterinärwesens. — Rechtsprechung. — Notizen über Kongresse, Verhandlungen gesetzgebender Körperschaften ꝛc. — Vermischtes. — Verzeichniß der für die Bibliothek des Kaiserlichen Gesundheitsamtes eingegangenen Geschenke.

Abonnements werden zum Preise von M. 5,— halbjährlich von allen Postanstalten (Post-Zeitungs-Preisliste 5910) und Buchhandlungen, sowie von der Verlagshandlung ausgeführt.

Inserate über Gegenstände für die Zwecke der Gesundheitspflege werden von allen Annoncen-Expeditionen, sowie von der Verlagshandlung zum Preise von 30 Pf. für die dreigespaltene Petitzeile entgegengenommen.

Die größeren wissenschaftlichen Arbeiten ꝛc. aus dem Kaiserlichen Gesundheitsamte erscheinen unter dem Titel:

Arbeiten aus dem Kaiserlichen Gesundheitsamte

in zwanglosen Heften, welche zu Bänden von 30—40 Bogen Stärke vereinigt werden.

Es sind bis jetzt erschienen:

Band I. Mit 13 Tafeln und in den Text gedruckten Holzschnitten. Preis M. 26.—. (Heft 1/2 M. 6.—; Heft 3/5 M. 20.—.)

Band II. Mit 6 Tafeln und in den Text gedruckten Holzschnitten. Preis M. 22.—. (Heft 1/2 M. 8.—; Heft 3/5 M. 14.—.)

Band III. Bericht über die Thätigkeit der zur Erforschung der Cholera im Jahre 1883 nach Egypten und Indien entsandten Kommission, unter Mitwirkung von Prof. Dr. Robert Koch, bearbeitet vom Kaiserlichen Regierungs-Rath Dr. Georg Gaffky. Mit Abbildungen im Text, 30 Tafeln und einem Titelbilde. Preis M. 30.—.

Ferner sind erschienen:

Jahresbericht

über die

Verbreitung von Thierseuchen

im

Deutschen Reiche.

Bearbeitet im Kaiserlichen Gesundheitsamte zu Berlin.

Erster Jahrgang.

Das Jahr 1886.

Mit acht Uebersichtskarten.

Preis M. 10.—.

Das

Kaiserliche Gesundheitsamt.

Rückblick

auf den Ursprung sowie auf die Entwicklung und Thätigkeit des Amtes in den ersten zehn Jahren seines Bestehens.

Zusammengestellt im

Kaiserlichen Gesundheitsamte.

——— Preis kart. M. 3.—. ———

Springer-Verlag Berlin Heidelberg GmbH

Beiträge
zur
Beurtheilung des Nutzens der Schutzpockenimpfung
nebst
Mittheilungen über Maßregeln zur Beschaffung untadeliger Thierlymphe.

Bearbeitet

im

Kaiserlichen Gesundheitsamte.

Mit 6 Tafeln.

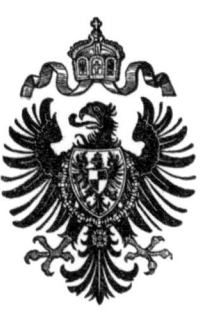

Springer-Verlag Berlin Heidelberg GmbH 1888

Additional material to this book can be downloaded from http://extras.springer.com

ISBN 978-3-662-39229-4   ISBN 978-3-662-40243-6 (eBook)
DOI 10.1007/978-3-662-40243-6

Inhalts-Verzeichniß.

	Seite
Einleitung	I
Abschnitt 1. Tafeln zur Veranschaulichung der Wirkung des Impfgesetzes in Deutschland	1
Abschnitt 2. Ergebnisse einer Statistik der Pockentodesfälle im Deutschen Reiche für das Jahr 1886	27
Abschnitt 3. Die während des Jahres 1886 in mehreren Staaten des Deutschen Reiches vorgekommenen Erkrankungen an den Pocken. Nebst einem Anhange, betreffend Pockenerkrankungen im Jahre 1885	39
Abschnitt 4. Der Einfluß der Schutzpockenimpfung auf die Pockensterblichkeit in Schweden	75
Abschnitt 5. Die Regelung des Impfwesens in den neun älteren Provinzen Preußens bis zum Jahre 1874, nebst einem Anhange: Die Entwickelung des Impfwesens in der Königlich preußischen Armee	100
Abschnitt 6. Die Ergebnisse der Bearbeitung sogenannter „Ur-Pockenlisten"	120
Abschnitt 7. Mittheilungen über die Maßregeln, welche zur Beschaffung untadeliger Thierlymphe ergriffen worden sind, sowie über die Zunahme der Verwendung von Thierlymphe bei den im Deutschen Reiche ausgeführten öffentlichen Impfungen	180

Verzeichniß der Tafeln.

Tafel 1. Pockensterblichkeit in Preußen und Oesterreich in den Jahren 1816—1886.

Tafel 2. Pockensterblichkeit in einer Anzahl größerer Städte des In- und Auslandes.

Tafel 3. Pockensterblichkeit in Bayern und Belgien.

Tafel 4. Erkrankungen und Todesfälle an Pocken in verschiedenen Armeen in den Jahren 1867—1886.

Tafel 5. Pockensterblichkeit der Civil- und Militärbevölkerung in Preußen in den Jahren 1825—1886.

Tafel 6. Pockensterblichkeit in Schweden in den Jahren 1774—1883.

Einleitung.

Die Petitionskommission des Reichstages hat in ihrer Sitzung vom 23. März 1886 gelegentlich der Berathungen über die Petitionen zum Impfgesetz folgenden Beschluß gefaßt (Reichstagsdrucksache Nr. 313, II. Session (1885/86), 6. Legislaturperiode):

„Der Reichstag wolle beschließen: über die Petitionen II. Nr. 51, 52, 53, 54, 55a—y, 74, 81, 431, 465, 466, 499, 526, 611, 692, 857, 995, 1439, 1944, 1967, 3663, 4603, 5467, 6125, 13 279 zur Tagesordnung überzugehen, jedoch mit Rücksicht auf die Erklärung des Herrn Regierungskommissars, daß im Anschluß an die Verhandlungen der Sachverständigen-Kommission im Reichsgesundheitsamt statistische Ermittelungen über den Nutzen der Schutzpockenimpfung stattfinden, den Herrn Reichskanzler zu ersuchen, von dem Ergebniß dieser Ermittelungen, insbesondere der Bearbeitung von Urpockenlisten, ebenso über die Maßregeln, welche zur Beschaffung untadeliger animaler Lymphe ergriffen sind, dem Reichstag bis zur nächsten Session Mittheilung zu machen."

Wenn der vorstehende Beschluß der Petitionskommission auch nicht mehr zur Berathung im Plenum des Reichstages gelangt ist, so hat die Reichsverwaltung sich doch veranlaßt gesehen, das Kaiserliche Gesundheitsamt mit der Ausarbeitung einer Denkschrift zu beauftragen, in welcher die Ergebnisse der beregten Ermittelungen niederzulegen seien, um dieselben sowohl dem Reichstage als auch weiteren Kreisen zugänglich zu machen.

Den sichersten Maßstab für die Schädigungen, welche ein Volk durch die Pocken erleidet, gewähren die Zahlen der Pockentodesfälle. Es wurden daher, um einen Ueberblick über die durch das Reichs-Impfgesetz in Deutschland erzielten Erfolge zu geben, bereits im Jahre 1883 im Kaiserlichen Gesundheitsamte Tafeln zur Veranschaulichung der Wirkung des genannten Gesetzes zusammengestellt und am 6. Juni 1883 den Mitgliedern des Reichstages vorgelegt. Auf den Tafeln waren die Pockentodesfälle in Preußen vor und nach dem Inkrafttreten des Gesetzes mit den Pockentodesfällen in Oesterreich, sowie die Pockentodesfälle einer Anzahl größerer Städte des Inlandes mit denjenigen ausländischer Städte in Vergleich gestellt. Da zuverlässige Angaben über Pockenerkrankungen nur den Armee-Statistiken zu entnehmen waren, so wurden in den Tafeln außerdem die Pockenerkrankungen der preußischen Armee, in welcher die Wiederimpfung streng durchgeführt ist, und welcher außerdem der relative Schutz einer gut geimpften Bevölkerung zu Gute kommt, mit den Pockenerkrankungen der österreichischen sowie der französischen Armee verglichen, in welchen die Wiederimpfung in mangelhafter Weise durchgeführt wurde, und welche außerdem von einer mangelhaft geimpften Bevölkerung umgeben sind.

Die Tafeln ließen, soweit der Statistik ein Urtheil zu entnehmen war, das Impfgesetz als eine außerordentlich nützliche und segensreiche Institution erscheinen.

Nachdem inzwischen die den Tafeln zu Grunde liegenden statistischen Angaben für einige weitere Jahre haben ergänzt werden können, schien es angezeigt, den Nachweis zu führen, daß die damals gezogenen Schlußfolgerungen auch für die späteren Jahre als zutreffend sich erwiesen haben. Es sind daher die Tafeln in dieser Denkschrift von neuem mitgetheilt und zwar nicht nur ergänzt für diejenigen Jahre, für welche neuerdings statistische Angaben beschafft werden konnten, sondern auch vervollständigt durch zwei neue Tafeln. Die den graphischen Darstellungen zu Grunde liegenden Zahlen haben überdies einige später noch zu erläuternde Aenderungen erfahren und sind nebst Angabe der Quellen, aus welchen sie entnommen, in Tabellenform beigefügt.

Eine erneute Vorlage und Erörterung der Tafeln erschien umsomehr angezeigt, als sie sowohl seitens eines Mitgliedes des Reichstages (in der Sitzung vom 12. Juni 1883), als auch in der Kommission zur Berathung der Impffrage, welche auf Anregung des Reichstages im Jahre 1884 von dem Herrn Reichskanzler berufen war, seitens der impf- bezw. impfzwanggegnerischen Minorität dieser Kommission Angriffe erfahren haben. Bezüglich dieser Angriffe und ihrer Zurückweisung kann hier auf die den Tafeln in Abschnitt 1 beigegebenen Ausführungen Bezug genommen werden.

Wie bei ihrer ersten Vorlage, so berechtigen die Tafeln auch heute noch zu dem am Schlusse der 1883er Drucksache ausgesprochenen Urtheile:

„Soweit der Statistik ein Urtheil zu entnehmen ist, muß also das Impfgesetz als eine außerordentlich nützliche und segensreiche Institution angesehen werden."

Als die Tafeln zur Veranschaulichung der Wirkung des Impfgesetzes zum ersten Male aufgestellt wurden, waren die erforderlichen Unterlagen für eine Statistik der Todesfälle an Pocken für das gesammte Deutsche Reich noch nicht vorhanden. Durch die unter dem 18. Juni 1885 vom Bundesrathe genehmigten Beschlüsse der Kommission zur Berathung der Impffrage ist diesem Uebelstande abgeholfen worden, indem durch die Beschlüsse unter Nr. 9 (s. Seite XIV) die Herstellung einer solchen Statistik für das Reich gesichert wurde. Die Bearbeitung der Statistik ist dem Kaiserlichen Gesundheitsamte übertragen worden und hat zum ersten Male für das Jahr 1886 stattgefunden. Ihre Ergebnisse sind in Abschnitt 2 dieser Denkschrift ausführlich mitgetheilt.*)

---

*) Vgl. auch Arbeiten aus dem Kaiserlichen Gesundheitsamte II. Bd., Seite 223.

Bei einer Durchsicht der Bearbeitung erhält man den Eindruck, als ob die Pocken zur Zeit überhaupt kaum noch zu den in Deutschland endemischen Krankheiten gehören; denn wenn man die durch einen regen Schiffsverkehr mit dem Auslande in naher Beziehung stehenden Stadtbezirke von Bremen, Hamburg, Königsberg und Danzig den Grenzbezirken des Deutschen Reiches zurechnet, so sind etwa zwei Drittheile sämmtlicher Pockentodesfälle in den Grenzbezirken des Reiches vorgekommen und nur etwa ein Drittheil im Binnenlande. In Berlin ist im Jahre 1886 nur eine einzige Person als an den Pocken gestorben gemeldet, in Breslau, Dresden, Köln und Frankfurt a. M. überhaupt keine, in München nur zwei, in Leipzig drei u. s. w.

Einen wie wenig günstigen Boden die Bevölkerung des Deutschen Reiches im Jahre 1886 für die Pocken abgegeben hat, erhellt u. a. auch daraus, daß unter 86 von Pockentodesfällen betroffenen Gemeinden des Reiches in 54 nur je ein Todesfall vorgekommen ist, in 19 anderen nur je zwei Todesfälle; daß ferner nur aus 4 der überhaupt betroffenen Gemeinden fünf und mehr Todesfälle gemeldet worden sind (nämlich aus Hamburg 17, aus Königsberg 5, aus dem oberschlesischen Dorfe Zalenze 5 und aus Salbke, Kreis Wanzleben, 7).

Daß die Pockensterblichkeit in Deutschland gegenüber derjenigen des Auslandes im Jahre 1886 sehr gering gewesen ist, ergiebt sich aus einem Vergleiche, bezüglich dessen Einzelheiten auf den Abschnitt 2 verwiesen werden muß. Hiernach hatten im Jahre 1886 die in Vergleich gestellten

Städte Oesterreichs eine 81 mal,
„ Ungarns „ 607 „
„ der Schweiz „ 54 „
„ Belgiens „ 48 „

größere Pockensterblichkeit als die Städte des Deutschen Reiches.

Bemerkt werden muß hierzu, daß in den genannten Ländern ein allgemeiner gesetzlicher Impfzwang wie in Deutschland nicht bestand.

Die Städte Englands, wo die Impfung der Kinder im jugendlichen Alter obligatorisch ist, standen entsprechend dieser gesetzlichen Regelung des Impfwesens auch bezüglich ihrer Pockensterblichkeit den deutschen Städten weit näher, als die Städte jener anderen Länder; immerhin hat auch in den englischen Städten die Pockensterblichkeit noch das doppelte von derjenigen in den deutschen Städten betragen. Es steht diese Thatsache in Einklang damit, daß eine obligatorische Wiederimpfung, wie sie das deutsche Impfgesetz vorschreibt, in England nicht eingeführt ist.

Auch die Pockentodesfallsstatistik des Jahres 1886 spricht, wie schon aus diesen kurzen Mittheilungen sich ergiebt, in überzeugender Weise für den segensreichen Einfluß des deutschen Impfgesetzes.

In Uebereinstimmung mit den Beschlüssen der Kommission zur Berathung der Impffrage hat der Bundesrath davon Abstand genommen, eine Statistik über Erkrankungen an Pocken für das Deutsche Reich zu veranlassen, vielmehr auf die Herstellung der vorerwähnten Pockentodesfallsstatistik sich beschränkt. Mit Rücksicht auf die während der Verhandlungen der genannten Kommission von mehreren Seiten ausgesprochenen Wünsche hat indeß in der Folge der Herr Reichskanzler sich veranlaßt gesehen, bei den Bundesregierungen und dem Kaiserlichen Statthalter von Elsaß-Lothringen eine Verständigung dahin anzuregen, daß etwaige statistische Erhebungen über Pockenerkrankungen ebenfalls nach einem einheitlichen Plane stattfinden, und daß die Bearbeitung des Materials unbeschadet der Verwerthung seitens der einzelnen Bundesregierungen durch das Kaiserliche Gesundheitsamt bewirkt werden möchte.

Eine Anzahl von Bundesregierungen hat dieser Anregung bereitwilligst Folge gegeben; es ist dadurch ermöglicht worden, bereits für das Jahr 1886 für einen nicht unbeträchtlichen Theil des Deutschen Reiches neben der allgemeinen Statistik der Pockentodesfälle auch eine solche über Pockenerkrankungen aufzustellen. Die Ergebnisse sind in Abschnitt 3 mitgetheilt. Als Anhang ist daselbst auch das verhältnißmäßig wenig umfangreiche Material zusammengestellt, welches für das Jahr 1885 vorliegt.

Schon jetzt läßt sich erkennen, daß von dieser auf breiter Grundlage angelegten Erkrankungsstatistik werthvolle Bereicherungen unserer Kenntnisse über den Nutzen der Schutzpocken-Impfung zu erwarten sind. Jedoch zeigt auch die Bearbeitung in Abschnitt 3 deutlich, daß Angaben über den Impfzustand der Erkrankten nur dann statistisch sich verwerthen lassen, wenn der Erfolg und der Zeitpunkt der geschehenen Impfung zuverlässig ermittelt worden sind. Die Durchsicht der Erkrankungsstatistik bildet daher eine lehrreiche Vorbereitung für das Studium der in Abschnitt 6 mitgetheilten Bearbeitung sogenannter „Ur-Pockenlisten".

In dem Gutachten, welches die Königlich preußische wissenschaftliche Deputation für das Medizinalwesen auf Anregung des Reichstages des Norddeutschen Bundes (Beschluß vom 6. April 1870) am 28. Februar 1872 über die Schutzpockenimpfung erstattet hat, ist zum Beweise dafür, daß mit der im Anfange dieses Jahrhunderts erfolgten Einführung der Schutzpockenimpfung die Pockensterblichkeit eine beträchtliche Abnahme erfahren hat, u. a. auch eine statistische Zusammenstellung über die Pockensterblichkeit im Königreiche Schweden mitgetheilt worden. Dieselbe war dem Berichte einer englischen Parlamentskommission, dem sogenannten Blaubuche*), entnommen.

So überzeugend nun die schwedische Statistik auch für den Nutzen der Schutzpockenimpfung zu sprechen schien, so hat diese Auffassung doch andererseits in impfgegnerischen Schriften und Flugblättern heftige Angriffe erfahren. Die Reichsverwaltung hat daher Veranlassung genommen, durch Vermittelung der Königlich schwedischen Regierung das bezügliche amtliche Material sich zugänglich zu machen und dasselbe nochmals einer eingehenden Prüfung mit Bezug auf diejenige Frage zu unterwerfen, ob die in Schweden seit Anfang dieses Jahrhunderts eingetretene Abnahme der Pockensterblichkeit der Einführung der Schutzpockenimpfung zugeschrieben werden muß oder nicht.

---

*) Report from the select committee on the Vaccination Act (1867); together with the proceedings of the committee. Ordered by the house of Commons, to be printed. 23. May 1871.

— V —

Die Ergebnisse dieser Prüfung sind im Abschnitt 4 ausführlich mitgetheilt. Es hat sich gezeigt, daß die beregten Einwände als begründet nicht angesehen werden können, und daß in der That die bedeutende Abnahme der Pockensterblichkeit in Schweden seit Anfang dieses Jahrhunderts nur durch die Einführung der Schutzpockenimpfung genügend sich erklären läßt. — Wie hier nebenbei bemerkt sei, enthält das von der Königlich schwedischen Regierung übersandte, in Abschnitt 4 bearbeitete Material auch sonst einige werthvolle Beiträge zur Beurtheilung des Nutzens der Schutzpockenimpfung.

In impfgegnerischen Veröffentlichungen begegnet man nicht selten der Behauptung, daß in Preußen schon lange vor dem Inkrafttreten des Reichs-Impfgesetzes die Zwangsimpfung bestanden habe, daß durch das genannte Gesetz in dem Impfzustande der Bevölkerung in Preußen nichts Wesentliches geändert worden sei u. dgl. m. Auch von einem Mitgliede des Reichstages ist in der Sitzung vom 12. Juni 1883 geäußert worden, daß in Preußen der Impfzwang seit 1835 bestanden habe.

Da nun, wie in Abschnitt 1 dieser Denkschrift nachgewiesen, die Pockensterblichkeit in Preußen seit dem Inkrafttreten des Reichs-Impfgesetzes in ganz auffallender Weise abgenommen hat, diese Abnahme auch durch nichts anderes erklärt werden kann, als eben durch die Wirkung des genannten Gesetzes, so erschien es zweckmäßig, die gesetzliche Regelung, welche das Impfwesen in den neun älteren Provinzen Preußens bis zum Jahre 1874 erfahren hatte, einer näheren Erörterung zu unterziehen, um damit auch für weitere Kreise klarzustellen, daß ein allgemeiner direkter Impfzwang in Preußen thatsächlich erst durch das Reichs-Impfgesetz eingeführt ist.

Demgemäß werden in Abschnitt 5 dieser Denkschrift die bezüglichen Bestimmungen eingehend besprochen. Einige der älteren unter ihnen bieten noch insofern ein besonderes Interesse, als aus ihnen erhellt, daß, wie in anderen Ländern, so auch in Preußen die Schutzpockenimpfung im Anfange dieses Jahrhunderts einer sorgfältigen experimentellen Prüfung unterzogen worden ist, bevor die Behörden begonnen haben, ihrer Verbreitung förderlich zu sein. Letzteres geschah nämlich erst, nachdem in sehr zahlreichen Fällen festgestellt war, daß die geimpften Kinder allen Versuchen, sie mit dem echten Pockengift zu infiziren, erfolgreich Widerstand zu leisten vermochten (vgl. Seite 103).

Wie schwer die Bevölkerung Preußens vor Einführung der Kuhpockenimpfung von den Menschenpocken heimgesucht gewesen ist, ergiebt sich u. a. aus dem am 31. October 1803 vom Könige erlassenen „Reglement, nach welchem sich die Obrigkeit, Medicinal- und andere Personen bei der Impfung der Schutzblattern richten sollen". In diesem Reglement wird nämlich darauf hingewiesen, daß das menschliche Pockenübel im Durchschnitt jährlich mehr als 40 000 Menschen in den preußischen Landen weggerafft habe (vgl. Seite 103).

Als Anhang zu den in Abschnitt 5 enthaltenen Erörterungen über die Regelung des Impfwesens für die Civilbevölkerung der älteren preußischen Provinzen sind ausführlichere Mittheilungen über die Entwickelung des Impfwesens in der preußischen Armee gemacht worden. Dieselben dienen zugleich zur näheren Erläuterung der im Abschnitte 1 besprochenen Tafel 5.

— VI —

Im Anschluß an die Verhandlungen der Kommission zur Berathung der Impffrage ist eine größere Zahl von sogenannten „Ur-Pockenlisten", d. h. polizeiamtlichen namentlichen Listen der an den Pocken erkrankten und gestorbenen Personen aus preußischen Städten und Ortschaften im Kaiserlichen Gesundheitsamte einer Bearbeitung unterzogen worden, deren Ergebnisse in Abschnitt 6 zusammengestellt sind. Das Material stammt aus den Königlich preußischen Regierungsbezirken Magdeburg, Merseburg, Erfurt, Düsseldorf, Köln und Aachen, sowie aus den Städten Berlin und Liegnitz und enthält unter anderem auch diejenigen Aufzeichnungen aus der Stadt Aachen, auf deren Prüfung seitens der Minorität der oben genannten Kommission besonderer Werth gelegt war, da sich aus ihnen ergeben sollte, daß eine zweimalige Erkrankung einer und derselben Person an den Pocken innerhalb einer und derselben Epidemie zu den keineswegs seltenen Vorkommnissen gehöre.

Der große Umfang der beregten Arbeit erhellt schon daraus, daß mehr als 55 000 Zählkarten aus den dem Gesundheitsamte zugänglich gemachten Listen ausgeschrieben worden sind, von denen allerdings ein nicht geringer Theil wegen Unvollständigkeit der Angaben schließlich nicht hat verwerthet werden können.

Die Kommission zur Berathung der Impffrage hatte entgegen einem bezüglichen Antrage der Minorität es abgelehnt, ihrerseits in eine Prüfung des in den Ur-Pockenlisten enthaltenen Materials einzutreten, und zwar abgesehen von formellen Bedenken aus dem Grunde, weil die in diesen Listen enthaltenen Aufzeichnungen der erforderlichen Zuverlässigkeit entbehrten, und weil vor Allem die Angaben über den Impfzustand der Erkrankten statistisch nicht verwerthbar seien. Diese Bedenken haben auch bei der im Gesundheitsamte vorgenommenen Bearbeitung der Listen sich als begründet erwiesen. Es unterliegt danach keinem Zweifel, daß in den Ur-Pockenlisten zahlreiche Personen als „geimpft" aufgeführt sind, welche thatsächlich ohne Erfolg oder zu spät, d. h. nachdem sie bereits mit dem Krankheitsgift der echten Pocken sich infizirt hatten, geimpft waren. Alle diese Personen, deren Zahl auch nicht annähernd festzustellen ist, können als durch die Impfung geschützt nicht gelten; denn die Impfung vermag nicht die bereits vorhandene Pockenkrankheit zu heilen.

Unter solchen Umständen kann der statistischen Bearbeitung der sogenannten Ur-Pockenlisten nur ein verhältnißmäßig geringer Werth beigelegt werden. Insbesondere ist zu berücksichtigen, daß die beregten Fehlerquellen den Impfschutz in den Ur-Pockenlisten geringer erscheinen lassen, als er thatsächlich gewesen ist. Im Uebrigen lassen sich die Ergebnisse der Bearbeitung folgendermaßen zusammenfassen:

Die Ur-Pockenlisten sind nicht geeignet, die auf Erfahrung und Wissenschaft begründete Ueberzeugung, daß die Impfung einen beträchtlichen Schutz gegen das Erkranken und Sterben an Pocken gewährt, zu erschüttern, dienen vielmehr zur Bestärkung derselben; sie bestätigen ferner den Erfahrungssatz, daß das einmalige Ueberstehen der Pocken mit seltenen Ausnahmen gegen eine neue Erkrankung an denselben schützt.

Entsprechend dem im Beginne dieser Einleitung erwähnten Beschlusse der Petitions=
kommission des Reichstages ist in Abschnitt 7 der Denkschrift über diejenigen Maßregeln,
welche seitens der Reichsverwaltung, sowie in den einzelnen Bundesstaaten zur Be=
schaffung untadeliger Thierlymphe ergriffen worden sind, Mittheilung gemacht worden.
Um zugleich einen Ueberblick darüber zu gewähren, in welcher Ausdehnung die Thier=
lymphe bei den öffentlichen Impfungen im Deutschen Reiche zur Zeit bereits Anwendung
findet, ist in dem genannten Abschnitte zugleich eine Zusammenstellung gegeben, welche
ersichtlich macht, wie viel von je 100 überhaupt geimpften und wiedergeimpften Kindern
in den einzelnen Bundesstaaten in den Jahren 1885 und 1886 mit Thierlymphe geimpft
worden sind.

Im Vorstehenden ist bereits mehrfach auf die Beschlüsse der vom 30. October bis
5. November 1884 im Kaiserlichen Gesundheitsamte versammelt gewesenen Sach=
verständigen=Kommission zur Berathung der Impffrage Bezug genommen worden. Da
diese Beschlüsse für die Gestaltung des Impfwesens im Deutschen Reiche von der größten
Bedeutung sind, so mögen sie hierunter im Zusammenhange mitgetheilt sein und zwar
in derjenigen Fassung, in welcher sie vom Bundesrath unter dem 18. Juni 1885
genehmigt und den Bundesregierungen mit dem Ersuchen mitgetheilt worden sind,
die danach erforderlichen Anordnungen auf Grund des § 18 Absatz 2 des Impfgesetzes
zu treffen:

1. **Beschlüsse, betreffend den physiologischen und pathologischen Stand der Impffrage.**

    1. Das einmalige Ueberstehen der Pockenkrankheit verleiht mit seltenen Ausnahmen Schutz gegen ein nochmaliges Befallenwerden von derselben.
    2. Die Impfung mit Vaccine ist im Stande, einen ähnlichen Schutz zu bewirken.
    3. Die Dauer des durch Impfung erzielten Schutzes gegen Pocken schwankt inner= halb weiter Grenzen, beträgt aber im Durchschnitt zehn Jahre.
    4. Um einen ausreichenden Impfschutz zu erzielen, sind mindestens zwei gut ent= wickelte Impfpocken erforderlich.
    5. Es bedarf einer Wiederimpfung nach Ablauf von zehn Jahren nach der ersten Impfung.
    6. Das Geimpftsein der Umgebung erhöht den relativen Schutz, welchen der Ein= zelne gegen die Pockenkrankheit erworben hat, und die Impfung gewährt dem= nach nicht nur einen individuellen, sondern auch einen allgemeinen Nutzen in Bezug auf Pockengefahr.
    7. Die Impfung kann unter Umständen mit Gefahr für den Impfling ver= bunden sein.
        Bei der Impfung mit Menschen=Lymphe ist die Gefahr der Uebertragung von Syphilis, obwohl außerordentlich gering, doch nicht gänzlich ausgeschlossen.

Von anderen Impfschädigungen kommen nachweisbar nur accidentelle Wundkrankheiten vor.

Alle diese Gefahren können durch sorgfältige Ausführung der Impfung auf einen so geringen Umfang beschränkt werden, daß der Nutzen der Impfung den eventuellen Schaden derselben unendlich überwiegt.

8. Seit Einführung der Impfung hat sich keine wissenschaftlich nachweisbare Zunahme bestimmter Krankheiten oder der Sterblichkeit im Allgemeinen geltend gemacht, welche als eine Folge der Impfung anzusehen wäre.

2. Beschlüsse, betreffend die allgemeine Einführung der Impfung mit Thier-Lymphe.

1. Da die mit der Impfung mit Menschen-Lymphe unter Umständen verbundenen Gefahren für Gesundheit und Leben der Impflinge (Impfsyphilis, Impferysipel u. s. w.) durch die Impfung mit Thier-Lymphe, soweit es sich um direkte Uebertragung der Syphilis oder der accidentellen Wundkrankheiten handelt, vermieden werden können, und da die Impfung mit Thier-Lymphe in der Neuzeit soweit vervollkommnet ist, daß sie der Impfung mit Menschen-Lymphe fast gleichzustellen ist, so hat die Impfung mit Thier-Lymphe thunlichst an Stelle der mit Menschen-Lymphe zu treten.

2. Die allgemeine Einführung der Impfung mit Thier-Lymphe ist allmählich durchzuführen, und zwar sind unter Zuhülfenahme der bisher gewonnenen Erfahrungen Anstalten zur Gewinnung von Thier-Lymphe in einer dem voraussichtlichen Bedarfe entsprechenden Anzahl zu errichten.

Sobald der Bedarf an Thier-Lymphe seitens einer solchen Anstalt gesichert ist, sind die öffentlichen Impfungen in dem betreffenden Bezirke mit Thier-Lymphe auszuführen.

3. Für die Einrichtung und den Betrieb der Anstalten sind folgende allgemeine Bestimmungen maßgebend:

a) Die Anstalt ist der Leitung eines Arztes zu unterstellen.

b) Die Lymphe wird den Impfärzten kosten- und portofrei überlassen.

c) Es ist gestattet, an Stelle der sogenannten genuinen Vaccine die Retrovaccine zu benutzen.

d) Die Lymphe ist nicht eher an die Impfärzte abzugeben, als bis die Untersuchung der geschlachteten Thiere, welche die Lymphe lieferten, deren Gesundheit erwiesen hat.

e) Ueber Alter, Pflege und Wartung der Kälber, Zeit und Art der Lympheabnahme, Methode der Konservirung, der Aufbewahrung, des Versandts u. s. w. werden durch eine Kommission von Sachverständigen spezielle Instruktionen ausgearbeitet.

3. **Entwurf von Vorschriften, welche von den Aerzten bei der Ausführung des Impfgeschäftes zu befolgen sind.**

A. Allgemeine Bestimmungen.

§ 1. An Orten, an welchen ansteckende Krankheiten, wie Scharlach, Masern, Diphtheritis, Croup, Keuchhusten, Flecktyphus, rosenartige Entzündungen, in größerer Verbreitung auftreten, ist die Impfung während der Dauer der Epidemie nicht vorzunehmen.

Erhält der Impfarzt erst nach Beginn des Impfgeschäftes davon Kenntniß, daß derartige Krankheiten in dem betreffenden Orte herrschen, oder zeigen sich dort auch nur einzelne Fälle von Impfrothlauf, so hat er die Impfung an diesem Orte sofort zu unterbrechen und der zuständigen Behörde davon Anzeige zu machen.

Hat der Impfarzt einzelne Fälle ansteckender Krankheiten in Behandlung, so hat er in zweckentsprechender Weise deren Verbreitung bei dem Impfgeschäfte durch seine Person zu verhüten.

§ 2. Bereits bei der Bekanntmachung des Impftermines ist dafür Sorge zu tragen, daß die Angehörigen der Impflinge gedruckte Verhaltungsvorschriften für die öffentlichen Impfungen und über die Behandlung der Impflinge während der Entwickelung der Impfblattern erhalten.

§ 3. Im Impftermine hat der Impfarzt im Einvernehmen mit der Ortspolizeibehörde für die nöthige Ordnung zu sorgen, Ueberfüllung der für die Impfung bestimmten Räume zu verhüten und ausreichende Lüftung derselben zu veranlassen.

Die gleichzeitige Anwesenheit der Erstimpflinge und der Wiederimpflinge ist thunlichst zu vermeiden.

B. Gewinnung der Lymphe.

I. Bei Verwendung von Menschen-Lymphe.

§ 4. So lange die Impfung mit Thier-Lymphe für die öffentlichen Impfungen nicht zur Ausführung gelangt, beziehen die Impfärzte die zum Einleiten der Impfung erforderliche Lymphe aus den Landes-Impfinstituten. Für ein ausreichendes Material zum Fortführen der Impfung, beziehungsweise zur Abgabe von Lymphe an andere Aerzte haben die Impfärzte durch Entnahme von Lymphe von geeigneten Impflingen selbst zu sorgen.

§ 5. Die Impflinge, von welchen Lymphe zum Weiterimpfen entnommen werden soll (Ab-, Stamm-, Mutterimpflinge), müssen zuvor am ganzen Körper untersucht und als vollkommen gesund und gut genährt befunden werden. Sie müssen von Eltern stammen, welche an vererbbaren Krankheiten nicht leiden; insbesondere dürfen Kinder, deren Mütter mehrmals abortirt oder Frühgeburten überstanden haben, als Abimpflinge nicht benutzt werden.

Der Abimpfling soll wenigstens 6 Monat alt, ehelich geboren und nicht das erste Kind seiner Eltern sein. Von diesen Anforderungen darf nur ausnahmsweise abgewichen werden, wenn über die Gesundheit der Eltern nicht der geringste Zweifel obwaltet.

Der Abimpfling soll frei sein von Geschwüren, Schrunden und Ausschlägen jeder Art, von Kondylomen an den Gesäßtheilen, an den Lippen, unter den Armen und am Nabel, von Drüsenanschwellungen, chronischen Affektionen der Nase, der Augen und Ohren, wie von Anschwellungen und Verbiegungen der Knochen; er darf demnach kein Zeichen von Syphilis, Skrophulosis, Rhachitis oder irgend einer anderen konstitutionellen Krankheit an sich haben.

§ 6. Lymphe von Wiedergeimpften darf nur im Nothfalle und nie zum Impfen von Erstimpflingen zur Anwendung kommen.

Die Prüfung des Gesundheitszustandes eines wiedergeimpften Abimpflings muß mit besonderer Sorgfalt nach Maßgabe der im § 5 angegebenen Gesichtspunkte geschehen.

§ 7. Jeder Impfarzt hat aufzuzeichnen, von wo und wann er seine Lymphe erhalten hat. Insbesondere hat er, wenn er Lymphe zur späteren eigenen Verwendung oder zur Abgabe an andere Aerzte aufbewahren will, den Namen der Impflinge, von denen die Lymphe abgenommen worden ist, und den Tag der erfolgten Abnahme aufzuzeichnen. Die Lymphe selbst ist derart zu bezeichnen, daß später über die Abstammung derselben ein Zweifel nicht entstehen kann.

Die Aufzeichnungen sind bis zum Schlusse des nachfolgenden Kalenderjahres aufzubewahren.

§ 8. Die Abnahme der Lymphe darf nicht später als am gleichnamigen Tage der auf die Impfung folgenden Woche stattfinden.

Die Blattern, welche zur Entnahme der Lymphe dienen sollen, müssen reif und unverletzt sein und auf einem nur mäßig entzündeten Boden stehen.

Blattern, welche den Ausgangspunkt für Rothlauf gebildet haben, dürfen in keinem Falle zum Abimpfen benutzt werden.

Mindestens zwei Blattern müssen am Impfling uneröffnet bleiben.

§ 9. Die Eröffnung der Blattern geschieht durch Stiche oder Schnittchen.

Das Quetschen der Blattern oder das Drücken ihrer Umgebung zur Vermehrung der Lymphmenge ist zu vermeiden.

§ 10. Nur solche Lymphe darf benutzt werden, welche freiwillig austritt und, mit bloßem Auge betrachtet, weder Blut noch Eiter enthält.

Uebelriechende oder sehr dünnflüssige Lymphe ist zu verwerfen.

§ 11. Nur reinstes Glycerin darf mit der Lymphe vermischt werden. Die Mischung soll mittels eines reinen Glasstabes geschehen.

II. Bei Verwendung von Thier-Lymphe.

§ 12. Sobald die Impfung mit Thier-Lymphe eingeführt ist, erhalten die Impfärzte ihren Gesammtbedarf an Lymphe aus den Landes-Impfinstituten.

§ 13. Die Vorschriften im § 7, § 10 Absatz 2 und § 11 finden auch für Thier-Lymphe sinngemäße Anwendung.

Inwieweit andere Vorschriften des Abschnittes I bei der Gewinnung der Thier-Lymphe Anwendung zu finden haben, bleibt besonderer Regelung vorbehalten.

C. Aufbewahrung der Lymphe.

§ 14. Die Aufbewahrung der Lymphe in flüssigem Zustande hat in reinen, gut verschlossenen Kapillarröhren oder Glasgefäßen von 1 bis 2 ccm Inhalt zu geschehen.

Zur Aufbewahrung in trockenem Zustande sind Platten oder Gefäße aus Glas oder Stäbchen aus Elfenbein, Fischbein oder Horn zu benutzen.

Alle zur Aufbewahrung dienenden Gegenstände dürfen erst nach gründlicher Reinigung und Desinfektion (am besten durch Auskochen mit Wasser) zum zweiten Male benutzt werden.

§ 15. Die Lymphe ist vor einer Abkühlung bis auf den Gefrierpunkt und vor einer Erwärmung auf mehr als 50° C. zu schützen.

D. Ausführung der Impfung und Wiederimpfung.

§ 16. Es empfiehlt sich, die Kinder nicht früher zu impfen, als bis sie das Alter von 3 Monaten überschritten haben.

Kinder, welche an schweren akuten oder chronischen, die Ernährung stark beeinträchtigenden oder die Säfte verändernden Krankheiten leiden, sollen in der Regel nicht geimpft und nicht wieder geimpft werden.

Ausnahmen sind (namentlich beim Auftreten der natürlichen Pocken) gestattet und werden dem Ermessen des Impfarztes anheimgegeben.

§ 17. Die zur Impfung bestimmten Instrumente müssen rein sein und vor jeder Impfung eines neuen Impflings mittels Wassers und Abtrocknung gereinigt werden.

Zur Abtrocknung dürfen jedoch nicht Handtücher und dergleichen, sondern nur Karbol- oder Salicylwatte verwendet werden. Instrumente, welche eine gründliche Reinigung nicht gestatten, dürfen nicht gebraucht werden.

Die Instrumente zu anderen Operationen als zum Impfen zu verwenden, ist verboten.

§ 18. Zum Anfeuchten der trockenen Lymphe ist reines Wasser oder Glycerin oder eine Mischung von beiden zu verwenden.

§ 19. Die Impfung wird der Regel nach an den Oberarmen vorgenommen. Bei Erstimpflingen genügen 3 bis 5 seichte Schnitte von höchstens 1 cm Länge oder ebenso viele oberflächliche Stiche an jedem Arme; bei Wiederimpflingen 5 bis 8 seichte Schnitte oder Stiche an einem Arme.

Stärkere Blutungen sind beim Impfen zu vermeiden.

Das Auftragen der Lymphe mit dem Pinsel ist verboten.

§ 20. Die Erstimpfung hat als erfolgreich zu gelten, wenn mindestens zwei Blattern zur regelmäßigen Entwickelung gekommen sind. In Fällen, in welchen nur eine Blatter zur regelmäßigen Entwickelung gekommen ist, hat sofort Autorevaccination oder nochmalige Impfung stattzufinden. Jedoch ist gleichzeitig der Impfschein (Formular I) auszustellen.

Bei der Wiederimpfung genügt für den Erfolg schon die Bildung von Knötchen bezw. Bläschen an den Impfstellen.

E. Privat-Impfung.

§ 21. Alle Vorschriften dieser Instruktion mit Ausnahme der nur auf öffentliche Impfungen sich beziehenden §§ 1, 2, 3 und 4 gelten auch für die Ausführung von Privat-Impfungen.

---

4. Entwurf von Verhaltungsvorschriften für die Angehörigen der Impflinge.

§ 1. Aus einem Hause, in welchem ansteckende Krankheiten wie Scharlach, Masern, Diphtheritis, Croup, Keuchhusten, Flecktyphus, rosenartige Entzündungen oder die natürlichen Pocken herrschen, dürfen die Impflinge zum allgemeinen Termine nicht gebracht werden.

§ 2. Die Kinder müssen zum Impftermine mit rein gewaschenem Körper und mit reinen Kleidern gebracht werden.

§ 3. Auch nach dem Impfen ist möglichst große Reinhaltung des Impflings die wichtigste Pflicht.

§ 4. Wenn das tägliche Baden des Impflinges nicht ausführbar ist, so versäume man wenigstens die sorgfältige Abwaschung nicht.

§ 5. Die Nahrung des Kindes bleibe unverändert.

§ 6. Bei günstigem Wetter darf dasselbe ins Freie gebracht werden. Man vermeide im Hochsommer nur die heißesten Tagesstunden und die direkte Sonnenhitze.

§ 7. Die Impfstellen sind mit der größten Sorgfalt vor dem Aufreiben, Zerkratzen und vor Beschmutzung zu bewahren. Die Hemdärmel müssen hinreichend weit sein, damit sie nicht durch Scheuern die Impfstellen reizen.

§ 8. Nach der erfolgreichen Impfung zeigen sich vom vierten Tage ab kleine Bläschen, welche sich in der Regel bis zum neunten Tage unter mäßigem Fieber vergrößern und zu erhabenen, von einem rothen Entzündungshofe umgebenen Schutzpocken entwickeln. Dieselben enthalten eine klare Flüssigkeit, welche sich am achten Tage zu trüben beginnt. Vom zehnten bis zwölften Tage beginnen die Pocken zu einem Schorfe einzutrocknen, der nach 3 bis 4 Wochen von selbst abfällt.

Die Entnahme der Lymphe zum Zwecke weiterer Impfung ist schmerzlos und bringt dem Kinde keinen Nachtheil.

Wird sie unterlassen, so pflegen sich die Pocken von selbst zu öffnen.

§ 9. Bei regelmäßigem Verlaufe der Impfpocken ist ein Verband überflüssig, falls aber in der nächsten Umgebung derselben eine starke, breite Röthe entstehen sollte, oder wenn die Pocken sich öffnen, so umwickelt man den Oberarm mit einem in Baumöl getauchten oder noch besser mit Vaseline bestrichenen kleinen Leinwandläppchen.

Bei jeder erheblichen nach der Impfung entstehenden Erkrankung ist ein Arzt zuzuziehen.

§ 10. An einem im Impftermine bekannt zu gebenden Tage erscheinen die Impflinge zur Nachschau. Dieselben erhalten, wenn die Impfung Erfolg hatte, an diesem Tage den Impfschein. Der letztere ist sorgfältig zu verwahren.

§ 11. Kann ein Kind am Tage der Nachschau wegen erheblicher Erkrankung, oder weil in dem Hause eine ansteckende Krankheit herrscht (§ 1), nicht in das Impflokal gebracht werden, so haben die Eltern oder deren Vertreter dieses spätestens am Terminstage dem Impfarzte anzuzeigen.

---

5. Entwurf von Vorschriften, welche von den Ortspolizeibehörden bei der Ausführung des Impfgeschäftes zu befolgen sind.

§ 1. Treten an einem Orte ansteckende Krankheiten, wie Scharlach, Masern, Diphtheritis, Croup, Keuchhusten, Flecktyphus, rosenartige Entzündungen in größerer Verbreitung auf, so wird die Impfung ausgesetzt.

Aus einem Hause, in welchem Fälle der genannten Krankheiten zur Impfzeit vorgekommen sind, dürfen Kinder zum öffentlichen Termin nicht gebracht werden; auch haben sich Erwachsene aus solchen Häusern vom Impftermin fern zu halten.

Impfung und Nachschau an Kindern aus solchen Häusern müssen getrennt von den übrigen Impflingen vorgenommen werden.

Ebenso ist zu verfahren, wenn in einem Hause die natürlichen Pocken aufgetreten sind.

§ 2. Für die öffentliche Impfung sind helle, heizbare, genügend große, gehörig gereinigte und gelüftete Räume bereit zu stellen, welche womöglich auch eine Trennung des Warteraumes vom Operationszimmer gestatten.

Bei kühler Witterung sind die Räume zu heizen.

§ 3. Ein Beauftragter der Ortspolizeibehörde sei im Impftermine zur Stelle, um im Einvernehmen mit dem Impfarzt für Aufrechthaltung der Ordnung zu sorgen.

Entsprechende Schreibhülfe ist bereit zu stellen.

Bei der Wiederimpfung und der darauf folgenden Nachschau sei ein Lehrer anwesend.

§ 4. Eine Ueberfüllung der Impfräume, namentlich des Operationszimmers, werde vermieden.

Die Zahl der vorzuladenden Impflinge richte sich nach der Größe der Impfräume.

§ 5. Man verhüte thunlichst, daß die Impfung mit der Nachschau bereits früher Geimpfter zusammenfällt.

Jedenfalls sind Erstimpflinge und Wiederimpflinge (Revaccinanden, Schulkinder) möglichst von einander zu trennen.

§ 6. Es ist darauf hinzuwirken, daß die Impflinge mit rein gewaschenem Körper und reinen Kleidern zum Impftermine kommen.

Kinder mit unreinem Körper und schmutzigen Kleidern können vom Termin zurückgewiesen werden.

---

6. Beschlüsse betreffend die Sicherung einer zweckmäßigen Auswahl der Impfärzte.

1. Die Bestellung der Impfärzte hat durch die Staatsbehörde zu erfolgen.
2. Das öffentliche Impfgeschäft ist vorzugsweise den beamteten Aerzten zu übertragen.

3. Eine ausdrückliche Inpflichtnahme der Impfärzte hat bei Uebernahme des Impfgeschäftes stattzufinden.

4. Die Remuneration der Impfärzte bedarf der Bestätigung der Staatsbehörde.

7. Beschlüsse, betreffend die technische Vorbildung der Aerzte für das Impfgeschäft.

1. Hinsichtlich der technischen Vorbildung für die Ausübung des Impfgeschäftes sind folgende Anforderungen zu stellen:
    a) Während des klinischen Unterrichtes ist den Studirenden eine Unterweisung in der Impftechnik zu ertheilen.
    b) Außerdem hat jeder Arzt, welcher das Impfgeschäft privatim oder öffentlich ausüben will, den Nachweis darüber zu bringen, daß er mindestens zwei öffentlichen Vaccinations- und ebenso vielen Revaccinationsterminen beigewohnt und sich die erforderlichen Kenntnisse über Gewinnung und Konservirung der Lymphe erworben hat.

2. Bei der ärztlichen Prüfung ist die Kenntniß der Impftechnik und des Impfgeschäftes zu verlangen.

8. Beschlüsse, betreffend die Anordnung einer ständigen technischen Ueberwachung des Impfgeschäftes durch Medizinalbeamte.

1. Die Beaufsichtigung der Impfärzte ist dem nächsten Vorgesetzten der Kreismedizinalbeamten zu übertragen (unter der Voraussetzung, daß die Impfärzte zum größten Theile selbst Medizinalbeamte sind).

2. Die Beaufsichtigung bestehe in einer an Ort und Stelle auszuführenden Revision eines oder mehrerer Impftermine.

3. Die Geschäftsführung der Impfärzte ist alle 3 Jahre einer Revision zu unterziehen.

4. Die Revision hat sich in erster Linie auf die Impftechnik, sodann auf die Listenführung, Auswahl des Impflokals, Zahl der Impflinge u. s. w. zu erstrecken.

5. Auch die Impfungen der Privatärzte sind der Revision zu unterwerfen, soweit sie nicht von denselben als Hausärzte in den Familien ausgeführt werden.

6. Ebenso ist eine technische Ueberwachung der Impfinstitute, insbesondere auch der öffentlichen sowohl als privaten Institute für Impfung mit Thierlymphe, durch in entsprechenden Zeiträumen wiederkehrende Revisionen erforderlich.

7. Die Aufmerksamkeit der die Impfung beaufsichtigenden Organe hat sich auch auf den Handel mit Lymphe zu erstrecken.

9. Beschlüsse, betreffend die Herstellung einer Statistik der Todesfälle an Pocken.

1. Innerhalb 8 Tagen nach jedem Todesfall an Pocken ist von dem durch die Landesregierung zu bestimmenden Medizinalbeamten eine Meldekarte auszufüllen, welche die in der Anlage bezeichneten Rubriken enthalten muß.

Es wird empfohlen, behufs Sicherung der Vollständigkeit der Nachweise, ein entsprechendes Zusammenwirken des Medizinalbeamten und der Standesbeamten des betreffenden Bezirks herbeizuführen.

Innerhalb einer weiteren von der Landesregierung anzuordnenden Frist ist die Meldekarte an die statistische Zentralstelle des Staats bezw. eine andere von der Landesregierung zu bestimmende Stelle behufs Sammlung, Prüfung und etwaiger Verarbeitung für Landeszwecke zu übermitteln.

2. Bis zum 1. März jeden Jahres sind die auf das Vorjahr bezüglichen Karten aus den einzelnen Staaten an das Kaiserliche Gesundheits-Amt einzusenden.

Diesem ist gleichzeitig eine Uebersicht mitzutheilen, welche die auf den Anfang des betreffenden Jahres berechnete Bevölkerung derjenigen Städte, die nach der letzten Volkszählung 20 000 und mehr Einwohner hatten, nach zehnjährigen Altersklassen für beide Geschlechter getrennt, ersichtlich macht. Sofern für diese Berechnung bestimmtere Daten nicht vorliegen, ist sie so vorzunehmen, daß die aus der letzten Volkszählungsperiode zu ermittelnde durchschnittliche jährliche Bevölkerungs-Zu- oder Abnahme der betreffenden Stadt auch für die Jahre nach der letzten Volkszählung, sowohl bezüglich der ganzen Stadtbevölkerung, als auch bezüglich der beiden Geschlechter und einzelnen Altersklassen derselben, angenommen wird.

Meldekarte für Todesfälle an Pocken.

Gemeinde: ....

Verwaltungsbezirk: (Preußen: Kreis, Bayern: Bezirksamt 2c.): ....

Staat: ....

Straße: .... Nr. .... des Sterbehauses (event. Bezeichnung des Krankenhauses): ....

Vor- und Familienname $\frac{des}{der}$ Gestorbenen: ....

Geschlecht: männlich, weiblich. (Zutreffendes zu unterstreichen.)

Tag, Monat, Jahr der Geburt: ....

Beruf (bei nicht erwerbsthätigen bezw. nicht selbstständigen Personen — Ehefrauen ohne eigenen Beruf, Kindern 2c. — Beruf des Haushaltungsvorstandes): ....

Bemerkung darüber, ob $\frac{der}{die}$ Verstorbene regelmäßig außerhäuslich, etwa in einer Fabrik, Werkstatt 2c. — und welcher Art (z. B. Papierfabrik) — beschäftigt war, oder eine Schule besuchte: ....

Tag, Monat, Jahr des Todes: ....

Ort und Datum: ....

Unterschrift des meldenden Medizinalbeamten
....

Abschnitt 1.

Tafeln zur Veranschaulichung der Wirkung des Impfgesetzes in Deutschland.

Wie bereits erwähnt ist, wurden im Jahre 1883 den Mitgliedern des Reichstages im Kaiserlichen Gesundheitsamte zusammengestellte „Tafeln zur Veranschaulichung der Wirkung des Impfgesetzes in Deutschland" vorgelegt, welche in entschiedener Weise für die nützliche Wirkung des Impfgesetzes sprachen. Das Ergebniß der statistischen Zusammenstellungen wurde damals in folgenden Worten zusammengefaßt:

„Die Pocken haben seit dem Inkrafttreten des Impfgesetzes in Deutschland in „einer früher nie gekannten Weise abgenommen. In den Nachbarstaaten, welche bisher „die Zwangsimpfung nicht eingeführt haben, herrschen die Pocken dagegen nach wie vor „in erheblichem Maße.

„Die deutschen Großstädte haben von der Pockenkrankheit fast gar nicht mehr zu „leiden, während in den großen Städten des Auslandes die Pocken noch immer zahlreiche „Opfer fordern.

„Die deutsche Armee ist fast frei von Pocken, die österreichische und französische „Armee leiden dagegen noch sehr von dieser Krankheit.

„Soweit der Statistik ein Urtheil zu entnehmen ist, muß also das Impfgesetz als „eine außerordentlich nützliche und segensreiche Institution angesehen werden."

Die Tafeln wurden, mit nachträglichen Ergänzungen versehen, später nochmals dem Reichstage vorgelegt und zwar als Anlage 3 der Protokolle der Kommission zur Berathung der Impffrage (Reichstagsdrucksache Nr. 287 I. Session (1884/85) der 6. Legislaturperiode). Von mehreren Seiten sind sie indeß als auf unrichtigen Voraussetzungen beruhend und demnach als nicht beweiskräftig bezeichnet worden, und es ist dies insbesondere auch gelegentlich der Verhandlungen des Reichstages am 12. Juni 1883 von einem Mitgliede des Hauses geschehen, so daß es erforderlich erscheint, nochmals auf sie zurückzukommen und jene Einwände zu erörtern.

Es ist gesagt worden*), in den Tafeln figurire als große Stadt des Auslandes, wo kein Impfzwang eingeführt sei, und deswegen die Pocken fort und fort grassiren,

---

*) Vgl. Stenograph. Berichte über die Verhandl. des Reichstages, 102. Sitzung am 12. Juni 1883, Seite 3014.

London. Es sei aber allbekannt, daß nirgends der Impfzwang in solcher Strenge durchgeführt werde wie gerade in London. Wenn also von segensreichen Wirkungen des Impfzwanges geredet werden solle, so müsse in den graphischen Tabellen London als jene fremde große Stadt angeführt werden, wo der Impfzwang am segensreichsten wirke, aber nicht umgekehrt, wie es in der graphischen Tabelle geschehe. Dann beruhe die ganze graphische Darstellung auf der Annahme, daß, seit bei uns im Jahre 1874 das Impfzwangsgesetz bestehe, die Pocken vor dem Reichsimpfgesetze eine solche fürchterliche Scheu bekommen hätten, daß sie ausgewandert seien und nicht mehr über unsere Grenze zurückzukehren wagten. Nun habe aber in deutschen Staaten bereits lange vor Einführung des Reichsimpfgesetzes der Impfzwang bestanden, so in Bayern seit dem Jahre 1807, in Sachsen seit 1835, in Württemberg auch seit den ersten dreißiger Jahren dieses Jahrhunderts. Auch in Preußen habe der Impfzwang seit 1835 bestanden. Trotzdem habe die große Pockenepidemie, welche im Jahre 1871 über ganz Europa dahingezogen sei, vor diesen Ländern nicht Halt gemacht, sondern vielmehr gerade in denjenigen Ländern, wo der Impfzwang am strengsten durchgeführt sei, insbesondere in England und Schweden am stärksten gehaust. Es sei demnach auch nicht anzunehmen, daß die Pocken das deutsche Reichsimpfgesetz so sehr respektirten.

Was zunächst die Behauptung betrifft, daß die Pocken im Anfange der siebziger Jahre in denjenigen Ländern am stärksten gehaust hätten, in welchen der Impfzwang am strengsten durchgeführt sei, insbesondere in England und Schweden, so ist dieselbe leicht durch Zahlen zu widerlegen, wie die nachstehende Uebersicht zeigt, in welcher eine Pockensterblichkeit von mehr als 150 auf 100 000 Einwohner und ein Jahr durch fetten Druck der Zahlen kenntlich gemacht ist:

Von je 100 000 Einwohnern starben an Pocken:

	Im Jahre	1870	1871	1872	1873	1874	1875
Länder mit allgemeinem direkten Impfzwang (ohne Revaccinationszwang)	England	12	102	84	10	10	4
	Schweden	18	8	8	26	94	46
	Bayern	8*) 19**)	105	61	18	5	2
Länder mit fakultativer Impfung bezw. indirektem Impfzwange	Preußen	18	**243**	**262**	36	10	4
	Oesterreich	30	39	**190**	**315**	**174**	58
	Belgien	82	**417**	**156**	33	37	31

Wenn in der erwähnten Reichstagsverhandlung gesagt wurde, daß in Preußen bereits seit 1835 der Impfzwang bestanden habe, so beruht das, sofern hier unter Impfzwang ein allgemeiner direkter Zwang verstanden ist, ebenfalls auf einem Irrthum, wie in Abschnitt 5 auf Grund der bezüglichen Verordnungen und Bestimmungen nachgewiesen wird. Im Königreich Sachsen ferner hat bis zum Erlaß des Reichs-Impfgesetzes ein Zwang zur Impfung überhaupt nicht bestanden. Schon in den Motiven

---

*) In dem Jahre vom 1/10. 1869 bis 1/10. 1870.
**) Nach dem IV. Quartal 1870 auf das ganze Jahr berechnet.

zu dem „Entwurf eines Gesetzes über den Impfzwang", welcher am 5. Februar 1874 dem Reichstage*) zur Beschlußfassung vorgelegt wurde, heißt es mit Bezug auf die zuletzt genannten beiden Staaten:

„Einen abweichenden Standpunkt hat die Gesetzgebung bis jetzt im Königreich Sachsen und in Preußen behauptet. In dem ersteren Staate ist der Impfzwang der Gesetzgebung fremd; in Preußen gilt Gleiches wenigstens für den Umfang des vor dem Jahre 1866 vorhandenen Staatsgebietes, während in den seitdem hinzugetretenen Landestheilen, so namentlich in Hannover, Schleswig-Holstein, Hessen-Nassau, ein gesetzlicher Impfzwang, in Nassau selbst ein beschränkter Revaccinationszwang, für die Kinder besteht. Doch ist im Königreich Sachsen, wie in den älteren Theilen des preußischen Staates, die Verwaltung seit längerer Zeit nicht ohne Erfolg bemüht gewesen, der regelmäßigen Anwendung der Impfung in der Bevölkerung Eingang zu verschaffen."

Auch der Vorwurf, London sei in den Tafeln als eine große Stadt des Auslandes genannt, in welcher Impfzwang nicht eingeführt sei, und deswegen die Pocken fort und fort grassirten, ist auf eine irrthümliche Auffassung und Verallgemeinerung des Begriffes „Impfzwang", wie solcher den nur vom Standpunkte des deutschen Gesetzes ausgearbeiteten Tafeln zu Grunde liegt, zurückzuführen. Jener Einwand ist auch gelegentlich der Verhandlungen der Kommission zur Berathung der Impffrage im Jahre 1884 zur Sprache gekommen, und es möge daher die bezügliche Entgegnung eines dieser Kommission angehörenden Vertreters der Reichsverwaltung**) hier wiederholt sein. Dieselbe lautete:

„Man hat z. B. gesagt, es seien auf den Tafeln irrthümlicherweise Städte mit Zwangsimpfung als solche angegeben, welche keine Zwangsimpfung hätten. Dieser Irrthum gelte ganz besonders von London, einer Stadt, welche schon seit langer Zeit Zwangsimpfung habe. Gegen diesen Einwurf muß ich doch bemerken, daß der den Tafeln beigegebene Text keinen Zweifel darüber lassen kann, um was es sich hier handelt. Durch die Tafeln soll nämlich die Wirkung des Impfgesetzes vom Jahre 1874 illustrirt werden, und da kann ich doch bei jedem Leser voraussetzen, daß, wenn von Impfzwang die Rede ist, darunter derjenige Zwang zu verstehen ist, welchen das deutsche Impfgesetz vorschreibt, also der Zwang zur Vaccination und Revaccination. Und dieser Zwang besteht ausschließlich in Deutschland; alle anderen Länder haben keinen derartigen Impfzwang. Dort kennt man und so namentlich auch in London nur den Zwang zur Vaccination. Also wenn in Bezug auf diese Tafeln vom Impfzwang die Rede ist, so kann immer nur der in Deutschland oder in deutschen Städten geltende Impfzwang gemeint sein. Insofern also kann man dieser Zusammenstellung auch nicht den geringsten Vorwurf machen, und man muß mit den überaus wichtigen und schlagenden Thatsachen, die sich daraus ergeben, rechnen."

Da in der That die im Jahre 1883 den Reichstagsmitgliedern vorgelegten Tafeln am besten geeignet sind, die Wirkung des Impfgesetzes zu veranschaulichen, so sind sie, zumal inzwischen ihre Ergänzung für einige weitere bezw. frühere Jahre hat erfolgen

---

*) Reichstags-Drucksache Nr. 7, I. Session (1874) der 2. Legislaturperiode. Seite 7.
**) Reichstags-Drucksache Nr. 287, I. Session (1884/85) der 6. Legislaturperiode. Seite 50.

können, auch dieser Denkschrift wieder beigegeben worden. Die den Tafeln zu Grunde gelegten Zahlen weichen von denjenigen, welche im Jahre 1883 benutzt worden sind, mehrfach ab. Es erklärt sich dieser Umstand zum Theil dadurch, daß jetzt, wo es angängig war, bei der Ermittelung der Verhältnißzahlen die für die einzelnen Jahre berechneten Bevölkerungsziffern (statt der unveränderten Ziffern der letzten Volks=zählungen) zu Grunde gelegt worden sind. Zum Theil haben auch die früheren Angaben durch erst neuerdings zugänglich gewordene berichtigte bezw. zuverlässigere ersetzt werden können.

Tafel 1 giebt einen Vergleich der Pockensterblichkeit Preußens mit derjenigen Oesterreichs.*)

Wie die Tafel zeigt, ist die Pockensterblichkeit in Preußen seit Inkrafttreten des Impf=gesetzes dauernd eine bis dahin ganz ungekannt niedrige gewesen, während sie in Oester=reich gegen früher geradezu eine steigende Tendenz erkennen läßt.

Um die Tragweite dieser Verhältnisse zu veranschaulichen, möge die Pockensterblich=keit der beiden Länder in den letzten 25 Jahren vor Inkrafttreten des deutschen Impf=gesetzes (1850 bis 1874) einerseits mit derjenigen in den 10 Jahren nach Inkrafttreten des Gesetzes (1875 bis 1884) andererseits verglichen werden.

Von je 100 000 Einwohnern starben durchschnittlich jährlich an Pocken:

	Von 1850 bis 1874 (25 jähriger Zeitraum)	Von 1875 bis 1884 (10 jähriger Zeitraum)
in Preußen	49	2
in Oesterreich	53	62

Hiernach war von 1850 bis 1874 die durchschnittliche jährliche Pockensterblichkeit in Preußen nur wenig geringer als diejenige in Oesterreich. Auch darin stimmen beide Länder überein, daß sie im Anfange der 70er Jahre von einer schweren Pockenepidemie heimgesucht worden sind, welche, von Frankreich ausgehend, ganz Europa überzogen hat. Dieser Epidemie erlagen in Preußen in den drei Jahren 1871 bis 1873 ca. 134 000 Personen (180 von je 100 000 Einwohnern), in Oesterreich, wo sie ein Jahr später begann, in den drei Jahren 1872 bis 1874 ca. 141 000 Personen (226 von je 100 000 Einwohnern). Eine allgemein obligatorische Impfung bestand in beiden Ländern nicht.

Im Jahre 1875 trat in Preußen das deutsche Impfgesetz in Kraft, während in Oesterreich keine Aenderung des Impfwesens erfolgte. Seitdem hat sich das Verhältniß der Pockensterblichkeit der beiden Länder so sehr verschoben, daß in den 10 Jahren von 1875 bis 1884 in Preußen durchschnittlich nur ca. 2 (genauer 2,23) von je 100 000 Ein=wohnern an den Pocken starben, in Oesterreich dagegen ca. 62 (genauer 61,77).

---

*) Die hier für Oesterreich mitgetheilten Zahlen weichen ebenfalls von denjenigen ab, welche den Tafeln vom Jahre 1883 zu Grunde gelegt waren. Auch die früheren Angaben beruhten auf amtlichen Veröffentlichungen. Nach Mittheilung des Direktors des Statistischen Büreaus in Budapest, Herrn Köröfi, können die jetzt benutzten Zahlen als die richtigeren betrachtet werden.

Noch deutlicher lassen die nachstehenden Berechnungen den segensreichen Einfluß des deutschen Impfgesetzes erkennen:*)

1. Wenn die Pockensterblichkeit in Preußen nach Einführung des Impfgesetzes dieselbe geblieben wäre, wie im Durchschnitte der 25 Jahre vor Einführung des Gesetzes, so würden von 1875 bis 1886, d. h. innerhalb 12 Jahre, nicht, wie es der Fall gewesen ist, 6551, sondern gegen 160 000 Personen an den Pocken gestorben sein, d. h. über 150 000 mehr.

Man könnte hiergegen einwenden, daß in jenem 25 jährigen Zeitraume auch die große Epidemie im Anfange der 70er Jahre mit enthalten, eine so verheerende Epidemie aber ein ganz außergewöhnliches Vorkommniß gewesen sei.

Um diesem Einwande zu begegnen, sei noch folgende Berechnung angestellt:

2. Wäre die Pockensterblichkeit in Preußen nach Einführung des Impfgesetzes dieselbe geblieben, wie im Durchschnitte der 25 Jahre von 1845 bis 1869 (24,8 auf je 100 000 Einwohner durchschnittlich jährlich), so würden von 1875 bis 1886 d. h. innerhalb 12 Jahre nicht, wie es der Fall gewesen ist, 6551, sondern gegen 81 000 Personen an den Pocken gestorben sein d. h. ca. 74 000 mehr.

3. Legt man dem Vergleiche die Pockensterblichkeit Oesterreichs von 1875 bis 1884 zu Grunde und nimmt an, daß in diesen 10 Jahren Preußen von den Pocken in demselben Verhältniß zu Oesterreich heimgesucht worden wäre, wie in den 25 Jahren vor Inkrafttreten des Impfgesetzes d. h. im Verhältniß von 12:13, so würden in den 10 Jahren nicht 6551, sondern ca. 186 000 Menschen in Preußen an den Pocken gestorben sein, d. h. ca. 180 000 Menschen mehr, als thatsächlich gestorben sind.

Da nun abgesehen von dem deutschen Impfgesetze kein Grund ersichtlich ist, weshalb das Verhältniß der Pockensterblichkeit der beiden Länder mit dem Jahre 1875 so plötzlich, so andauernd und in so außerordentlich hohem Maße zu Gunsten Preußens sich verändert haben sollte, so kann man mit voller Berechtigung sagen, daß allein in Preußen das deutsche Impfgesetz schon in den ersten zwölf Jahren seines Bestehens viele Tausende von Menschen vor dem Tode an Pocken bewahrt hat.

Für die Jahre 1885 und 1886 stehen die auf Oesterreich bezüglichen Uebersichten noch aus. So viel läßt sich indeß schon jetzt sagen, daß das Verhältniß der Pockensterblichkeit der beiden Länder auch in jenen zwei Jahren ziemlich dasselbe geblieben ist, wie in den Jahren 1875 bis 1884.

Die dauernden Gesundheitsschädigungen, die zahlreichen Erblindungen und sonstigen Leiden im Gefolge überstandener Pocken sind in Vorstehendem, wo es sich ausschließlich um Todesfälle handelte, noch gar nicht in Anschlag gebracht. Das Gleiche gilt von den unübersehbaren wirthschaftlichen Folgen, welche sich an die vielen hunderttausende von — wenn auch mit voller Genesung endigenden — Erkrankungen geknüpft haben würden.

Die zweite der im Jahre 1883 vorgelegten Tafeln verglich die Pockensterblichkeit in fünf größeren Städten des Inlandes (Berlin, Hamburg, Breslau, München und

---

*) Bei diesen Berechnungen sind die Unterschiede des Impfwesens in den älteren preußischen Provinzen einerseits und in den im Jahre 1866 hinzugekommenen Gebieten andererseits unberücksichtigt geblieben.

Dresden) mit derjenigen in ebensoviel größeren Städten des Auslandes (London, Paris, Wien, Petersburg und Prag).

Zu dieser Tafel, welche hier ebenfalls wieder mitgetheilt ist (vgl. Tafel 2) — und zwar ergänzt durch eine Anzahl früherer Jahre und diejenigen neueren Jahre, für welche die betreffenden Zahlen bereits zugänglich waren, — lautete der erklärende Text bei der ersten Veröffentlichung folgendermaßen:

„Sowohl die deutschen als die fremden Städte haben im Anfange der siebenziger Jahre bedeutende Pockenepidemieen zu überstehen gehabt. Trotzdem ist die Pockensterblichkeit in allen Städten ohne Impfzwang nach einer vorübergehenden Abnahme sehr bald wieder auf bedeutende Höhen gestiegen, während sie in allen deutschen Städten, ebenso wie es in der Gesammtbevölkerung der Fall ist, seit 1874 andauernd auf sehr geringe Zahlen herabgegangen ist. Es läßt sich wohl kaum eine bessere Illustration der Wirkung des Impfgesetzes denken, als der Vergleich zwischen Städten wie Breslau und Wien, Dresden und Prag, Berlin und London u. s. w."

Wie hier, um Mißverständnisse zu vermeiden, nochmals ausdrücklich betont sei, handelt es sich bei dieser Darstellung nur darum, die Wirkung des deutschen Impfgesetzes, welches nicht nur eine einmalige Impfung in der ersten Jugend, sondern auch eine Wiederimpfung der Kinder im schulpflichtigen Alter obligatorisch macht, zu veranschaulichen.

Eine besondere Erwähnung verdienen die beiden Städte München und London. Schon bei dem ersten Blick auf die beiden betreffenden graphischen Darstellungen erkennt man, daß diese beiden Städte vor den sämmtlichen übrigen durch eine verhältnißmäßig sehr geringe Pockensterblichkeit zur Zeit des großen Seuchenzuges im Anfange der siebziger Jahre sich auszeichnen (für Petersburg fehlen die Angaben für die genannten Jahre). Eine Erklärung für diese Thatsache zu geben, ist nicht schwer. Von den in Frage stehenden Städten waren eben München und London die beiden einzigen, in welchen auch schon vor dem Jahre 1875 durch gesetzlichen Zwang die allgemeine Impfung der Kinder im jugendlichen Alter durchgeführt worden ist, ohne daß indeß eine allgemeine Revaccination vorgeschrieben war.

Stellt man ferner die Pockensterblichkeit Münchens derjenigen Londons gegenüber, so fällt der Vergleich auch für die Zeit vor 1875 und insbesondere für die Epidemie im Anfange der siebziger Jahre zu Gunsten Münchens aus. Auch dieser Unterschied ist wiederum im Einklange mit dem Verhältnisse des Impfzustandes der Bevölkerung in den beiden Städten. Denn in Bayern ist schon im Jahre 1807 der Impfzwang eingeführt, in England aber erst im Jahre 1853 (in wirksamer Weise erst im Jahre 1867)[*], und überdies ist die Durchführung der betreffenden gesetzlichen Bestimmungen in München eine vollkommenere gewesen als in London.

Diese Unterschiede zwischen London und München einerseits und den übrigen Städten andererseits, sowie zwischen London einerseits und München andererseits sind indeß Thatsachen, welche nur nebenbei erörtert sein mögen. Was die Tafeln, als sie 1883

---

[*] Vgl. Report from the Select Committee etc. Nr. 3246—3251.

vorgelegt wurden, zeigen sollten und auch in der That aufs deutlichste zeigen, das ist der Umstand, daß in den außerdeutschen Städten auf die Epidemie im Anfange der siebziger Jahre zwar auch ein Abfall der Pockensterblichkeit gefolgt ist, daß die letztere dann aber sich sehr bald wieder auf die frühere Höhe erhoben hat, während in den deutschen Städten unter dem Einflusse des Reichsimpfgesetzes ein Wiederansteigen ausgeblieben, und die Pockensterblichkeit dauernd eine außerordentlich niedrige ist.

Da Bayern derjenige deutsche Staat ist, in welchem die zwangsweise Impfung der Kinder im jugendlichen Alter zuerst (nämlich schon im Jahre 1807) eingeführt und ohne Frage auch seit langer Zeit sorgfältig ausgeübt ist, so hat es ein besonderes Interesse wie für München, so auch für ganz Bayern die Wirkung des Reichsimpfgesetzes, soweit die Pockensterblichkeit darüber Aufschluß giebt, sich zu vergegenwärtigen. Es ist daher dieser Denkschrift eine bezügliche graphische Darstellung beigegeben, und zum Vergleich die Pockensterblichkeit eines etwa gleichgroßen Staates ohne Impfzwang, nämlich Belgiens, derjenigen Bayerns gegenübergestellt (siehe Tafel 3). Die Tafel zeigt, daß in Bayern die Pockensterblichkeit unter dem Einflusse der gesetzlich vorgeschriebenen einmaligen Impfung zwar vor 1875 schon verhältnißmäßig gering gewesen, und daß das Land auch im Anfang der siebziger Jahre im Zusammenhalt mit Belgien von einer verhältnißmäßig milden Epidemie heimgesucht ist, daß ferner aber mit Einführung der durch das Reichsimpfgesetz vorgeschriebenen zwangsweisen Wiederimpfung der Schulkinder die Pockensterblichkeit in Bayern noch weiter und zwar dauernd und beträchtlich herabgedrückt ist, während sie in Belgien auch nach der erwähnten schweren Epidemie Jahr für Jahr eine erhebliche Höhe innehält.

Die dritte und letzte der im Jahre 1883 vorgelegten Tafeln verglich die Erkrankungen und Todesfälle an Pocken in der preußischen mit denjenigen in der österreichischen und französischen Armee. Zu dieser Tafel war damals die nachstehende Erläuterung gegeben:

„Ebenso wie die Gesammtbevölkerungen der betreffenden Länder, haben auch die „Armeen im Beginn der siebziger Jahre eine Pockenepidemie zu überstehen gehabt. „Bezüglich der französischen Armee fehlen sichere Zahlenangaben, doch steht fest, daß die „Verluste derselben ganz bedeutende gewesen sind.

„Die bei weitem geringsten Verluste hat die preußische Armee während der Kriegs„jahre gehabt, obwohl dieselbe in Frankreich beständig mit der von Pocken in erheblichem „Maße befallenen Bevölkerung in Berührung kam.

„Der Krieg an und für sich mit seinen Strapazen, Entbehrungen u. s. w. kann die „Zunahme der Pockentodesfälle in der Armee nicht bewirkt haben, denn die österreichische „Armee hat in derselben Epidemie sehr viel größere Verluste an Pocken gehabt.

„Der einzige Unterschied in Betreff der Pockenverhältnisse in den drei Armeen ist „darin zu suchen, daß die österreichische und französische Armee, wie zugestanden ist, „mangelhaft revaccinirt wurden und sich innerhalb mangelhaft geimpfter und deswegen „von den Pocken stärker heimgesuchter Bevölkerungen befinden, während die preußische „Armee den Vortheil einer sorgfältig ausgeführten Revaccination und den relativen „Schutz genießt, welchen eine fast pockenfreie Umgebung gewährt.

„Der nachtheilige Einfluß einer mit Pocken behafteten und der relative Schutz einer „pockenfreien Umgebung ist aus der Tabelle der Pockenerkrankungen in der preußischen „Armee sofort ersichtlich. Denn es ist wohl anzunehmen, daß die Revaccination schon „seit mehreren Jahrzehnten mit gleichmäßiger Sorgfalt in der Armee gehandhabt wird. „Trotzdem sind die Pockenerkrankungen in den Jahren 1867 bis 1869, also vor der Zeit „des Impfgesetzes, zahlreicher als nach dem Jahre 1874.

„Hierfür giebt es wohl keine andere Erklärung, als daß in gleicher Weise, wie sich „die Pocken in der Armee in Folge der massenhaften Berührung mit Pockenkranken in „Frankreich erheblich steigerten, so auch früher häufiger unter dem Militär sein mußten, „als noch die Civilbevölkerung mehr Pockenkranke hatte als jetzt.

„Bemerkenswerth ist noch, daß in der preußischen Armee seit dem Jahre 1874 über= „haupt kein Todesfall an Pocken mehr vorgekommen ist, während die beiden anderen „zum Vergleich herangezogenen Armeen noch ganz erhebliche Mortalitätszahlen für Pocken „aufweisen.

„Irgend einen anderen Grund, als die Wirkung einer streng durchgeführten Impfung „und Wiederimpfung, kann man für diese so überaus auffallenden Unterschiede der Pocken= „erkrankungen in den drei Armeen nicht geltend machen."

Wie sehr diese Ausführungen auch heute noch zutreffen, zeigt ein Blick auf die für die neueren Jahre ergänzte Tafel (siehe Tafel 4). Der Umstand, daß in dem Berichtsjahre 1884/85 auch in der preußischen Armee einmal wieder ein Pockentodesfall vorgekommen ist, ändert daran nichts. Es ist das in der langen Reihe von Jahren seit 1874 der erste und einzige gewesen. Ueberdies betraf derselbe einen zur Uebung eingezogenen Reservisten, welcher ausweislich der Impflisten im Jahre 1877 bei seiner Einstellung als Rekrut zweimal ohne Erfolg geimpft worden war.

Im Mai 1886 ist für das österreichisch=ungarische Heer, in welchem, wie erwähnt, die Impfung bezw. Wiederimpfung bisher nur unvollständig durchgeführt war, das Impf= wesen neu geregelt und zwar im Sinne einer strengen Durchführung des allgemeinen Impfzwanges. Vor allem sollen in Zukunft sämmtliche Rekruten sofort nach ihrem Einrücken geimpft bezw. der Wiederimpfung unterzogen werden, wie es in der preußischen Armee in ähnlicher Weise schon seit dem Jahre 1834 der Fall ist. Von welchem Erfolge diese Maßregel begleitet sein wird, werden die kommenden Jahre lehren.

Der günstige Einfluß, welchen das deutsche Impfgesetz mittelbar auch auf die Pockensterblichkeit der preußischen Armee gehabt hat und zwar dadurch, daß die Civil= bevölkerung besser geschützt wurde, tritt besonders deutlich auf Tafel 5 hervor, auf welcher auch der Zeitpunkt ersichtlich gemacht ist, von welchem an in der Armee die Impfung bezw. Wiederimpfung der neu Eingestellten obligatorisch war.

Eingehendere Mittheilungen über die Entwicklung des Impfwesens in den neun älteren Provinzen Preußens und in der preußischen Armee finden sich in Abschnitt 5.

Die graphischen Darstellungen der Tafeln sind in nachstehenden Tabellen durch Angabe der den Berechnungen zu Grunde liegenden Zahlen und Quellen näher erläutert; auch sind noch einige weitere Vergleichsmaterialien angefügt.

Tabellen

zu den

"Tafeln zur Veranschaulichung der Wirkung des Impfgesetzes".

Pockensterblichkeit in Preußen

in den Jahren 1816—1886.

Jahr	Einwohner	Pockentodesfälle	Auf 100 000 Einwohner berechnet	Angabe der Quelle für die Einwohnerzahl	für die Zahl der Pockentodesfälle
1816	10 349 031	4 690	45,32	Zeitschrift des Kgl. preuß. statist. Büreaus, Jahrg. 1873.	Wie nebenstehend
7	10 572 795	2 940	27,81	"	"
8	10 796 874	3 186	29,51	"	"
9	10 981 934	2 279	20,75	"	"
1820	11 272 482	1 190	10,56	"	"
1	11 480 815	1 953	17,01	"	"
2	11 664 133	2 388	20,47	"	"
3	11 843 870	2 354	19,88	"	"
4	12 031 694	1 750	14,54	"	"
5	12 256 725	1 893	15,44	"	"
6	12 427 216	1 793	14,43	"	"
7	12 556 502	3 194	25,44	"	"
8	12 728 110	2 419	19,01	"	"
9	12 857 438	2 475	19,25	"	"
1830	12 988 178	3 134	24,13	"	"
1	13 038 960	1 546	11,86	"	"
2	13 138 683	3 985	30,33	"	"
3	13 303 160	7 996	60,11	"	"
4	13 507 999	6 625	49,05	"	"
5	13 708 195	3 716	27,11	"	"
6	13 931 103	2 618	18,79	"	"
7	14 098 125	2 195	15,57	"	"
8	14 385 679	2 419	16,82	"	"
9	14 645 599	2 128	14,53	"	"
1840	14 928 501	2 410	16,14	"	"
1	15 110 721	2 195	14,53	"	"
2	15 305 213	3 425	22,38	"	"
3	15 571 084	4 408	28,31	"	"
4	15 708 742	4 241	27,00	"	"
5	15 941 155	2 527	15,85	"	"
6	16 112 938	2 462	15,28	"	"

Jahr	Einwohner	Pockentodesfälle	Auf 100 000 Einwohner berechnet	Angabe der Quelle für die Einwohnerzahl	Angabe der Quelle für die Zahl der Pockentodesfälle
1847	16 157 121	1 539	9,53	Zeitschrift des Kgl. Preuß. statist. Büreaus, Jahrg. 1873	Wie nebenstehend
8	16 165 387	2 213	13,69	"	"
9	16 331 187	1 760	10,78	"	"
1850	16 608 039	2 606	15,69	"	"
1	16 828 440	2 179	12,95	"	"
2	16 935 420	3 208	18,94	"	"
3	17 044 676	6 734	39,51	"	"
4	17 164 145	7 490	43,64	"	"
5	17 202 831	1 664	9,67	"	"
6	17 349 645	1 270	7,32	"	"
7	17 530 353	2 330	13,29	"	"
8	17 739 913	4 691	26,44	"	"
9	17 993 188	3 530	19,62	"	"
1860	18 262 623	3 461	18,95	"	"
1	18 491 220	5 578	30,17	"	"
2	.	3 894	21,06	"	"
3	.	6 250	33,80	"	"
4	19 252 139	8 904	46,25	"	"
5	.	8 430	43,79	"	"
6	.	11 937	62,00	"	"
7	19 690 582	8 500	43,17	"	"
8	23 971 337	4 510	18,81	"	"
9	.	4 655	19,42	"	"
1870	.	4 200	17,52	"	"
1	24 603 761	59 839	243,21	"	"
2	24 816 068	65 109	262,37	Preußische Statistik	Wie nebenstehend
3	25 044 627	8 929	35,65	"	"
4	25 376 541	2 417	9,52	"	"
5	25 742 404	926	3,60	"	"
6	25 773 397	810	3,14	"	"
7	26 169 335	88	0,34	"	"
8	26 545 058	188	0,71	"	"
9	26 890 432	339	1,26	"	"
1880	27 278 911	710	2,60	"	"
1	27 310 876	990	3,62	"	"
2	27 641 301	1 007	3,64	"	"
3	27 976 777	547	1,96	"	"
4	28 584 015	413	1,44	"	"
5	28 231 857	395	1,40	Auf Grund der Ergebnisse der Volkszählungen auf die Mitte der Jahre berechnet	"
6	28 439 729	138[1]	0,49		Nach den dem Kais. Gesundh. Amt eingereichten Meldekarten (vgl. Abschnitt 2.)

[1] Davon 41 nachträglich gemeldet (vergl. Abschnitt 2).

Pockensterblichkeit in den im Reichsrathe vertretenen Ländern Oesterreichs

in den Jahren 1847—1884.

Jahr	Einwohner	Pockentodesfälle	Auf 100 000 Einwohner berechnet	Angabe der Quelle für die Einwohnerzahl	für die Zahl der Pockentodesfälle
1847	19 461 293	3 113	16,00	Tafeln zur Statistik der österreichischen Monarchie für 1847 u. 1848 Taf. 2	Wie nebenstehend Taf. 3
8	19 336 523	4 157	21,50		
9	18 493 827	5 416	29,29	Desgl. für 1849—51	Desgl. für 1849—51
1850	18 493 827	2 974	16,08		
1	18 661 942	2 064	11,06	Desgl. für 1852—54 Heft I	
2	18 792 239	2 179	11,60	,, ,, 1852—54 ,,	Desgl. für 1852—1854
3	18 886 770	4 496	23,81	,, ,, 1852—54 ,,	,, ,, 1852—1854
4	18 470 261[1])	5 245	28,40	,, ,, 1855—57 ,, [1])	,, ,, 1852—1854
5	18 689 659	8 890	47,57	,, ,, 1855—57 ,,	,, ,, 1855—1857
6	18 810 428	3 093	16,44	,, ,, 1855—57 ,,	,, ,, 1855—1857
7	19 327 892	2 369	12,26	Statist. Jahrbuch für 1867 Heft I	,, ,, 1855—1857
8	19 534 575	4 255	21,78	,, ,, ,, 1867 ,,	,, ,, 1858—1859
9	19 759 160	5 173	26,18	,, ,, ,, 1867 ,,	,, ,, 1858—1859
1860	19 973 807	5 363	26,85	,, ,, ,, 1867 ,,	Stat. Jahrb. f. 1861 u. 1862 Heft I
1	20 120 476	4 895	24,33	,, ,, ,, 1867 ,,	,, ,, ,, 1861 ,, 1862 ,,
2	20 294 008	6 751	33,27	,, ,, ,, 1867 ,,	,, ,, ,, 1863 Heft I
3	20 509 065	7 209	35,15	,, ,, ,, 1867 ,,	,, ,, ,, 1864 ,,
4	20 721 856	7 545	36,41	,, ,, ,, 1867 ,,	,, ,, ,, 1865 ,,
5	20 881 820	4 767	22,83	,, ,, ,, 1867 ,,	,, ,, ,, 1866 ,,
6	20 835 008	7 484	35,92	,, ,, ,, 1867 ,,	,, ,, ,, 1867 ,,
7	20 989 925	9 840	46,88	,, ,, ,, 1868 ,,	,, ,, ,, 1868 ,,
8	21 185 021	7 519	35,49	,, ,, ,, 1869 ,,	,, ,, ,, 1869 ,,
9	20 217 531	7 112	35,18	,, ,, ,, 1870 ,,	,, ,, ,, 1870 ,,
1870	20 421 737	6 177	30,25	Oesterreich. Statistik V. Bd. 1. Heft	,, ,, ,, 1871 ,,
1	20 601 118	8 074	39,19	,, ,, ,, ,,	,, ,, ,, 1872 ,,
2	20 728 929	39 368	189,92	,, ,, ,, ,,	,, ,, ,, 1873 ,,
3	20 740 588	65 274[2])	314,72	,, ,, ,, ,,	,, ,, ,, 1873 Heft X [2])
4	20 902 239	36 442[2])	174,34	,, ,, ,, ,,	,, ,, ,, 1874 ,, [2])
5	21 105 317	12 151[2])	57,57	,, ,, ,, ,,	,, ,, ,, 1875 ,, [2])
6	21 319 544	8 564	40,17	,, ,, ,, ,,	,, ,, ,, 1876 ,,
7	21 467 718	11 706	54,53	,, ,, ,, ,,	,, ,, ,, 1877 ,,
8	21 614 206	13 313	61,59	,, ,, ,, ,,	,, ,, ,, 1878 ,,
9	21 812 654	11 273	51,68	,, ,, ,, ,,	,, ,, ,, 1879 ,,
1880	21 981 821	14 232	64,74	,, ,, ,, ,,	,, ,, ,, 1880 ,,

---

[1]) Da die Bevölkerungszahl für das Ende des Jahres 1854 nicht angegeben ist, wurde dieselbe durch Abzug des Ueberschusses der Verstorbenen über die Geborenen des Jahres 1855 von der Bevölkerungszahl am Ende des Jahres 1855 gewonnen.

[2]) Für Dalmatien sind die Pockentodesfälle aus Heft I des Statistischen Jahrbuches für die betreffenden Jahre entnommen. (1873 = 425, 1874 = 266, 1875 = 162).

Jahr	Einwohner	Pocken-todesfälle	Auf 100000 Einwohner berechnet	Angabe der Quelle für die Einwohnerzahl	Angabe der Quelle für die Zahl der Pockentodesfälle
1881	22 134 454	18 019	81,41	Statist. Jahrbuch f. 1881 Heft I	Statist. Jahrbuch für 1881 Heft X
2	22 316 567	21 154	94,79	„ „ „ 1882 „	Oesterreich. Statistik für 1882
3	22 494 021	13 310	59,17	Oesterr. Statist. VIII. Bd. 2. Heft	„ „ „ 1883
4	22 701 683	11 521	50,75	„ „ XII. „ „	„ „ „ 1884

Bemerkungen: Bis zum Jahre 1855 einschließlich ist nach Verwaltungsjahren gerechnet und zwar vom 1. November bis ult. Oktober (im November und Dezember 1855 sind 602 Todesfälle vorgekommen); 1847 und 1848 ist das Militär mit eingerechnet.

Die Angaben beziehen sich auf die jetzt im Reichsrathe vertretenen Länder; bis zum Jahre 1868 einschließlich ist die 1869 zu Ungarn geschlagene Militärgrenze mit darin enthalten.

Für frühere Jahre sind offizielle Angaben nicht vorhanden.

Pockensterblichkeit in England

in den Jahren 1839—1884.

Jahr		Pockentodesfälle	Auf 100000	Quelle
1839	.	9 131	58,9	Report from the select committee on the vaccination act (1867). Ordered, by The House of Commons, to be Printed, 23. May 1871[1])
1840	.	10 434	66,4	
1	.	6 368	40,0	
2	.	2 715	16,9	
3	.	.	.	„
4	.	.	.	„
5	.	.	.	„
6	.	.	.	„
7	.	4 227	24,7	„
8	.	6 903	40,0	„
9	.	4 644	26,7	„
1850	.	4 666	26,3	„
1	.	6 997	39,6	„
2	.	7 320	40,9	„
3	.	3 151	17,4	„
4	.	2 808	15,3	„
5	.	2 525	13,6	„
6	.	2 277	12,1	„
7	.	3 936	20,6	„
8	.	6 460	33,5	„
9	.	3 848	19,7	„
1860	.	2 749	14,0	„
1	.	1 320	6,6	„
2	.	1 628	8,1	„
3	.	5 964	29,3	„
4	.	7 684	37,3	„
5	.	6 411	30,9	,
6	.	3 029	14,4	

[1]) Die Verhältnißzahlen sind derselben Quelle entnommen.

— 13 —

Jahr	Einwohner	Pocken-todesfälle	Auf 100 000 Einwohner berechnet	Angabe der Quelle für die Einwohnerzahl	Angabe der Quelle für die Zahl der Pockentodesfälle
1867	.	2 513	11,8		Wie oben
8	.	2 052	9,6		"
9	20 066 224	1 565	7,8	Annual report of the registrar-general of births, deaths and mariages in England	Wie nebenstehend
1870	22 704 108	2 620	11,5		"
1	22 712 266	23 126	101,8	"	"
2	.	19 094	84,1	"	"
3	.	2 364	10,4	"	"
4	.	2 162	9,5	"	"
5	.	950	4,2	"	"
6	.	2 408	10,6	"	"
7	.	4 278	18,8	"	"
8	.	1 856	8,2	"	"
9	.	536	2,4	"	"
1880	25 968 286	648	2,5	"	"
1	.	3 098	11,9	"	"
2	.	1 317	5,1	"	"
3	.	953	3,7	"	Quarterly returns of mariages, births, and deaths in England
4	.	2 262	8,7	"	

Pockensterblichkeit in Berlin

in den Jahren 1861—1886.

Jahr	Einwohner	Pocken-todesfälle	Auf 100 000	Quelle Einwohnerzahl	Quelle Pockentodesfälle
1861	547 200	9	1,64	Städt. statist. Jahrbuch. 4. Jahrg.	Wie nebenstehend
2	567 570	27	4,76	" " " "	"
3	596 390	227	38,06	" " " "	"
4	632 500	620	98,02	" " " "	"
5	657 690	247	37,56	" " " "	"
6	665 710	215	32,30	" " " "	"
7	703 120	149	21,19	" " " "	"
8	728 590	128	17,57	" " " "	"
9	762 450	230	30,17	" " " "	"
1870	760 000	170	22,37	" " " "	"
1	824 580	5 216	632,56	" " " "	"
2	864 300	1 198	138,61	" " " "	"
3	900 620	101	11,21	" " " "	"
4	932 760	23	2,47	" " " "	"
5	964 240	50	5,19	" " " "	"
6	995 470	18	1,81	" " " "	"
7	1 006 974	4	0,40	Veröffentl. des K. Gesundh.-Amts	Wie nebenstehend
8	1 032 034	8	0,78	" " "	"
9	1 065 440	8	0,75	" " "	"

Jahr	Einwohner	Pocken-todesfälle	Auf 100 000 Einwohner berechnet	Angabe der Quelle für die Einwohnerzahl	für die Zahl der Pockentodesfälle
1880	1 107 100	9	0,81	Veröffentl. des K. Gesundh.-Amts	Wie nebenstehend
1	1 138 700	54	4,74	„ „ „	„
2	1 174 293	5	0,43	„ „ „	„
3	1 207 114	4	0,33	„ „ „	„
4	1 225 065	20	1,63	„ „ „	„
5	1 299 207	5	0,38	„ „ „	„
6	1 337 798	1	0,07	„ „ „	Statistik der Pockentodesfälle im Deutschen Reich. (vergl. Abschnitt 2.)

Pockensterblichkeit in London
in den Jahren 1838—1886.

Jahr	Einwohner	Pocken-todesfälle	Auf 100 000	Quelle Einwohnerzahl	Pockentodesfälle
1838	1 766 169	3 817	216,1	Quarterly returns of mariages, births, and deaths in England (annual-summary-London and other great towns 1885).	Wie nebenstehend
9	1 802 751	634	35,2		„
1840	1 840 091	1 235	67,1		„
1	1 878 205	1 053	56,1	„	„
2	1 917 108	360	18,8	„	„
3	1 954 041	438	22,4	„	„
4	2 033 816	1 804	88,7	„	„
5	2 073 298	909	43,8	„	„
6	2 113 535	257	12,2	„	„
7	2 202 673	955	43,4	„	„
8	2 244 837	1 620	72,2	„	„
9	2 287 302	521	22,8	„	„
1850	2 330 054	499	21,4	„	„
1	2 373 081	1 062	44,8	„	„
2	2 416 367	1 159	48,0	„	„
3	2 459 899	211	8,6	„	„
4	2 503 662	694	27,7	„	„
5	2 547 639	1 039	40,8	„	„
6	2 591 815	531	20,5	„	„
7	2 636 174	156	5,9	„	„
8	2 680 700	242	9,0	„	„
9	2 725 374	1 158	42,5	„	„
1860	2 770 181	898	32,4	„	„
1	2 815 101	217	7,7	„	„
2	2 860 117	366	12,8	„	„
3	2 905 210	1 996	68,7	„	„
4	2 950 361	547	18,5	„	„
5	2 995 551	640	21,4	„	„
6	3 040 761	1 391	45,7	„	„
7	3 085 971	1 345	43,6	„	„
8	3 131 160	597	19,1	„	„

Jahr	Einwohner	Pocken-todesfälle	Auf 100 000 Einwohner berechnet	Angabe der Quelle für die Einwohnerzahl	für die Zahl der Pockentodesfälle
1869	3 176 308	275	8,7	Quarterly returns of mariages, births, and deaths in England (annual-summary-London and other great towns 1885).	Wie nebenstehend
1870	3 221 394	973	30,2		"
1	3 267 251	7 912	242,2	"	"
2	3 319 736	1 786	53,8	"	"
3	3 373 065	113	3,4	"	"
4	3 427 250	57	1,7	"	"
5	3 482 306	46	1,3	"	"
6	3 538 246	736	20,8	"	"
7	3 595 085	2 551	71,0	"	"
8	3 652 837	1 417	38,8	"	"
9	3 711 517	450	12,1	"	"
1880	3 771 139	471	12,5	"	"
1	3 831 719	2 367	61,8	"	"
2	3 893 272	430	11,0	"	"
3	3 955 814	136	3,4	"	"
4	4 019 361	898	22,3	"	"
5	4 083 928	899	22,0	"	"
6	4 149 533	24	0,6	Desgl. 1886	Wie nebenstehend

Pockensterblichkeit in Hamburg

in den Jahren 1860—1886.

Jahr	Einwohner	Pocken-todesfälle	Auf 100 000	Angabe der Quelle für die Einwohnerzahl	für die Zahl der Pockentodesfälle
1860	.	.	60,..	Bericht des Medizinal-Inspektorats über die medizinische Statistik des Hamburgischen Staates für das Jahr 1872¹)	Wie nebenstehend
1	.	.	—		"
2	.	.	—		"
3	.	.	—	"	"
4	.	.	210,..	"	"
5	.	.	60,..	"	"
6	.	.	9,..	"	"
7	.	.	7,..	"	"
8	.	.	—	"	"
9	.	.	6,..	"	"
1870	.	.	25,..	"	"
1	.	.	1075,..	"	"
2	338 974	323	95,29	"	"
3	348 127	3	0,86	Desgl. für 1873	Wie nebenstehend
4	357 453	2	0,56	" " 1874	Wie nebenstehend
5	—	—	0		Bericht des Med.-Inspekt. ꝛc. für das Jahr 1875
6	388 618	7	1,80	Veröffentl. des K. Gesundh.-Amts	Wie nebenstehend
7	393 588	5	1,27	"	"
8	406 014	1	0,25	"	"

¹) Von 1860—71 sind nur Verhältnißzahlen angegeben.

Jahr	Einwohner	Pocken-todesfälle	Auf 100000 Einwohner berechnet	Angabe der Quelle für die Einwohnerzahl	Angabe der Quelle für die Zahl der Pockentodesfälle
1879	—	—	0	Veröffentl. des K. Gesundh.-Amts	Wie nebenstehend
1880	—	—	0	"	"
1	453 869	10	2,20	"	"
2	423 050	2	0,47	"	"
3	435 964	—	0	"	"
4	449 414	—	0	"	"
5	462 278	4	0,87	"	"
6	474 370	17	3,58	"	Statistik der Pockentodesfälle im Deutschen Reich. (vgl. Abschnitt 2.)

Anmerkung: Die Ziffern der Jahre 1860—1871 sind der angeführten Quelle zufolge wohl nur approximativ richtig und beziehen sich bis 1870 nur auf die Stadt Hamburg, von 1871 auf das ganze Gebiet.

Pockensterblichkeit in Paris
in den Jahren 1866—1886.

Jahr	Einwohner	Pockentodesfälle	Auf 100000	Quelle Einwohnerzahl	Quelle Pockentodesfälle
1866	1 825 274	581	31,8	Annuaire statistique de la ville de Paris 1883	Wie nebenstehend
7	1 935 000	324	16,7		"
8	1 919 000	638	33,2	"	"
9	1 982 000	711	35,9	"	"
1870	1 982 000 [1])	10 331	521,2	"	"
1	1 851 792 [1])	2 765	149,3	"	"
2	1 851 792	104	5,6	"	"
3	1 837 000	17	0,9	"	"
4	1 911 000	46	2,4	"	"
5	1 994 000	253	12,7	"	"
6	1 988 806	373	18,8	"	"
7	1 973 000	136	6,9	"	"
8	2 148 000	89	4,1	"	"
9	2 113 000	911	43,1	"	"
1880	2 183 000	2 260	103,5	"	"
1	2 239 928	1 041	46,5	"	"
2	2 246 000	661	29,4	"	"
3	2 125 000	453	21,3	"	"
4	2 239 928	80	3,6	Bull. hebdomadaires de statistique démographique et médicale de la ville de Bruxelles	Wie nebenstehend
5	2 239 928	175	7,8	"	"
6	2 239 928	202	9,0	"	"

[1]) Nach einer Note im annuaire statistique 1883 ist für das Jahr 1871 die Einwohnerzahl von 1872 und für das Jahr 1870 diejenige von 1869 angenommen.

Pockensterblichkeit in Breslau
in den Jahren 1862—1886.

Jahr	Einwohner	Pocken-todesfälle	Auf 100 000 Einwohner berechnet	Angabe der Quelle für die Einwohnerzahl	Angabe der Quelle für die Zahl der Pockentodesfälle
1862	149 053	4	2,68	Die Einwohnerzahlen sind auf Grund der Ergebnisse der Volkszählungen auf die Mitte der betreffenden Jahre berechnet worden.	Preußische Statistik Breslauer Stat., X. Ser. Heft 1 u. 2
3	155 263	190	122,37		„ „ „ „
4	160 805	225	139,92		„ „ „ „
5	168 280	13	7,73		„ „ „ „
6	175 754	5	2,84		„ „ „ „
7	184 137	10	5,43		„ „ „ „
8	189 551	105	55,39		„ „ „ „
9	194 964	191	97,97		„ „ „ „
1870	200 378	25	12,48		„ „ „ „
1	204 762	752	367,26		„ „ „ „
2	212 526	597	280,91		„ „ „ „
3	220 289	30	13,62		„ „ „ „
4	228 052	2	0,88		„ „ „ „
5	236 228	—	0		„ „ „ „
6	243 000	—	0		„ „ „ „
7	249 773	2	0,80		„ „ „ „
8	256 545	4	1,56		„ „ „ „
9	263 318	1	0,38		„ „ „ „
1880	270 685	2	0,74		„ „ „ „
1	276 030	3	1,09		„ „ „ „
2	281 376	9	3,20		„ „ „ „
3	286 722	24	8,37		„ „ „ „
4	292 067	—	0		„ „ „ „
5	297 413	—	0		Veröffentl. des K. Gesundh.-Amts Statistik der Pockentodesfälle im Deutschen Reich (vgl. Abschnitt 2)
6	302 759	—	0		

Pockensterblichkeit in Wien[1]
in den Jahren 1865—1886.

Jahr	Einwohner	Pocken-todesfälle	Auf 100 000 Einwohner berechnet	Angabe der Quelle für die Einwohnerzahl	Angabe der Quelle für die Zahl der Pockentodesfälle
1865	561 246	124	22,09	Statist. Jahrb. d. Stadt Wien 1884	Statistique internationale des grandes villes, I. Sect. Tom. I. par J. Körösi. 1876
6	572 472	359	62,71	„	„
7	583 922	276	47,27	„	„
8	595 601	294	49,36	„	„
9	607 514	328	53,99	„	„
1870	615 820	295	47,90	„	„
1	624 240	473	75,77	„	„
2	632 775	3 334	526,89	„	„
3	641 426	1 410	219,82	„	„

[1] Bis 1876 einschließlich beziehen sich die Angaben nur auf die Civilbevölkerung (ausschl. Militär); von 1877 einschl. an ist das Militär mit eingerechnet.

Jahr	Einwohner	Pocken-todesfälle	Auf 100 000 Einwohner berechnet	Angabe der Quelle für die Einwohnerzahl	Angabe der Quelle für die Zahl der Pockentodesfälle
1874	650 196	928	142,73	Statist. Jahrb. d. Stadt Wien 1884	Statist. Jahrbuch der Stadt Wien
5	659 086	791	120,01	"	"
6	668 097	1 200	179,61	"	"
7	694 994	606	87,19	Jahresbericht des Wiener Stadt-	Wie nebenstehend
8	704 129	556	78,96	physikats 1883/84	"
9	713 388	349	48,92	"	"
1880	722 773	534	73,88	"	"
1	730 911	906	123,95	"	"
2	740 622	808	109,10	"	"
3	749 762	73	9,74	"	"
4	759 849	94	12,37	Mittheil. des statistischen Departe-	Wie nebenstehend
5	769 889	875	113,65	ments des Wiener Magistrats	"
6	780 066	204	26,15	"	"

Pockensterblichkeit in München

in den Jahren 1867/68—1886.

1867/8	170 600	23	13,48	Beiträge zur Statistik des König-	Wie nebenstehend
68/69	170 373	2	1,17	reichs Bayern	"
69/70	170 146	1	0,59	"	"
1870 4. Quart.	169 919	7	16,48[1])	"	"
1871	169 693	151	88,98	"	"
2	175 525	108	61,53	"	"
3	181 358	5	2,76	"	"
4	187 191	2	1,07	"	"
5	193 024	—	0	"	"
6	198 000	2	1,01	Veröffentl. des K. Gesundh.-Amts	Wie nebenstehend
7	215 000	—	0	"	"
8	222 000	2	0,90	"	"
9	230 000	—	0	"	"
1880	228 000	—	0	"	"
1	233 000	24	10,30	"	"
2	238 000	7	2,94	"	"
3	240 000	—	0	"	"
4	240 000	—	0	"	"
5	259 318	14	5,40	"	"
6	265 710	2	0,75	"	Statistik der Pockentodesfälle im Deutschen Reich (vgl. Abschnitt 2)

---

¹) Aufs Jahr berechnet.

Pockensterblichkeit in Petersburg
in den Jahren 1878—1886.

Jahr	Einwohner	Pocken-todesfälle	Auf 100 000 Einwohner berechnet	Angabe der Quelle für die Einwohnerzahl	Angabe der Quelle für die Zahl der Pockentodesfälle
1878	808 800	1 172	144,91	Bull. hebdomadaires de statist. démographique et médicale de la ville de Bruxelles	Wie nebenstehend
9	826 200	1 180	142,82	"	"
1880	843 700	182	21,57	"	"
1	861 920	243	28,19	"	"
2	927 467	716	77,20	"	"
3	929 525	434	46,69	"	"
4	928 016	141	15,19	"	"
5	928 016	108	11,64	"	"
6	928 016	142	15,30	"	Beim K. Gesundh.-Amte eingeg. Wochennachweise

Pockensterblichkeit in Dresden
in den Jahren 1859—1886.

Jahr	Einwohner	Pocken-todesfälle	Auf 100 000 Einwohner berechnet	Angabe der Quelle für die Einwohnerzahl	Angabe der Quelle für die Zahl der Pockentodesfälle
1859	119 772	3	2,50	Die Einwohnerzahlen für 1859 bis 1877 sind auf Grund der Ergebnisse der Volkszählungen auf die Mitte der betreffenden Jahre berechnet	Jahresber. des Landes-Medizinal-Kolleg. über das Medizinalwesen im Königr. Sachsen für 1867
1860	123 239	1	0,81		"
1	125 711	1	0,80		"
2	131 570	—	0		"
3	137 429	93	67,67		"
4	144 298	213	147,61		"
5	147 730	3	2,04		"
6	151 162	12	7,94		"
7	154 308	44	28,51		"
8	157 740	60	38,04		Desgl. für 1868
9	163 923	3	1,83		" " 1869
1870	169 469	15	8,85		Nach schriftlicher Mittheilung der Direktion des Königl. sächsischen statistischen Büreaus
1	174 549	570	326,56		"
2	179 629	151	84,06		"
3	185 087	24	12,97		"
4	190 138	8	4,21		Jahresber. des Landes-Medizinal-Kolleg. über das Medizinalwesen im Königr. Sachsen für 1874
5	195 190	5	2,56		Desgl. für 1875
6	200 242	1	0,50		" " 1876
7	205 294	2	0,97		Veröffentl. des K. Gesundh.-Amts
8	210 377	—	0	Veröffentl. des K. Gesundh.-Amts	"
9	215 440	4	1,86	"	"
1880	220 216	8	3,63	"	"
1	223 100	6	2,69	"	"
2	225 000	3	1,33	"	"
3	233 600	2	0,86	"	"
4	236 000	1	0,42	"	"
5	243 980	3	1,23	"	"
6	249 034	—	0	"	Statistik der Pockentodesfälle im Deutschen Reich (vgl. Abschnitt 2).

Pockensterblichkeit in Prag[1]
in den Jahren 1865—1886.

Jahr	Einwohner	Pockentodesfälle	Auf 100 000 Einwohner berechnet	Angabe der Quelle für die Einwohnerzahl	für die Zahl der Pockentodesfälle
1865	152 311	32	21,01	Statistique internationale des grandes villes, I. Sect. Tom. I par J. Körösi	Wie nebenstehend
6	153 655	39	25,38		"
7	155 010	130	83,87		"
8	156 328	42	26,87		"
9	157 713	30	19,02	Statist. Handbüchlein der Stadt Prag für 1872/73	"
1870	159 105	42	26,40		"
1	160 509	24	14,95	"	"
2	161 926	642	396,48	"	"
3	163 355	460	281,60	"	"
4	163 355	49	30,00	Desgl. für das betr. Jahr	Wie nebenstehend
5	164 797	18	10,92	"	"
6	163 246	128	78,41	"	"
7	166 252	658	395,78	"	"
8	169 258	147	86,85	"	"
9	170 718	144	84,35	"	"
1880	162 326	471	290,16	"	"
1	168 628	109	64,64	Statist. Handbuch der Stadt Prag für das betr. Jahr	Wie nebenstehend
2	263 031	152	57,78		"
3	271 807	613	225,53	"	"
4	272 333	980	359,85	"	"
5	272 333	156	57,28	Bull. hebdomadaires de statist. démographique et médicale de la ville de Bruxelles	Wie nebenstehend
6	288 317	160	55,49		"

[1] Die Angaben beziehen sich nur auf die Civilbevölkerung.
Von 1882 Prag incl. Vororte.

Pockensterblichkeit in Bayern[1]
in den Jahren 1844/45—1886.

1844/45	4 503 386	246	5,5	Die Einwohnerzahlen sind auf Grund der Ergebnisse der Volkszählungen für die einzelnen Jahre berechnet worden	Beiträge zur Statistik des Königreichs Bayern
45/46	4 504 874	146	3,2		"
46/47	4 506 362	124	2,8		"
47/48	4 507 851	227	5,0		"
48/49	4 520 751	593	13,1		"
1849/50	4 533 651	1 079	23,8		"
50/51	4 546 551	481	10,6		"
51/52	4 559 452	601	13,2		"
52/53	4 553 487	471	10,3		"
53/54	4 547 521	587	12,9		"
54/55	4 541 556	299	6,6		"
55/56	4 558 043	486	10,7		"

[1] Von 1844/45—1869/70 wurde von Oktober bis Oktober gerechnet.

Jahr	Einwohner	Pocken-todesfälle	Auf 100 000 Einwohner berechnet	Angabe der Quelle für die Einwohnerzahl	Angabe der Quelle für die Zahl der Pockentodesfälle
1856/57	4 574 531	156	3,4	Die Einwohnerzahlen sind auf Grund der Ergebnisse der Volkszählungen für die einzelnen Jahre berechnet worden	Beiträge zur Statistik des Königreichs Bayern
57/58	4 591 018	316	6,9		"
58/59	4 615 748	150	3,2		"
59/60	4 640 445	131	2,8		"
60/61	4 665 140	73	1,6		"
61/62	4 689 837	121	2,6		"
62/63	4 729 039	111	2,3		"
63/64	4 768 241	108	2,3		"
64/65	4 807 440	221	4,6		"
65/66	4 813 100	577	12,0		"
66/67	4 818 760	1 210	25,0		"
67/68	4 827 076	917	19,0		"
68/69	4 835 393	487	10,1		"
69/70	4 843 709	363	7,5		"
1870 4. Quart.	4 843 709	224	18,5*)		"
1871	4 852 026	5 070	104,5		"
2	4 894 617	2 992	61,1		"
3	4 937 208	869	17,6		"
4	4 979 799	236	4,7		"
5	5 022 390	87	1,7		Generalberichte über die Sanitätsverwalt. im Königr. Bayern
6	5 074 868	67	1,3		"
7	5 127 345	88	1,7		"
8	5 179 823	69	1,3		"
9	5 232 300	26	0,5		"
1880	5 273 493	62	1,2		"
1	5 300 577	77	1,5		"
2	5 327 661	67	1,2		"
3	5 354 745	34	0,6		Veröffentl. des K. Gesundh.-Amts
4	5 381 829	8	0,1		"
5	5 408 914	17	0,3		"
6	5 435 998	7	0,1		Statistik der Pockentodesfälle im Deutschen Reich (vgl. Abschnitt 2).

*) Aufs Jahr berechnet.

Pockensterblichkeit in Belgien

in den Jahren 1851—1884.

1851	4 473 261	700	15,6	Annuaire statistique de la Belgique, Jahrg. 1880	Annuaire statistique de la Belgique
2	4 516 361				
3	4 548 507	519[1]	11,4	"	"
4	4 585 096				

[1] Mittel von 1852/54.

Jahr	Einwohner	Pocken-todesfälle	Auf 100000 Einwohner berechnet	Angabe der Quelle für die Einwohnerzahl	für die Zahl der Pockentodesfälle
1855	4 607 066	449	9,7	Annuaire statistique de la Belgique, Jahrg. 1880	Annuaire statistique de la Belgique
6	4 529 461			"	"
7	4 577 236			"	"
8	4 623 197	1 116[1])	24,1	"	"
9	4 671 226			"	"
1860	4 731 996			"	"
1	4 782 255	.	.	"	"
2	4 836 566	.	.	"	"
3	4 893 021	.	.	"	"
4	4 940 579	2 470	50,0	"	"
5	4 984 351	5 809	116,5	"	"
6	4 827 833	1 024	21,2	"	"
7	4 897 794	546	11,1	"	"
8	4 961 644	843	17,0	"	"
9	5 021 336	1 651	32,9	"	"
1870	5 087 826	4 163	81,8	"	"
1	5 113 680	21 315	416,8	"	"
2	5 175 037	8 074	156,0	"	"
3	5 253 794	1 749	33,3	"	"
4	5 336 634	1 968	36,9	"	"
5	5 402 938	1 691	31,3	"	"
6	5 336 185	1 448	27,1	"	"
7	5 412 731	3 651	67,5	"	"
8	5 476 939	3 743	68,3	"	"
9	5 536 654	2 394	43,2	"	"
1880	5 519 845	4 135	74,9	Desgl. Jahrg. 1885	"
1	5 585 846	2 721	48,7	"	"
2	5 655 197	1 570	27,8	"	"
3	5 720 807	1 796	31,4	"	"
4	5 784 958	1 355	23,4	"	"

[1]) Mittel von 1856/60.

Erkrankungen und Todesfälle an Pocken in der preußischen Armee
in den Jahren 1825—1886/87.

Jahr	Kopfstärke der Armee	Es erkrankten an Pocken absolut	auf 100 000 berechnet	Es starben an Pocken absolut	auf 100 000 berechnet	Angabe der Quelle für die Kopfstärke	für die Zahl der Erkrankungs- und Todesfälle
1825	121 760	.¹)	.	12	9,9	Die Pocken bei den deutschen Heeren im Kriege gegen Frankreich 1870/71. (Herausgegeben von der Militär-Medizinal-Abtheilung des Königlichen Kriegs-Ministeriums ꝛc. Berlin 1885.)	Wie nebenstehend
6	121 760	.¹)	.	16	13,1		"
7	122 113	.¹)	.	23	18,8		"
8	122 113	.¹)	.	35	28,7		"
9	122 113	.¹)	.	33	27,0		"
1830	122 113	.¹)	.	27	22,1	"	"
1	143 930	.¹)	.	108	75,0	"	"
2	143 930	.¹)	.	96	66,7	"	"
3	143 930	.¹)	.	108	75,0	"	"
4	135 362	619	457,3	38	28,1	"	"
5	135 362	259	191,3	5	3,7	"	"
6	130 306	130	99,8	9	6,9	"	"
7	126 291	94	74,4	3	2,4	"	"
8	126 293	111	87,9	7	5,5	"	"
9	129 024	89	69,0	2	1,6	"	"
1840	127 451	74	58,1	2	1,6	"	"
1	127 451	59	46,3	3	2,4	"	"
2	127 451	99	77,7	2	1,6	"	"
3	127 451	167	131,0	3	2,4	"	"
4	127 451	69	54,1	3	2,4	"	"
5	127 480	30	23,5	1	0,8	"	"
6	126 164	30	23,8	1	0,8	"	"
7	126 413	5	3,9	—	0	"	"
8	127 005	22	17,3	1	0,8	"	"
9	123 022	62	50,4	1	0,8	"	"
1850	123 022	176	143,1	1	0,8	"	"
1	130 623	246	188,3	3	2,3	"	"
2	130 623	87	66,6	1	0,8	"	"
3	131 492	138	104,9	1	0,8	"	"
4	131 642	121	91,9	3	2,3	"	"
5	131 642	12	9,1	—	0	"	"
6	131 708	21	15,9	—	0	"	"
7	142 345	35	24,6	1	0,7	"	"
8	142 345	64	45,0	—	0	"	"
9	142 412	58	40,7	2	1,4	"	"
1860	.²)	44	.	3	.	"	"

¹) Zahlen über die gesammte Blatternmorbidität des preußischen Heeres in der Zeit von 1825—1833 können nicht beigebracht werden, weil in den Krankenberichten die Blattern noch unter der Rubrik „Ausschlagsfieber" mit Scharlach und Masern gemeinsam verrechnet und nur die Pockentodten durch besondere Erläuterungen ersichtlich gemacht sind.
²) Für die Jahre 1860 u. 1861 (Heeresreorganisation) fehlen zuverlässige Kopfstärken.

Jahr	Kopfstärke der Armee	Es erkrankten an Pocken		Es starben an Pocken		Angabe der Quelle	
		absolut	auf 100 000 berechnet	absolut	auf 100 000 berechnet	für die Kopfstärke	für die Zahl der Erkrankungs- und Todesfälle
1861	¹)	56	.	4	.	Die Pocken bei den deutschen Heeren im Kriege gegen Frankreich 1870/71	Wie nebenstehend
2	202 420	25	12,4	1	0,5	"	"
3	202 200	90	44,5	—	0	"	"
4	201 545	120	59,5	1	0,5	"	"
5	202 615	69	34,1	1	0,5	"	"
6	¹)	91	35,0¹)	8	3,08¹)	"	"
7	253 230	188	74,2	2	0,8	"	"
8	250 376	97	38,7	1	0,4	"	"
9	248 746	108	43,4	1	0,4	"	"
1870²)	267 873	41	30,6⁸)	—	0	Statist. Sanitätsbericht über die Kgl. preuß. Armee	Wie nebenstehend
1870/71³)	590 262 ⁷)	2 879	487,7	164	27,8	Die Pocken bei den deutschen Heeren im Kriege gegen Frankreich 1870/71	Wie nebenstehend
71⁴)	223 169	828	742,0⁸)	34	30,5 ⁸)	Statist. Sanitätsbericht über die Kgl. preuß. Armee	Wie nebenstehend
72	222 234	389	175,0	12	5,4	"	"
73⁵)	234 662	26	44,3⁸)	2	3,4 ⁸)	"	"
73/74⁶)	284 972	22	7,7	1	0,4	"	"
74/75	270 815	26	9,6	—	0	"	"
75/76	284 653	20	7,0	—	0	"	"
76/77	286 376	19	6,6	—	0	"	"
77/78	289 423	12	4,1	—	0	"	"
78/79	269 616	15	5,6	—	0	"	"
79/80	270 577	7	2,6	—	0	"	"
80/81	270 024	23	8,5	—	0	"	"
81/82	291 156	16	5,5	—	0	"	"
82/83	339 224*)	9	2,7	—	0	Nach Mittheilung aus dem Kgl. preuß. Kriegsministerium	Wie nebenstehend
83/84	340 089*)	7	2,1	—	0	"	"
84/85	341 436*)	7	2,1	1 ⁹)	0,3	"	"
85/86	341 308*)	6	1,8	—	0	"	"
86/87	344 722*)	7	2,0	—	0	"	"

¹) Eine genaue Kopfstärke aus dem Kriegsjahr 1866 war nicht zu berechnen, jedenfalls war sie größer, als die des folgenden Jahres. Bei einer Heeresstärke von nur 260 000 Mann würde die Morbidität 35,00%/₀₀₀₀, die Mortalität 3,08%/₀₀₀₀ betragen haben. — Auch für die Jahre 1860 u. 1861 (Heeresreorganisation) fehlen zuverlässige Kopfstärken.
²) pro Januar bis Juni 1870.
³) pro Juli 1870 bis Juni 1871.
⁴) pro Juli bis Dezember 1871.
⁵) pro Januar bis März 1873.
⁶) Vom 1. April 1873 bis ult. März 1874.
⁷) Einschl. der kleineren norddeutschen Kontingente.
⁸) Aufs Jahr berechnet.
⁹) Der Todesfall betraf einen zur Uebung eingezogenen Reservisten, der ausweislich der Impfliste i. J. 1877 bei seiner Einstellung als Rekrut 2 mal ohne Erfolg geimpft worden war.
*) Durchschnittliche Kopfzahl, auf welche die Berichterstattung sich bezieht. Die Zahl umfaßt außer den Unteroffizieren und Mannschaften des stehenden Heeres noch die Kadetten, Unteroffiziervorschüler, Invaliden, Militär-Gefangenen und Arbeitssoldaten, sowie die zu Uebungen eingezogenen Personen des Beurlaubtenstandes und Ersatzreservisten, nach Maßgabe der Dauer dieser Uebungen. Die Zahl bezieht sich auf das Garde-Korps, 1. bis 11., 14. und 15. Armeekorps (einschl. der beim 15. Armeekorps befindlichen Königl. Bayerischen, Württembergischen und Sächsischen Truppentheile).

Erkrankungen und Todesfälle an Pocken in der österreichischen Armee

in den Jahren 1870—1886.

Jahr	Kopfstärke (Verpflegungsstärke) der Armee	Es erkrankten an Pocken absolut	auf 100 000 berechnet	Es starben an Pocken absolut	auf 100 000 berechnet	Angabe der Quelle für die Kopfstärke	für die Zahl der Erkrankungs- und Todesfälle
1870	254 639	1 829	*718,3*	47	*18,5*	Militär-statist. Jahrbuch	Wie nebenstehend
1	241 976	1 974¹)	*815,8*	97	*40,1*	"	Die Pocken bei den deutschen Heeren im Kriege gegen Frankreich 1870/71
2	238 772	4 294¹)	*1 798,4*	242	*101,4*	"	
3	240 662	3 989	*1 657,5*	262	*108,9*	"	
4	252 586	2 533	*1 002,8*	169	*66,9*	"	"
5	256 133	862	*336,5*	55	*21,5*	"	"
6	258 435	710	*274,7*	27	*10,4*	"	"
7	258 985	1 067	*412,0*	66	*25,5*	"	"
8	323 835	1 114	*344,0*	50	*15,4*	"	"
9	281 799	856	*303,8*	64	*22,7*	"	Militär-statist. Jahrbuch
1880	254 170	1 208	*475,3*	64	*25,2*	"	"
1	254 247	1 104	*434,2*	74	*29,1*	"	"
2	278 456	1 178	*423,0*	77	*27,7*	"	"
3	269 200	705	*261,9*	44	*16,3*	"	"
4	260 575	507	*194,6*	20	*7,7*	"	"
5	263 986	556	*210,6*	33	*12,5*	"	"
6	264 718	371	*140,1*	21	*7,9*	"	"

¹) In den Jahren 1871 und 1872 enthält die Erkrankungsziffer eine nicht erhebliche Quote von Mannschaften, welche nicht zum unmittelbaren Truppenstande gehören; die Todtenziffer dagegen bezieht sich durchweg nur auf Angehörige des Heeres.

Erkrankungen und Todesfälle an Pocken in der französischen Armee

in den Jahren 1866—1881.

Jahr	Kopfstärke (Effectivstärke) der Armee	Es erkrankten an Pocken absolut	auf 100 000 berechnet	Es starben an Pocken absolut	auf 100 000 berechnet	Angabe der Quelle für die Kopfstärke	für die Zahl der Erkrankungs- und Todesfälle
1866	336 233	753	*224,0*	46	*13,7*	Statistique médicale de l'armée	Wie nebenstehend
7	384 180	888	*231,1*	70	*18,2*	"	"
8	394 634	2 566	*650,2*	169	*42,8*	"	"
9	417 660	1 599	*382,8*	95	*22,8*	"	"
1870¹)	.	.	.	.	.		
1871¹)	.	.	.	.	.		
2	429 973	258	*60,0*	46	*10,7*	Statistique médicale de l'armée	"
3	480 139	132	*27,5*	19	*4,0*	"	"

¹) Angaben fehlen.

Jahr	Kopfstärke (Effectivstärke) der Armee	Es erkrankten an Pocken		Es starben an Pocken		Angabe der Quelle	
		absolut	auf 100 000 berechnet	absolut	auf 100 000 berechnet	für die Kopfstärke	für die Zahl der Erkrankungs- und Todesfälle
1874	426 198	169	*39,7*	14	*3,3*	Statistique médicale de l'armée	Wie nebenstehend
5	432 218	613	*141,8*	77	*17,8*	״	״
6	449 950	1 037	*230,5*	127	*28,2*	״	״
7	468 859	1 042	*222,2*	92	*19,6*	״	״
8	486 655	1 037	*213,1*	98	*20,1*	״	״
9	470 393	544	*115,6*	42	*8,9*	״	״
1880	490 949	754	*153,6*	73	*14,9*	״	״
1	519 852	578	*111,2*	41	*7,9*	״	״

Abschnitt 2.

Ergebnisse einer Statistik

der

Pockentodesfälle im Deutschen Reiche

für das Jahr 1886*).

Zufolge der Beschlüsse des Deutschen Bundesrathes vom 18. Juni 1885, betreffend die Herstellung einer Statistik der Todesfälle an den Pocken, sind für das Jahr 1886 aus sämmtlichen deutschen Bundesstaaten und aus Elsaß=Lothringen Meldekarten über Todesfälle an den Pocken, zumeist nach dem vom Bundesrathe festgesetzten Schema**), bezw. Fehl-Anzeigen dem Kaiserlichen Gesundheitsamte eingesandt worden.

Im Laufe des Jahres 1886 sind hiernach innerhalb des Deutschen Reiches im Ganzen 155 Todesfälle an den Pocken***) oder 3,3 auf eine Million Einwohner zur amtlichen Kenntniß gelangt, welche sich auf die einzelnen Monate des Jahres in folgender Weise vertheilen:

Januar	Februar	März	April	Mai	Juni	Juli	August	Septbr.	Oktober	Novbr.	Dezbr.
16	18	13	12	19	14	13	6	6	13	15	10

Auf die 3 Frühjahrsmonate und die 3 Wintermonate entfielen je 44, auf das Sommer= und Herbstvierteljahr 33 bezw. 34 Todesfälle.

Diese 155 Pockentodesfälle ereigneten sich in den Königreichen Preußen (97), Bayern (7), Sachsen (29), Württemberg (2), im Großherzogthum Baden (2) und in den freien Städten Bremen (1) und Hamburg (17); aus allen anderen deutschen Staaten und

---

*) Vgl. hierzu den Nachtrag auf S. 36 ff.

**) Das Formular der Meldekarte enthält folgenden Vordruck: Gemeinde: — Verwaltungsbezirk: — Staat: — Straße: — Nr. des Sterbehauses (event. Bezeichnung des Krankenhauses): — Vor- und Familienname $\frac{des}{der}$ Gestorbenen: — Geschlecht: männlich, weiblich (Zutreffendes zu unterstreichen) — Tag, Monat, Jahr der Geburt: — Beruf (bei nicht erwerbsthätigen bezw. nicht selbstständigen Personen — Ehefrauen ohne eigenen Beruf, Kindern 2c. — Beruf des Haushaltungsvorstandes): — Bemerkung darüber, ob $\frac{der}{die}$ Verstorbene regelmäßig außerhäuslich, etwa in einer Fabrik, Werkstatt 2c. — und welcher Art (z. B. Papierfabrik) beschäftigt war, oder eine Schule besuchte: — Tag, Monat, Jahr des Todes: — Ort und Datum: — Unterschrift des meldenden Medizinalbeamten.

***) Einschließlich eines ärztlich nicht konstatirten Pockentodesfalles in Sachsen, von dem der Bezirksarzt auf der Meldekarte erklärt, daß er nach Lage der Verhältnisse die stattgehabte Erkrankung an den Pocken für sehr unwahrscheinlich halte.

aus Elsaß-Lothringen sind Anzeigen eingegangen, daß Pockentodesfälle während des ganzen Jahres nicht zur Kenntniß der Behörden gelangt seien.

Die räumliche Vertheilung der Todesfälle auf die einzelnen Verwaltungsbezirke ergiebt sich aus nachstehender Uebersicht, in welcher die an Rußland, Oesterreich und die Schweiz unmittelbar grenzenden Bezirke mit fetter Schrift besonders hervorgehoben sind. In den westlichen Grenzbezirken kamen Pockentodesfälle nicht vor.

Verbreitung
der Pockentodesfälle des Jahres 1886 auf die einzelnen Verwaltungsbezirke im Deutschen Reiche.

Bundesstaat bezw. Provinz	Regierungsbezirk	Kreis bezw. Bezirksamt, Amtshauptmannschaft ꝛc.	Zahl der betroffenen Orte	Zahl der Pockentodesfälle
Preußen				
	Ostpreußen Königsberg	Stadt Königsberg	1	5
	Gumbinnen	Darkehmen	1	1
		Goldap	**2**	**4**
		Johannisburg	**5**	**10**
		Loetzen	1	2
		Lyck	**2**	**7**
		Oletzko	**1**	**1**
		Ragnit	**1**	**1**
		Sensburg	1	1
	Westpreußen Danzig	Stadt Danzig	1	1
	Marienwerder	Löbau	1	2
		Marienwerder	1	1
		Thorn	**3**	**4**
Stadtkreis	Berlin	Berlin	1	1
Brandenburg	Potsdam	Westhavelland	1	1
	Frankfurt a. O.	Lebus	1	4
		Sorau	1	2
		Spremberg	1	1
Pommern	Stettin	Pyritz	1	3
Posen	Posen	Fraustadt	1	1
	Bromberg	Bromberg	1	1
		Schubin	1	1
Schlesien	Breslau	**Glatz**	**3**	**4**
	Liegnitz	**Landeshut**	**1**	**2**
		Lauban	**1**	**1**
		Sagan	1	2
		Sprottau	1	1
		Seite . .	37	65

Bundesstaat bezw. Provinz	Regierungsbezirk	Kreis bezw. Bezirksamt, Amtshauptmannschaft 2c.	Zahl der betroffenen Orte	Zahl der Pockentodesfälle
		Uebertrag	37	65
	Oppeln	Beuthen	1	1
		Kattowitz	7	15
		Leobschütz	1	2
		Neustadt	1	1
Sachsen	Magdeburg	Wanzleben	1	7
	Merseburg	Weißenfels	1	1
Schleswig-Holstein	Schleswig	Lauenburg	1	1
Hannover	Osnabrück	Osnabrück	1	2
Westfalen	Arnsberg	Altena	1	1
Rheinprovinz	Köln	Landkr. Köln	1	1
Bayern	Oberbayern	Stadt München	1	2
	Niederbayern	Griesbach	1	1
		Pfarrkirchen	1	1
		Regen	1	1
	Oberpfalz	Kemnath	1	1
	Mittelfranken	Erlangen	1	1
Sachsen	Bautzen	Bautzen	3	5
		Löbau	5	6
		Zittau	3	3
	Dresden	Dippoldiswalde	1	1
		Pirna	1	2
	Leipzig	Döbeln	1	1
		Grimma	1	1
		Stadt Leipzig	1	3
		Rochlitz	1	1
	Zwickau	Auerbach	1	1
		Annaberg	1	1
		Flöha	1	2
		Marienberg	2	2
Württemberg	Neckarkreis	Stadt Stuttgart	1	2
Baden	Landkommissariat Konstanz	Waldshut	1	1
		Villingen	1	1
Bremen		Stadt Bremen	1	1
Hamburg		Stadt Hamburg*)	1	17
		Summa . .	86	155

*) Die Pockentodesfälle von Hamburg ereigneten sich theils in dem allgemeinen Krankenhause zu St. Georg, theils in dem neuen allgemeinen Krankenhause zu Eppendorf.

Wenn man die nahe dem Meeresufer gelegenen, durch einen regen Schiffsverkehr mit dem Auslande in besonders naher Beziehung stehenden Stadtbezirke von Bremen, Hamburg, Königsberg und Danzig den Grenzbezirken hinzurechnet, so sind zwei Drittheile sämmtlicher Pockentodesfälle in den Grenzbezirken des Deutschen Reiches vorgekommen. Es entfallen auf

    1. die gedachten Seehandelsplätze . . . . 24 Pockentodesfälle

    2. die unmittelbar an der russischen Grenze gelegenen Kreise . . . . 43 „

    3. die unmittelbar an der österreichischen Grenze gelegenen Kreise, Bezirksämter bezw. Amtshauptmannschaften . . . . 34 „

    4. einen hart an der schweizer Grenze gelegenen Ort 1 „

Fernere 8 Todesfälle an den Pocken sind aus den der russischen Grenze nahe gelegenen preußischen Kreisen Darkehmen, Lötzen, Sensburg, Löbau, Bromberg, Schubin, welche einen lebhaften Verkehr über die Grenze unterhalten, gemeldet. Unter Hinzurechnung dieser letzteren ergiebt sich, daß 110 Pockentodesfälle an den Grenzen des Deutschen Reiches und nur 45 im Binnenlande festgestellt worden sind.

In der überwiegenden Mehrzahl der Fälle lagen die von Pockentodesfällen betroffenen Oertlichkeiten der Grenzbezirke unmittelbar an, bezw. sehr nahe der Grenze, so in den Kreisen Lyck, Johannisburg, Goldap, Oletzko, Landeshut, Lauban, Leobschütz, Kattowitz fast alle, und in den Amtshauptmannschaften Löbau, Zittau, Bautzen, Pirna, Dippoldiswalde, Auerbach die meisten betroffenen Ortschaften.

Wie aus den Meldekarten ersichtlich wird, ereignete es sich bisweilen, daß mehrere Pockentodesfälle nicht nur nebeneinander auf einem eng umschränkten Gebiete, sondern auch bald nacheinander innerhalb eines relativ kurzen Zeitraumes sich häuften, so daß auf ein zeitweiliges, epidemisches Herrschen der Pocken in einzelnen Bezirken geschlossen werden darf. Eine bemerkenswerthe Häufung mehrerer Pockentodesfälle fand in folgenden Bezirken statt:

1. In der Stadt Hamburg waren im September ein krank zugereister Musiker, demnächst 2 Angehörige des Dampfschiffes „Buenos Aires" den Pocken erlegen; vom 1. Oktober bis 25. Dezember starben in Hamburg weitere 13 Personen an den Pocken, von denen 2 nach Inhalt der Meldekarten im Krankenhause sich infizirt hatten, 2 andere im Krankenhause befindlich, bezw. beschäftigt gewesen waren.

2. In Salbke, einem ca. 1900 Einwohner zählenden Dorfe des Kreises Wanzleben im preußischen Regierungsbezirk Magdeburg, war am 17. Mai ein 4monatliches Kind den Blattern erlegen; vom 10. Juni bis 6. August starben darauf an demselben Orte und zwar in dem sog. Kuplitzer Viertel, in welchem auch das erstverstorbene Kind gewohnt hatte, weitere 6 Personen an den Pocken.

3. Im Dorfe Prawdzisken des preußischen Kreises Lyck, unmittelbar an der russischen Grenze, starben vom 2. bis 27. März 4 Kinder an den Pocken, darunter 2 im ersten Lebensjahr stehende. Ihnen folgten Ende Mai und Anfangs Juli im benachbarten

Orte Burnien desselben Amtsbezirks 2 weitere Kinder des ersten Lebensjahres und ein etwa 50 jähriger Losmann.

4. Im Amtsbezirke Gr. Rogallen bei Bialla (in den Ortschaften Skarzinnen und Wlosten) und in dem nahe der russischen Grenze gelegenen Städtchen Bialla selbst (preuß. Kreis Johannisburg) starben vom 27. November bis 31. Dezember 7 Personen an den Pocken. Zuerst war am 27. November ein 1½ Monate altes Kind den Pocken erlegen; ihm folgten während des Monats Dezember 4 Kinder des ersten Lebensjahres und 2 Erwachsene. Ende Mai waren in demselben Amtsbezirke in und bei Gutten 1 zehnmonatliches Kind und 2 Schulkinder an den Pocken verstorben.

5. In der Stadt Königsberg in Ostpreußen starben vom 10. Oktober bis 11. Dezember 5 Personen, darunter 2 Schulkinder und ein ungeimpftes Kind von 2 Monaten.

6. Im Dorfe Zalenze bei Kattowitz (preuß. Provinz Schlesien), in Kattowitz selbst und in 2 anderen dicht bei Kattowitz nahe der russischen Grenze gelegenen Ortschaften Bogutschütz und Siemianowitz starben vom 12. April bis 18. Juni 9 Personen an den Pocken. Die zuerst Verstorbenen waren 2 Kinder im Alter von 15 Monaten, bezw. 16 Tagen; außerdem war vorher in der nahe gelegenen Grenzstadt Myslowitz desselben Kreises am 21. März ein 4monatliches uneheliches Kind den Pocken erlegen. 4 weitere Todesfälle an den Pocken wurden vom 13. Mai bis 19. Juli aus Gemeinden desselben Kreises gemeldet, es hatten sich sonach im Kreise innerhalb 17 Wochen 14 Todesfälle an den Pocken gehäuft, denen sich nachträglich im Oktober ein gleicher bei einem halbjährigen Kinde anschloß.

7. In Müllrose, Kreis Lebus, im preußischen Regierungsbezirke Frankfurt a. O., war am 15. Januar ein 8monatliches Kind an den Pocken verstorben; ihm folgten an demselben Orte vom 19. Januar bis 22. Februar 3 Erwachsene.

8. Im Kreise Glatz der preußischen Provinz Schlesien war am 13. Februar eine 50jährige Tagelöhnerin an den Pocken gestorben; Anfangs März starb an demselben Orte ein dreiwöchentliches Kind und innerhalb weiterer 7 Wochen in 2 benachbarten Gemeinden noch ein Säugling und ein Erwachsener an den Pocken.

9. In dem an Böhmen grenzenden Theile der Amtshauptmannschaft Löbau in Sachsen, sowie in den benachbarten Theilen der Amtshauptmannschaften Zittau und Bautzen traten während der ersten vier Monate des Jahres 12 Pockentodesfälle auf. Diese Ausbreitung der Pocken scheint aus dem Vorjahre zu datiren, da nach dem Jahresberichte des Landes-Medizinalkollegiums des Königreichs Sachsen für das Jahr 1885 bereits damals in den entsprechenden Medizinalbezirken Pockentodesfälle beobachtet waren. Auch in den Kreishauptmannschaften Dresden und Leipzig sind während der ersten vier Monate des Jahres 3 bezw. 6 Todesfälle an den Pocken zur Anzeige gelangt; in der Kreishauptmannschaft Zwickau fielen 3 Todesfälle in das erste Vierteljahr, 3 weitere in die Monate Mai und Juni. Vielfach waren in den sächsischen Bezirken die unmittelbar an der böhmischen Grenze liegenden Orte von Pockentodesfällen betroffen; so ereigneten sich z. B. in der Kreishauptmannschaft Dresden alle 3 Todesfälle in den beiden Grenzgemeinden Sebnitz und Zinnwald.

— 32 —

10. Aus dem etwa 500 Einwohner zählenden Dorfe Babbin im Kreise Pyritz der preußischen Provinz Pommern sind 3 Todesfälle an den Pocken innerhalb 1½ Monaten zur Anzeige gelangt. Zuerst starb daselbst ein im ersten Lebensmonate stehendes Kind eines Arbeiters, demnächst die Frau und das halbjährige Kind eines anderen Arbeiters.

Während in den 10 genannten Bezirken und Orten ein zeitliches und räumliches Zusammenfallen mehrerer Pockentodesfälle beobachtet wurde, sind in den weitaus meisten betroffenen Gemeinden des Deutschen Reiches die Pockentodesfälle ganz vereinzelt geblieben. Der eingeschleppte Ansteckungsstoff hat offenbar meistentheils eine für das Pockengift sehr unempfängliche Bevölkerung vorgefunden, und ist es daher in der überwiegenden Mehrzahl der Fälle zu einer Ausbreitung der Pocken nicht gekommen, wenigstens sicherlich nicht zu einer nennenswerthen Ausbreitung der bösartigen, zum Tode führenden Pockenkrankheit.

Unter 86 im Jahre 1886 von Pockentodesfällen betroffenen Gemeinden des Deutschen Reiches kam in 54 nur je ein Todesfall an den Pocken vor, so in Berlin, Bremen, Danzig, Thorn, Weißenfels, Zittau und anderen kleineren Ortschaften; in 19 Gemeinden kamen nur je 2 Todesfälle während des ganzes Jahres vor, so in München (1 im Januar, 1 im November), in Stuttgart, Osnabrück, Forst. Je 3 Todesfälle an den Pocken sind in Leipzig, in fünf sehr nahe der östlichen Grenze gelegenen Orten und in Babbin (preuß. Kreis Pyritz) festgestellt; je 4 in den zwei bereits erwähnten Ortschaften, dem ostpreußischen Grenzdorfe Prawdzisken und in Müllrose (preuß. Kreis Lebus). In Hamburg, Königsberg i. Pr., dem oberschlesischen Dorfe Zalenze nahe der Grenze und in Salbke (preuß. Kreis Wanzleben) sind 5 und mehr Pockentodesfälle vorgekommen.

Die Altersverhältnisse und das Geschlecht der 155 innerhalb Jahresfrist an den Pocken verstorbenen Personen sind aus nachstehender Tabelle ersichtlich:

(Uebersicht A.)

Es standen im	1.	2.	3.	4.	5.	6.—10.	11.—15.	16.—20.	21.—25.	26.—30.	31.—40.	41.—50.	51.—60.	61.—70.	71.—88.	Lebensjahre
männl.	34	4	2	—	2	—	2	2	3	3	5	11	4	6	1	79
weibl.	27	4	1	1	—	5	5	2	1	2	8	6	5	4	5	76
zusammen	61	8	3	1	2	5	7	4	4	5	13	17	9	10	6	155

Etwa 40% der an den Pocken verstorbenen Personen hatten sonach das erste Lebensjahr noch nicht vollendet, waren, wie anzunehmen ist, zum größten Theile noch nicht geimpft und standen daher auch nicht unter dem Einflusse des durch die Impfung gewährten Schutzes vor tödtlichen Pockenerkrankungen.

Die Meldekarten aus den außerpreußischen Bundesstaaten enthalten vielfach noch Notizen über die Herkunft oder über den Impfzustand der verstorbenen Pockenkranken; es sind daher nachstehend die 58 außerhalb Preußens im Deutschen Reiche vorgekommenen Pockentodesfälle unter Berücksichtigung dieser Notizen nach dem Lebensalter der Verstorbenen besonders zusammengestellt.

(Uebersicht B.)

Es standen im	1.	2.	3.	4	5	6.–12	13.	14.–19.	20.	21.	22.	23.	24.	25.	26.–30.	31.–40.	41.–60.	61.–80	Lebens-jahre
	17	2a)	2b)	—	2c)	—	1d)	—	2e)	1f)	—	2g)	—	—	2	5	16	6	

Anmerkungen zur Uebersicht B.

a) 2 noch ungeimpfte Kinder im Alter von 12 Monaten.
b) 1 aus Böhmen zugereistes Kind eines umherziehenden Erntearbeiters, gestorben in Postmünster im bayerischen Grenzkreise Pfarrkirchen;
   1 Kind eines Hamburger Arbeiters.
c) 1 Kind eines ungarischen Auswanderers, gestorben in Bremen;
   1 aus Italien zugereistes Kind eines Modellstehers, gestorben in München.
d) 1 noch nicht revaccinirtes Kind eines sächsischen Schutzmannes, gestorben in Leipzig.
e) 1 am Erkrankungstage aus Böhmen zugereister ungeimpfter Maurergeselle, gestorben in Hartmannsdorf;
   1 ungeimpfter böhmischer Schlossergeselle, gestorben im Grenzorte Ebersbach. (Infektion in Böhmen.)
f) 1 ungeimpfter böhmischer Schuhmachergeselle, gestorben in Schönfeld, nachdem er kurz vor seiner Erkrankung in einem von den Pocken heimgesuchten Orte Böhmens längere Zeit verweilt hatte.
g) darunter 1 krank zugereister Musiker, gestorben in Hamburg.

Wie aus vorstehenden, den Meldekarten entnommenen Mittheilungen ersichtlich ist, findet die Thatsache, daß trotz des in Deutschland bestehenden Impf- und Wiederimpfzwanges in den außerpreußischen deutschen Staaten unter 58 Pockentodesfällen 12 auf das Lebensalter vom 2. bis 25. Lebensjahre gefallen sind, zum Theil ihre Erklärung darin, daß die Hälfte dieser 12 Todesfälle ungeimpfte Ausländer betroffen hat, und unter dem Reste 2 noch ungeimpfte Kinder im 13. Lebensmonate sich befunden haben.

Vom vollendeten 13. Lebensmonate bis zum vollendeten 12. Lebensjahre, d. h. in der Periode zwischen Impfung und Wiederimpfung ist an den Pocken nach der Uebersicht B nur ein einziges anscheinend im Deutschen Reiche geborenes Kind gestorben, und zwar ein 2½jähriges Arbeiterskind in Hamburg, über dessen Herkunft und Impfzustand die Meldekarte keine Angabe enthält. Vom vollendeten 12. bis zum vollendeten 22. Lebensjahre, d. h. innerhalb des auf die Wiederimpfung folgenden Dezenniums starb nach der Uebersicht B von den im Deutschen Reiche geborenen und daselbst wohnhaften Personen nur eine, und zwar ein 12jähriges Kind, welches noch nicht wiedergeimpft worden war.

Der erhebliche Schutz vor tödtlichen Pockenerkrankungen, den die gesetzliche Impfung und Wiederimpfung für das Lebensalter bis zum 22. Lebensjahre gewähren, tritt in den vorstehenden Zahlen um so auffälliger hervor, wenn man in Erwägung zieht, daß fast die Hälfte aller Lebenden auf diese Altersklasse (von 0—22 Jahren) der Bevölkerung entfällt.

Auf den aus Preußen hierher gelangten 97 Meldekarten fehlen alle weiteren Angaben, aus denen sich die Herkunft oder das Impfverhältniß der Verstorbenen ersehen ließe, eine nähere Erörterung der das jugendliche Alter betreffenden Todesfälle aus Preußen ist daher ausgeschlossen.

Die auf den Meldekarten vorgedruckte Frage, ob der Verstorbene außerhäuslich regelmäßig beschäftigt war rc., ist verhältnißmäßig so selten beantwortet, daß eine

— 34 —

Zusammenstellung der bezüglichen Angaben nur ein sehr unvollständiges Bild über den muthmaßlichen Ort der Infektion ergiebt; es seien daher nur einzelne bezügliche Mittheilungen erwähnt.

Die Berufsarten der verstorbenen Personen, bezw. bei Frauen und Kindern diejenigen des Haushaltungsvorstandes, waren sehr mannigfaltig. In den gewerbsthätigen Orten des Königreichs Sachsen überwogen die Handwerker, in den ländlichen Bezirken Ostpreußens die Feldarbeiter und Landwirthe, in den beiden oberschlesischen Kreisen Beuthen und Kattowitz bildeten Kinder von Bergwerks- und Hüttenarbeitern die Hälfte aller Verstorbenen. In einigen wenigen Fällen hatte der Beruf die verstorbene Person oder den Haushaltungsvorstand mit anderen Pockenkranken oder deren Provenienzen offenbar in Berührung gebracht. So starb in Stuttgart der um eine Pockenkranke beschäftigt gewesene Krankenwärter, welcher 3 Wochen vor seinem Tode eine Schutzimpfung bestimmt abgelehnt hatte; in Salbke starb eine Leichenwäscherin, die sich, wie auf der Meldekarte verzeichnet ist, in Ausübung ihres Berufes infizirt hatte; in Hamburg starb ein Waschhausarbeiter des allgemeinen Krankenhauses, nachdem in letzterem mehrere Pockentodesfälle vorgekommen waren. In anderen Fällen liegt wenigstens die Muthmaßung nahe, daß die berufsmäßige Beschäftigung eine Ansteckung mit infizirtem Material vermittelt habe. So starb in Osnabrück eine in einem Bettfederngeschäfte thätige Arbeiterin; in Seidau bei Bautzen starb allein die Frau eines Arbeiters aus einer Papierfabrik. In Rönsahl, im preußischen Kreise Altena, hatte die mit dem Sortiren von Lumpen beschäftigte, an den Pocken erkrankte Schwester die Ansteckung der einzigen daselbst verstorbenen Person vermittelt. In einem Falle kann mit Wahrscheinlichkeit die Ansteckung auf den Schulbesuch zurückgeführt werden; das im ostpreußischen Flecken Woytellen verstorbene Kind hatte die Schule im benachbarten Dorfe Gutten besucht, woselbst im selben Monate auch ein Schulkind den Pocken erlag. Endlich sind einige Fälle bemerkenswerth, in denen wahrscheinlich der durch den Beruf bedingte Umgang mit Fremden die Gelegenheit zur Infektion herbeigeführt hatte. In Lauenburg betraf der Pockentodesfall einen Schiffsmann, der auf einem Kahne zwischen dem damals von Pockenfällen heimgesuchten Hamburg und Lauenburg hin und her fuhr; der einzige Todesfall in Thorn betraf den Sohn des Eigenthümers eines Weichselkahns. Vier Mal sind Gastwirthe oder Angehörige von Gastwirthen an den Pocken verstorben, so in Hamburg ein Gastwirth, im Dorfe Weseram (Kreis Westhavelland) ein Gasthofbesitzer (einziger Todesfall im ganzen Regierungsbezirke), in Leipzig der Sohn eines Restaurateurs; in Prawdzisken, einem Grenzorte des Lycker Kreises, betraf der erste daselbst vorgekommene Pockentodesfall das einjährige Kind einer Gastwirthswittwe.

Ein Vergleich der Pockensterblichkeit im ganzen Deutschen Reiche mit der der benachbarten Gebiete ist zur Zeit nicht möglich, da aus den an Deutschland grenzenden Ländern die Zahlen der Pockentodesfälle vom Jahre 1886 noch nicht bekannt geworden sind; es liegen jedoch aus einer Reihe von größeren Städten des Auslandes summarische Sterblichkeitsnachweise für die Pocken vor, welche einen Vergleich mit der Mortalitätsziffer der Gesammtheit der größeren deutschen Städte gestatten. In der nachstehenden Tabelle sind für mehrere Städtegruppen die absoluten Zahlen der Pockentodesfälle aus dem Jahre 1886 und die Verhältnißzahlen auf je 100 000 Einwohner zusammengestellt. Die Einwohnerzahlen für das Deutsche Reich und die deutschen Städte von 15 000 und mehr Einwohnern sind auf den 1. Juli 1886 berechnet, die Einwohnerzahl der belgischen und englischen Städtegruppe ist den betreffenden Jahresberichten (Anm. 5 und 6) entnommen, die Einwohnerzahlen für die Städtegruppen Oesterreichs, Ungarns und der Schweiz sind das arithmetische Mittel aus den beim Gesundheitsamte eingegangenen Wochenausweisen.

An den Pocken starben in	dem Deutschen Reiche	194 Städten des Deutschen Reiches[1]	49 Städten Oesterreichs[2]	12 Städten Ungarns[3]	15 Städten der Schweiz[4]	71 Städten Belgiens[5]	28 Städten Englands[6]
bei einer Einwohnerzahl von	47 044 882	10 019 481	2 688 973	843 248	472 280	1 895 857	9 093 817
im Jahre 1886 insgesammt	155	39	873	2047	103	368	70
mithin von je 100 000 Einwohnern	0,3	0,4	32,5	242,8	21,8	19,4	0,8

Wie aus der Tabelle hervorgeht, hatten die in derselben enthaltenen ausländischen Städte-Gruppen sämmtlich eine beträchtlich höhere Pockensterblichkeit als die Städte des Deutschen Reiches und zwar:

          die Städte Oesterreichs das 81fache,
              „   „   Ungarns   „ 607 „
              „   „   der Schweiz „ 54 „
              „   „   Belgiens   „ 48 „
              „   „   Englands   „ 2 „

der Pockensterblichkeit der deutschen Städte.

Nächst den letzteren weisen die Städte Englands die geringste Pockensterblichkeit auf. Sie verdanken dies ohne Zweifel dem seit einer Reihe von Jahren in England bestehenden Impfzwange für das kindliche Lebensalter. Entsprechend dem Umstande, daß die Impfung der Kinder in England in einem früheren Lebensalter stattfindet als in Deutschland, ist die Sterblichkeit der Säuglinge an den Pocken in England sogar geringer als diejenige in Deutschland.[7] Wenn trotzdem die Gesammt-Pockensterblichkeit in England eine etwas größere ist als in Deutschland, so ist das dadurch zu erklären, daß eine obligatorische Wiederimpfung, wie sie das deutsche Impfgesetz vorschreibt, in England nicht stattfindet.

---

[1] Alle Städte mit 15 000 und mehr Einwohnern ausschließlich der großen Vororte von Berlin und Leipzig.

[2] Nach den Wochenausweisen der K. K. statistischen Central-Kommission zusammengestellt.

[3] Nach den statistischen Nachweisen des statistischen Bureaus zu Budapest.

[4] Nach den Quartal-Bulletins des eidgenössischen statistischen Bureaus.

[5] Vergl. Résumé annuel de statistique démographique et médicale, dressé d'après les documents officiels par le Dr. Janssens, inspecteur en chef du service d'hygiène de la ville de Bruxelles.

[6] Vergl. Annual summary of births, deaths and causes of death in London and other great towns. 1886.

[7] Vergl. u. a.: Veröffentlichungen des Kaiserlichen Gesundheitsamtes 1886, S. 466 ff.

— 36 —

In Oesterreich, Ungarn, in der Schweiz und in Belgien besteht ein allgemeiner gesetzlicher Impfzwang überhaupt nicht.

Für einzelne Großstädte des Auslandes sind ferner nach den beim Kaiserlichen Gesundheitsamte eingegangenen Wochen= bezw. Monatsausweisen die Sterblichkeitsziffern an den Pocken für das Jahr 1886 berechnet und mit denjenigen der 22 deutschen Städte über 100 000 Einwohnern in Vergleich gestellt worden. (Von den unten aufgeführten Städten haben nur Zürich und Reims weniger als 100 000 Einwohner.)

Es starben 1886 an den Pocken in:

		mithin von je 100 000 Einwohnern			mithin von je 100 000 Einwohnern
Berlin	1	0,07	Antwerpen[2]	66	31,7
Hamburg	17	3,6	Brüssel[2] (ohne Vorstädte)	20	11,4
Breslau	—	0	Budapest	1558	368,7
München	2	0,8	Genua	275	153,8
Dresden	—	0	Liverpool	29	4,9
Leipzig	3	1,7	London[3]	24	0,6
Köln	—	0	Marseille[2]	2051	545,3
Frankfurt a. M.	—	0	Moskau	256	34,1
Königsberg	5	3,3	Odessa	49	25,2
Bremen	1	0,8	Paris	202	9,0
Danzig	1	0,9	Petersburg	142	15,3
Stuttgart[1]	2	1,7	Prag	160	55,5
			Rom[2]	470	134,3
			Venedig	75	51,6
			Warschau	139	32,2
			Wien	204	26,2
			Zürich	86	98,1
			Reims[2]	114	121,3

Nachtrag.

In Gemäßheit der Beschlüsse des Bundesraths vom 18. Juni 1885 waren die Meldekarten über Pockentodesfälle im Jahre 1886 dem Kaiserlichen Gesundheitsamte terminmäßig zum 1. März 1887 übersandt worden, so daß die Bearbeitung derselben bereits im Juni 1887 abgeschlossen werden konnte.

Bald nach Beendigung der Arbeit wurde nachträglich ermittelt, daß am 15. Januar 1886

---

[1] In 10 ferneren Städten des Deutschen Reiches mit mehr als 100 000 Einwohnern kam kein Todesfall an den Pocken vor.

[2] Die Zahl der Pockentodesfälle in den mit einer [2] versehenen Städten ist dem Résumé annuel de statistique démographique et médicale par Dr. Janssens (Bruxelles) entnommen, bezw. für Rom den 4 bulletins trimestriels.

[3] Die Zahl der Pockentodesfälle von London ist dem „annual summary of births, deaths and causes of death in London and other great towns (1886)" entnommen.

auch in Zerbst eine Person und zwar ein fünfmonatliches, ungeimpftes Kind an den Pocken gestorben sei.

Die Zahl der Bundesstaaten, in denen Pockentodesfälle während des Jahres 1886 ermittelt worden sind, hat sich dadurch auf 8 erhöht.

Späterhin — Ende Juli 1887 — wurden aus dem Königreiche Preußen noch drei Meldekarten über Pockentodesfälle eingesandt, welche im Juli, September und Dezember 1886 in der Provinz Brandenburg, und zwar zu Potsdam, Slamen (im Kreise Spremberg) und Seifersdorf (im Kreise Sorau) vorgekommen waren.

Die Feststellung der Pocken als Todesursache durch den Medizinalbeamten war hier erst 6 Monate, 10 Monate bezw. 11½ Monate nach dem Tode erfolgt. Die Meldekarten betrafen 2 Kinder im Alter von 12 bezw. 14 Monaten und einen 49 jährigen Postillon.

Mitte November 1887 wurden fernere 38 Meldekarten über nachträglich ermittelte Pockentodesfälle in 12 Kreisen des Königreichs Preußen dem Gesundheitsamte übersandt. Zwölf dieser nachträglichen Meldekarten waren 7 bis 12 Monate, die überwiegende Mehrzahl war erst 12 bis 20 Monate nach Eintritt des betreffenden Todesfalls ausgefertigt.

Diese 38 Meldekarten entsprechen also, ebensowenig wie die vorher erwähnten 3 den Beschlüssen des Bundesraths, wonach innerhalb acht Tagen nach jedem Todesfall an den Pocken von dem Medizinalbeamten die Meldekarte auszufüllen ist.*) Eine innerhalb so kurzer Frist von dem beamteten Arzte vorzunehmende Kontrole der standesamtlichen Eintragung der Todesursache ist deswegen vorgeschrieben worden, weil nur eine solche der von Reichswegen eingeführten Statistik die erforderliche Zuverlässigkeit verleiht, während diejenigen Erhebungen über die Todesursache, welche erst monatelang, bezw. ein Jahr und darüber nach dem Tode angestellt werden, Irrthümer bezüglich der Diagnose nicht ausschließen. Unter diesen Umständen erschien es geboten, diese nachträglich gemeldeten Todesfälle auch von den übrigen gesondert zu besprechen, zumal von den 38 zuletzt eingesandten Meldekarten 31 aus denjenigen östlichen Bezirken Preußens herrühren, in denen vorwiegend oder doch großentheils eine polnisch redende Bevölkerung wohnt, nämlich

14 aus zehn kleinen Gemeinden des Kreises Kulm;
4 aus dem Kreise Oletzko;
3 aus dem Kreise Beuthen;
8 aus den Kreisen Sensburg, Johannisburg, Schwetz, Oppeln;
2 aus den Kreisen Neidenburg und Kattowitz.

Da in der polnischen Sprache ein und dasselbe Wort sowohl die Pocken wie andere Ausschlagskrankheiten bezeichnet, so bedarf in Gegenden mit polnisch redender Bevölkerung jede von Nichtärzten beim Standesbeamten gemachte Angabe über Pocken einer besonders sorgfältigen Kritik.

---

*) Vergl. Beschlüsse des Bundesraths vom 18. Juni 1885 (§ 372 der Protokolle) zu 9, Ziffer 1. Veröffentlichungen des Kaiserlichen Gesundheitsamtes 1885. II S. 48.

Außer den 31 vorgenannten, in Kreisen nahe der russischen Grenze vorgekommenen Todesfällen sind

        3 aus Königsberg i. Pr.
        3 aus Neustadt-Magdeburg
     und 1 aus Calbe

nachträglich gemeldet. —

Dem Lebensalter nach vertheilen sich die 38 Fälle folgendermaßen:

12 Kinder des 1. Lebensjahres,	1 Person des 26. bis 30. Lebensjahres,
3 „ „ 2. „	7 Personen „ 31. „ 40. „
4 „ „ 5. „	4 „ „ 41. „ 50. „
4 „ „ 6. bis 10. Lebensjahres,	2 „ „ 51. „ 60. „
1 Person „ 21. „ 25. „	

Die in Calbe verstorbene Person war eine 37jährige Arbeiterin aus einer Papierfabrik, im Uebrigen bieten in den Nachträgen die Angaben über den Beruf der verstorbenen Person, bezw. des Haushaltungsvorstandes, nichts Bemerkenswerthes; die überwiegende Mehrzahl der Gestorbenen gehört der ländlichen Bevölkerung an.

Von allen 42 nachträglich bekannt gewordenen Pockentodesfällen des Jahres 1886 sind 8 in Städten von 15 000 und mehr Einwohnern vorgekommen, nämlich 3 in Königsberg i. Pr., 3 in Neustadt-Magdeburg, je einer in Potsdam und Zerbst.

Unter Einrechnung der Nachträge würden die am Schlusse des vorstehenden Berichtes gegebenen vergleichenden Tabellen nur unwesentliche Aenderungen erfahren. Sie würden nämlich folgendermaßen lauten:

An den Pocken starben	im Deutschen Reiche	in 194 Städten des Deutschen Reiches mit mehr als 15 000 Bewohnern
bei einer Einwohnerzahl von	47 044 882	10 019 481
im Jahre 1886 insgesammt	197	47
mithin von je 100 000 Einwohnern . .	0,4	0,5

Es würden hiernach

        die Städte Oesterreichs   das 65 fache,
        „ „ Ungarns   „ 486 „
        „ „ der Schweiz   „ 44 „
        „ „ Belgiens   „ 39 „
        „ „ Englands mehr als „ 1½ „

der Pockensterblichkeit der deutschen Städte gehabt haben.

Von den 22 Großstädten des Deutschen Reiches mit mehr als 100 000 Einwohnern sind unter Hinzurechnung der Nachträge nur 9 überhaupt von Pockentodesfällen betroffen gewesen und zwar abweichend von den oben mitgetheilten Zahlen

    Königsberg mit 8 oder 5,3 von je 100 000 Einwohnern,
    Magdeburg „ 3 „ 2,1 „ „ „ „

Die während des Jahres 1886 in mehreren Staaten des Deutschen Reiches vorgekommenen

Erkrankungen an den Pocken.

Nebst einem Anhange, betr. Pockenerkrankungen im Jahre 1885.

Inhalts-Uebersicht.

Vorwort.
- I. Die Pockenerkrankungen des Jahres 1886 im Verhältnisse zu der Bevölkerung der betreffenden Bundesstaaten.
- II. Die örtliche Verbreitung der Pocken und die gruppenweise aufgetretenen Erkrankungen.
- III. Die Einschleppungen aus dem Auslande und die Erkrankungen im Deutschen Reiche sich aufhaltender Ausländer.
- IV. Die Art der Verbreitung der Pocken; der Einfluß des Berufs, der Beschäftigung und der sozialen Stellung.
- V. Der Impfzustand und die Altersverhältnisse der Erkrankten.
- VI. Bemerkungen über den Krankheitsverlauf.

Anhang. Uebersicht derjenigen Pockenerkrankungen des Jahres 1885, über welche Meldekarten aus Gebieten des Deutschen Reiches vorliegen.

Schlußbemerkungen.

Die im Jahre 1884 auf Veranlassung des Reichskanzlers zu Berlin versammelt gewesene Kommission zur Berathung der Impffrage hat sich bei ihren Verhandlungen über die Vorlage Nr. 9 (Beschlüsse, betreffend die Herstellung einer Pockenstatistik) eingehend mit der Frage beschäftigt, ob die von Reichswegen zu veranstaltende Pockenstatistik auf die Todesfälle zu beschränken oder auch auf die Erkrankungen auszudehnen sei. In ihren unter dem 18. Juni 1885 vom Bundesrathe genehmigten Beschlüssen hat sie sich zwar im ersteren Sinne entschieden, es ist jedoch gelegentlich der Verhandlungen mehrfach dem Wunsche Ausdruck gegeben worden, daß wie bisher so auch in Zukunft in den einzelnen Staaten die Pockenerkrankungsstatistik möglichst eingehende Berücksichtigung finden möchte. Unter Bezugnahme auf diese Verhandlungen hat der Reichskanzler am 16. Juli 1885 ein Schreiben an die Bundesregierungen gerichtet, in welchem die Sammlung eines möglichst vollständigen statistischen Materials auch über die Pockenerkrankungen, und die Bearbeitung desselben durch das Kaiserliche Gesundheitsamt in Anregung gebracht wurde. Dem Schreiben war die nachstehend abgedruckte, im Gesundheitsamte entworfene Meldekarte beigefügt, welche eventuell den Erhebungen zu Grunde gelegt werden sollte.

Meldekarte für Erkrankungen an Pocken.

Gemeinde: _____
Verwaltungsbezirk (Kreis, Bezirksamt ꝛc.): _____
Staat: _____
Wohnung des Erkrankten (Straße u. Nr.): _____

1. Vor- und Familienname des Erkrankten: _____
2. Geschlecht: männlich? _____ weiblich? _____
3. Alter: geb. den _____ 18_____ (wenn der Tag der Geburt nicht bekannt wie alt? _____)
4. Geburtsort: _____ Verwaltungsbezirk (Kreis, Bezirksamt ꝛc.) _____
   _____ für außerhalb des Staates Geborene: Geburtsland: _____
5. Genaue Bezeichnung des Hauptberufes: _____
   Stellung im Hauptberuf (z. B. selbstständig, Geselle ꝛc.) _____
   Ort der Beschäftigung: _____
6. Für Zugereiste ist anzugeben: wann zugereist? _____
   woher? _____
7. Datum der Erkrankung: _____
   „ „ angefangenen ärztlichen Beobachtung: _____
   „ „ etwaigen Aufnahme in ein Krankenhaus: _____
   in welches? _____
8. Impfverhältniß: Mit Erfolg geimpft? _____ wann? _____
   a) Sind deutliche Impfnarben vorhanden? _____ wie viele? _____
   b) „ undeutliche „ „ ? _____ wie viele? _____
   Ohne Erfolg geimpft? _____ Durch welche Ermittelung festgestellt? _____
   Revaccinirt? _____ in welchem Lebensalter zum letzten Male? _____
   Mit Erfolg? _____ Ohne Erfolg? _____ Durch welche Ermittelung festgestellt? _____
   Ist der Erkrankte Soldat gewesen? _____ wann? _____
   Ist Patient bereits pockenkrank gewesen? _____ wann? _____
   Sind deutliche Pockennarben vorhanden? _____ wo? _____
9. Verlauf und Dauer der Krankheit:
   Diagnose: diskrete? _____ confluirende? _____ hämorrhagische? _____
   Pocken schwer? _____ leicht? _____
   Wie lange ist Patient krank gewesen? _____
   Sind Nachkrankheiten beobachtet? _____ welche? _____
   Gestorben: wann? _____ wo? (in der Wohnung, im Krankenhause? ꝛc.) _____
10. Ist Ansteckung nachgewiesen? _____ Wie erfolgte dieselbe? _____
    Wohnort: _____ Datum: den _____
    Unterschrift: _____
    (des behandelnden Arztes).
    Vermerk des zuständigen Medizinalbeamten:

Instruktion zur Ausfüllung der vorstehenden Karte.

Die Beantwortung der Fragen geschieht durch Worte bezw. Zahlen auf den vorgeschriebenen Linien.

Zur Ueberschrift, die Wohnung betreffend: Für etwaige weitergehende medizinalpolizeiliche Erhebungen in größeren Orten empfiehlt es sich, die Wohnung im Hause genau zu bezeichnen. V. = Vorderhaus, H. = Hinterhaus, St. = Stockwerk, K. = Keller.

Zu Frage 5, Absatz 1: Für nicht erwerbsfähige, bezw. nicht selbstständige Personen (Ehefrauen ohne eignen Beruf, Kinder 2c.), ist der Beruf des Haushaltungsvorstandes anzugeben.

Zu Frage 5, Absatz 3: Die Eintragung über den Ort der Beschäftigung soll ersichtlich machen, ob der Erkrankte regelmäßig außerhäuslich, etwa in einer Fabrik, Werkstatt und dergl. (welcher Art — z. B. Papierfabrik — und wo gelegen?) beschäftigt war, oder ob er eine Schule besuchte und welche?

Zu Frage 7, Absatz 1: Für die Feststellung des Datums der Erkrankung ist der im Beginn auftretende Schüttelfrost maßgebend. Fehlte derselbe, so ist ersichtlich zu machen, nach welchem Symptome der Beginn der Erkrankung datirt wurde.

Zu Frage 8: Ueber das Impfverhältniß werden die Angaben, wenn die Aerzte sie durch eigene Untersuchung gewinnen, besonders werthvoll sein. Führt die Untersuchung zu keinem Ergebniß, dann ist anzugeben, ob die Antworten auf Angaben des Patienten oder der Angehörigen beruhen, oder durch Einsicht in amtliche Bescheinigungen (Impfschein, Revaccinationsschein, Impflisten) gewonnen sind.

Es wurde vorgeschlagen, die Karten von den behandelnden Aerzten ausfüllen und von den zuständigen Medizinalbeamten revidiren zu lassen. Ueber nicht ärztlich behandelte Krankheitsfälle wurde anheimgestellt durch den Gemeindevorsteher die Meldekarte ausfüllen, nachträglich aber ebenfalls eine Prüfung, event. Ergänzung und Berichtigung seitens des beamteten Arztes eintreten zu lassen.

In Gemäßheit dieser Anregung erließen eine größere Zahl deutscher Bundesregierungen und der Kaiserliche Statthalter von Elsaß-Lothringen Anordnungen, denen zufolge Meldekarten gleich dem vorgeschlagenen Entwurfe für alle Erkrankungen an den Pocken ausgefüllt, revidirt und alljährlich einmal durch die sammelnde Centralstelle des Landes dem Kaiserlichen Gesundheitsamte zugesandt werden sollten.*)

Von den größeren deutschen Bundesstaaten haben die Regierungen von Preußen und Württemberg es vorläufig abgelehnt, nach den auf der Meldekarte präzisirten Richtungen Feststellungen über sämmtliche Pockenerkrankungen eintreten zu lassen. Aus dem Königreiche Bayern steht die Einsendung der Meldekarten zum ersten Male für das Jahr 1887 in Aussicht, da erst gegen Ende des Jahres 1886 die bezügliche bayerische Vorschrift erlassen ist.

I. Die Pockenerkrankungen im Jahre 1886 im Verhältniß zur Bevölkerung der betreffenden Bundesstaaten.

Für das Jahr 1886 sind aus 16 Staaten Meldekarten über alle festgestellten Erkrankungen an den Pocken, bezw. Fehlanzeigen beim Kaiserlichen Gesundheitsamte eingelaufen. Abgesehen von Preußen, Bayern und Württemberg haben sich an der Statistik noch nicht betheiligt: Hessen, Oldenburg, Braunschweig, die beiden Fürstenthümer Reuß und die freien Städte Lübeck und Hamburg. In einzelnen der letztgenannten Staaten sind jedoch, wie aus anderweitigen Mittheilungen hervorgeht, Erkrankungsfälle an den Pocken während des ganzen Jahres nicht vorgekommen. Insbesondere haben sich im Großherzogthum Oldenburg nach einem Begleitschreiben des Großherzoglichen Staatsministeriums zur Impfübersicht des Jahres 1886 Menschen-

---

*) Vgl. Veröffentlichungen des Kaiserlichen Gesundheitsamtes 1885 II. S. 173, 248. — 1886 S. 11, 54, 96, 176, 268, 348, 588. — 1887. S. 113, 134, 146.

pocken während dieses Jahres nirgends gezeigt. Das Fürstenthum Reuß ä. L. war ebenfalls frei von Pocken, denn die allmonatlich beim Kaiserlichen Gesundheitsamte eingehenden Erkrankungsnachweise aus den Physikatsbezirken Greiz, Zeulenroda und Burgk haben im Jahre 1886 keinen Pockenfall aufgeführt.

In dem Großherzogthum Hessen sind zufolge einer dem Gesundheitsamte zugegangenen Mittheilung nur 4 blatternverdächtige Erkrankungen während des Jahres 1886 zur Kenntniß der Medizinalbehörden gelangt. Die gegen Blattern vorgeschriebenen sanitätspolizeilichen Maßnahmen, wie Isolirung der Kranken, Impfung der Hausbewohner, sind allerdings auch in diesen Fällen vorsorglich zur Anwendung gekommen, indessen war die Diagnose variola nicht in dem Maße gesichert, daß Meldekarten ausgestellt werden konnten. Aus dem Fürstenthum Reuß j. L. ist s. Z. dem Reichsamte des Innern mitgetheilt worden, daß daselbst im Jahre 1886 kein Todesfall an den Pocken, aber 3 Erkrankungen in Folge der sogenannten Spitzblattern vorgekommen sind. Da man unter dem Namen Spitzblattern oder Varicellen eine von den eigentlichen Pocken durchaus zu trennende Kinderkrankheit versteht, so ist nach dieser Mittheilung auch Reuß j. L. im Jahre 1886 von den Pocken verschont geblieben.

Nach Inhalt besonderer Fehlanzeigen ist ferner kein Erkrankungsfall an den Pocken vorgekommen in den Großherzogthümern Mecklenburg-Schwerin, Sachsen-Weimar, Mecklenburg-Strelitz, den Herzogthümern Sachsen-Altenburg, Sachsen-Coburg-Gotha und den Fürstenthümern Schwarzburg-Sondershausen, Schwarzburg-Rudolstadt, Waldeck, Schaumburg-Lippe und Lippe. Aus Sachsen, Baden, Sachsen-Meiningen, Anhalt, Bremen und aus Elsaß-Lothringen sind 202 Meldekarten über Pockenerkrankungen eingegangen.

Die Einwohnerzahl der hiernach für die Pockenerkrankungsstatistik in Betracht kommenden 20 deutschen Bundesstaaten (einschließlich der Großherzogthümer Hessen und Oldenburg und beider Fürstenthümer Reuß) belief sich am 1. Dezember 1885 auf 10 163 120 Ortsanwesende, es entfielen also auf je 100 000 Einwohner nicht ganz 2 Pockenerkrankungen.

Diese Ziffer gestaltet sich noch günstiger, wenn man die 25 Ausländer, welche im Jahre 1886 in den vorgenannten Staaten des Deutschen Reiches von den Pocken befallen wurden, in Abzug bringt.

Nach einem mittlerweile anderweit veröffentlichten amtlichen Ausweise sind im Königreiche Bayern unter dessen 5 420 199 Einwohnern im Berichtsjahre 55 Pockenerkrankungen vorgekommen. (Amtsblatt des Königl. Bayerischen Staatsministerium des Innern 1887 S. 114.) Rechnet man diese 55 Erkrankungen hinzu, so fehlen Nachrichten über die Zahl der im Jahr 1886 innerhalb des Deutschen Reiches vorgekommenen Pockenerkrankungen nur noch aus Preußen, Württemberg, Braunschweig, Lübeck und Hamburg.

In den übrigen 21 deutschen Bundesstaaten sind einschließlich der Ausländer während des Jahres 1886 insgesammt 257 Personen von 15 583 319 Einwohnern an den Pocken erkrankt gewesen oder 1,6 von je 100 000 Bewohnern.

Von diesen 257 Pockenfällen endeten in Bayern 7, in den anderen Staaten nach Inhalt der Meldekarten 33 tödtlich, was einer Sterblichkeit an Pocken von weniger als 0,3 auf 100 000 Einwohner entspricht. Da diese für 21 deutsche Staaten gewonnene

— 43 —

Verhältnißzahl der anderweitig für das ganze Deutsche Reich ermittelten, bezüglichen Sterbeziffer*) etwa gleichkommt, so läßt sich im Rückschlusse auf die Erkrankungsstatistik mit Wahrscheinlichkeit annehmen, daß, wie durchschnittlich in den genannten 21 Staaten, so auch im ganzen Deutschen Reiche während des Jahres 1886 nur 1,6 oder etwa 2 Pockenfälle unter je 100 000 Einwohnern sich ereignet haben.

Die Vertheilung der Pockenerkrankungen, über welche Meldekarten eingegangen sind, auf die einzelnen Staaten und deren Verwaltungsbezirke ergiebt sich aus nachstehender Uebersicht:

Die räumliche Vertheilung der 202 Pockenerkrankungen, über welche Meldekarten vorliegen, auf die Verwaltungsbezirke (einschließl. 25 Erkrankungen von Ausländern).

Staat	Regierungsbezirk	Amtshauptmannschaft x.	Zahl der betroffenen Ortschaften	Erkrankten	Gestorbenen
Königreich Sachsen	Bautzen	Bautzen	6	30	5
		Kamenz	2	2	—
		Löbau	12	42	6
		Zittau	5	11	3
	Dresden	Stadt Dresden	1	11	—
		Dippoldiswalde	5	11	1
		Freiberg	1	8	—
		Pirna	3	7	2
	Leipzig	Stadt Leipzig	1	4	3
		Borna	1	1	—
		Doebeln	1	4	1
		Grimma	3	13	1
		Landbezirk Leipzig	1	1	—
		Oschatz	1	2	—
		Rochlitz	1	1	1
	Zwickau	Stadt Chemnitz	1	4	—
		Auerbach	1	2	1
		Annaberg	3	3	1
		Landbezirk Chemnitz	1	1	—
		Floeha	1	5	2
		Glauchau	1	1	—
		Marienberg	4	5	2
		Zwickau	3	6	—
		Summe	59	175	29
Großherzogthum Baden	Kreis Konstanz	Bez.-Amt Ueberlingen	1	1	—
	„ Villingen	„ „ Triberg	1	5	1
	„ Waldshut	„ „ Waldshut	1	1	1
	„ Freiburg	„ „ Freiburg	1	1	—
	„ Mannheim	„ „ Mannheim	1	1	—
	„ Karlsruhe	„ „ Pforzheim	1	1	—
		Summe	6	10	2

*) Vgl. Abschnitt 2 dieser Denkschrift.

Staat	Regierungsbezirk	Amtshauptmannschaft ꝛc.	Zahl der		
			betroffenen Ortschaften	Erkrankten	Gestorbenen
Herzogth. Sachsen-Mein.		Kreis Sonneberg	1	1	—
		Summe	1	1	—
Herzogthum Anhalt		Kreis Zerbst	1	4	1
		Summe	1	4	1
Freie Stadt Bremen		Stadtbezirk Bremen	1	5	1
		Summe	1	5	1
Reichslande Elsaß-Lothringen	Ober-Elsaß	Kreis Altkirch	3	4	—
		„ Mülhausen	1	1	—
	Unter-Elsaß	„ Zabern	1	1	—
	Lothringen	Stadt Metz	1	1	—
		Summe	6	7	—
	Gesammt-Summe:	36 Verw.-Bezirke (darunter 5 Stadtbezirke)	74	202	33

Von den 202 Pockenerkrankungen (einschl. 25 Erkrankungen von Ausländern, welche meist innerhalb Jahresfrist zugereist waren) entfallen nach der Uebersicht 175 auf das Königreich Sachsen, dessen Bevölkerung am 1. Dezember 1885 sich auf 3 182 003 Köpfe belief, es sind somit in Sachsen 5,5 Personen von je 100 000 Einwohnern an den Pocken erkrankt. Die entsprechenden Verhältnißziffern sind für

    Baden . . . . . 0,6 auf je 100 000 Einw.
    Sachsen-Meiningen . 0,5 „ „ „ „
    Anhalt . . . . 1,6 „ „ „ „
    Bremen . . . . 3,0 „ „ „ „
    Elsaß-Lothringen . . 0,4 „ „ „ „

Die relativ hohe Erkrankungsziffer an den Pocken im Königreiche Sachsen findet zum Theil darin ihre Erklärung, daß aus dem benachbarten Auslande, dem von den Pocken stark heimgesuchten Böhmen, der Infektionsstoff zu wiederholten Malen in das Land eingeschleppt worden ist. Indessen kann dieser Umstand nicht allein als maßgebend angesehen werden.

Auch in Baden und in Elsaß-Lothringen haben Einschleppungen der Krankheit aus dem Auslande vielfach stattgefunden; während aber in diesen Staaten nur an je einem Orte weitere Pockenerkrankungen sich anschlossen, haben im Königreiche Sachsen die eingeschleppten Fälle verhältnißmäßig häufig zu Gruppen von Pockenerkrankungen unter der im Lande ansässigen Bevölkerung geführt.

Mit Bezug hierauf verdient die Thatsache bemerkt zu werden, daß in Sachsen alljährlich eine verhältnißmäßig große Zahl impfpflichtiger Kinder ungeimpft bleibt, theils weil vorschriftswidrig der Impfung entzogen, theils auf Grund ärztlicher Atteste, theils weil die Kinder am Orte nicht aufzufinden waren. Die betreffenden Zahlen sind in der nachstehenden Tabelle aus den dem Kaiserlichen Gesundheitsamte zugegangenen Uebersichten der Ergebnisse des Impfgeschäfts im Deutschen Reiche sowohl für Sachsen als auch für einige andere Bundesstaaten ersichtlich gemacht und mit der Pockenerkrankungs= bezw. Sterblichkeitsziffer des Jahres 1886 zusammengestellt:

Staat und Bevölkerungszahl	Prozentzahl der in den Jahren 1877—1882 durchschnittlich jährlich ungeimpft gebliebenen Impfpflichtigen (Erstimpflinge)	1883—1885	Pockenerkrankungsziffer d. J. 1886 auf 100000 Einwohner berechnet	Pockensterblichkeitsziffer d. J. 1886
Preußen (28 318 470)	10,09	9,77	.	0,3—0,5
Bayern (5 420 199)	4,27	4,64	1,0	0,1
Sachsen (3 182 003)	20,86	19,44	5,5	0,9
Württemberg (1 995 185)	13,77	15,64	.	0,1
Baden (1 601 255)	5,71	6,28	0,6	0,1
Bremen (165 628)	20,92	25,63	3,0	0,6
Hamburg (518 620)	27,08	20,70	.	3,3
Elsaß-Lothringen (1 564 355)	8,99	7,20	0,4	—

Wenn nun auch die Mehrzahl der nach der Tabelle ungeimpft gebliebenen Kinder in einem der nächsten Jahre nachträglich geimpft worden ist, so unterliegt es doch keinem Zweifel, daß Hinterziehungen um so häufiger vorgekommen sein werden, je größer die Zahl der im Laufe der einzelnen Jahre ungeimpft gebliebenen Impfpflichtigen war. Jedenfalls läßt sich bei einem Vergleiche der beiden ersten mit den beiden letzten Spalten der Uebersicht eine gewisse Uebereinstimmung zwischen Impfzustand und Pocken in dem Sinne nicht verkennen, daß diejenigen Staaten am wenigsten von den Pocken zu leiden gehabt haben, in welchen die Impfung am besten durchgeführt wird.

Was die Stellung Württembergs in der Tabelle betrifft, so hat dieser Staat den nicht zu unterschätzenden Vorzug, weder wie Sachsen an das von den Pocken heimgesuchte Ausland zu grenzen, noch wie Hamburg und Bremen durch den Seeverkehr mit ausländischen Staaten in naher Verbindung zu stehen. Die Gefahr einer Einschleppung der Seuche war daher für Württemberg eine wesentlich geringere als für die anderen in der Tabelle genannten Bundesstaaten.

Zur Erklärung der relativ niedrigen Pockensterblichkeit in Bayern, Württemberg und Baden gegenüber Sachsen und Hamburg ist noch ein weiterer Umstand anzuführen. In den erstgenannten drei süddeutschen Staaten wurde bereits im Anfange dieses Jahrhunderts, nämlich 1807, bezw. 1818 und 1815, die einmalige Impfung aller Kinder im frühen Lebensalter vorgeschrieben und durch Androhung von Geldstrafen durchzuführen versucht, im Königreich Sachsen hatte dagegen bis zum Jahre 1874 nur eine gütliche Einwirkung der Kreisärzte auf das Publikum zu Gunsten der Impfung stattgehabt, neben welcher keinerlei direkte oder indirekte Zwangsmaßregeln gehandhabt waren. In Hamburg hatten gesetzliche Bestimmungen über Impfung und Wiederimpfung bis zum Jahre 1871 gar nicht bestanden.*)

---

*) Vgl. u. a. Beilage 30 zu Band VI des Sanitätsberichts über die deutschen Heere im Kriege gegen Frankreich 1870/71. S. 122. 124.

II. Die örtliche Verbreitung der Pocken und die gruppenweise aufgetretenen Erkrankungen.

Nach den eingegangenen Meldekarten vertheilen sich die 202 Erkrankungen auf 74 verschiedene Ortschaften, darunter 59 im Königreich Sachsen, 6 im Großherzogthum Baden, 6 in Elsaß-Lothringen und je 1 in Sachsen-Meiningen, Anhalt und Bremen. Das Nähere ergiebt sich aus nachstehender Uebersicht, in welcher die nicht zum Königreich Sachsen gehörigen Orte durch anderen Druck hervorgehoben sind:

Es erkrankten an den Pocken	im Ganzen
je 11 Personen an 2 Orten: Dresden und Neusalza	22
9 " " 1 Orte: Grimma	9
je 8 " " 3 Orten: Wehrsdorf, Sohland, Brand	24
7 " " 1 Orte: Bautzen	7
6 " " 1 Orte: Dürhennersdorf	6
je 5 " " 4 Orten: **Bremen**, **Triberg**, Dittersdorf, Sebnitz	20
je 4 " " 10 Orten: Leipzig, Chemnitz, Zwickau, Zittau, Meinitz, **Zerbst**, Spremberg, Taubenheim, Oppach, Kipsdorf	40
je 3 " " 6 Orten: Seidau, Schellerhau, Oberneukirch, Oberfriedersdorf, Oberweigsdorf, Beiersdorf	18
je 2 " " 10 Orten: Löbau, Cunewalde, Ebersbach, Hainewalde, Klingenthal, Neu-Schönberg, Pockau, Sornzig, Zinnwald, **Jung-Münsterol**	20
je 1 Person " 36 Orten: 25 im Königreich Sachsen[1]), 5 in **Baden**[2]), 5 in **Elsaß-Lothringen**[3]), 1 in **Sachsen-Meiningen**[4])	36

Wie die Uebersicht zeigt, ist in etwa der Hälfte der von den Pocken betroffenen Gemeinden nur ein einziger Erkrankungsfall während des ganzen Jahres konstatirt, das eingeschleppte Pockenvirus hat demnach eine anscheinend sehr wenig empfängliche Bevölkerung vorgefunden.

Die wenigen zur amtlichen Kenntniß gelangten Fälle, in denen 3 und mehr Pockenerkrankungen in Abhängigkeit von einander oder in rascher zeitlicher Folge an benachbarten Stellen sich häuften, sind nachstehend zusammengestellt. Da es von Interesse ist, den Impfzustand der in diesen kleinen Epidemieen zuerst Erkrankten zu kennen, so ist derselbe in die Uebersichten mit eingetragen.

---

[1]) in der Kreishauptmannschaft Bautzen:
    Weifa, Kamenz, Oberlichtenau, Lauba, Niederfriedersdorf, Großschönau, Waltersdorf;
 in der Kreishauptmannschaft Dresden:
    Dippoldiswalde, Baerenfels, Neustadt (Amtsh. Pirna), Krippen;
 in der Kreishauptmannschaft Leipzig:
    Borna, Neunitz, Reudnitz, Hartmannsdorf;
 in der Kreishauptmannschaft Zwickau:
    Buchholz, Ehrenfriedersdorf, Schönfeld, Kappel, Gersdorf, Marienberg, Mauersberg, Lauta, Werdau, Weisbach.
[2]) Mannheim, Freiburg, Pforzheim, Rheinheim, Ueberlingen.
[3]) Altkirch, Lützel, Dornach, Zabern, Metz.
[4]) Judenbach (bei Sonneberg).

A. 13 Erkrankungen in Grimma und Meinitz (Amtsh. Grimma).

Nr.	Datum der Erkrankung	Alter in Jahren	Beruf ꝛc. der Erkrankten	Impfzustand	Bemerkungen
1	Dez. 1885	3/4	Brauerskind in Grimma	ungeimpft	† am 1. Januar
2	10./1.1886	32	Buchhalter der Brauerei in Grimma	als Kind geimpft	arbeitete mit dem Vater von Nr. 1 zusammen
3	16/1.	35	Maurergeselle in Grimma	do.	Hatte im Hause des Brauers den Ofen gekehrt. Ansteckung von Nr. 1
4	9./2.	3/4	Kind von Nr. 3	ungeimpft	
5	19./1.	1	Kind eines Kohlenarbeiters in Grimma	ungeimpft	
6	3./2.	25	Kohlenarbeiter, Vater von Nr. 5	angeblich als Kind geimpft	
7	10./2.	33	Barbiersfrau in Grimma	do.	Ansteckung von Nr. 6 durch Vermittelung ihres Ehegatten
8	18./2.	68	Wittwe in Grimma	als Kind geimpft	Ansteckung von Nr. 6
9	21./2.	7	Schulknabe in Grimma	do.	zog als Bettelkind von Haus zu Haus
10	5./3.	35	Handarbeiter in Meinitz	do.	Ansteckung in Grimma
11	12./3.	1/4	Kind von Nr. 10	ungeimpft	
12	10./3.	11/12	Kind in Meinitz, wohnte 3 Häuser von Nr. 10	ungeimpft	Ansteckung von Nr. 10, † 21./3
13	17./3.	26	Zimmermannsfrau in Meinitz	als Kind geimpft	wohnte nachbarlich mit Nr 10

B. 7 Erkrankungen in Wehrsdorf (Amtsh. Bautzen).

1	5./2.	45	Pferdeknecht	ungeimpft	Ansteckung in Böhmen, † 10./2
2	19./2.	1/4	uneheliches Kind von Nr. 1	7 Tage vor Ausbruch des Exanthems geimpft	Ansteckung vom Vater
3	etwa 9./2.	11/12	Kind des Gemeindevorstehers	ungeimpft	† 15./2
4	8./2.	8	Schulkind, Weberstochter	geimpft	leicht erkrankt
5	21./2.	32	Webersfrau	als Kind geimpft	Mutter von Nr. 4
6	22./2.	8/12	Weberskind	ungeimpft	Ansteckung durch die Mutter von Nr. 2
7	14./3.	31	Tochter eines Hausbesitzers	als Kind geimpft	Im Hause des Vaters hatte Nr. 1 pockenkrank gelegen

C. 5 Erkrankungen in Dittersdorf (Amtsh. Flöha).

1	25./4.	5/12	Kind eines Händlers	ungeimpft	† 5./5
2	27./4.	28	Bäckersfrau in demselben Hause wie Nr. 1 wohnend	?	leicht erkrankt
3	3./5.	10/12	Kind von Nr. 2	ungeimpft	
4	19./5.	6/12	Kind aus dem Nachbarhause	ungeimpft	† 6./6
5	14./6.	58	Hausirerin	als Kind geimpft	Ansteckung im Hause von Nr. 4

D. 5 Erkrankungen im Grenzdorfe Sebnitz (Amtsh. Pirna).
(Anscheinend auf vier verschiedene Einschleppungen zurückzuführen.)

Nr.	Datum der Erkrankung	Alter in Jahren	Beruf ꝛc. der Erkrankten	Impfzustand	Bemerkungen
1	3./1.	17	Schriftsetzerin	ungeimpft	Ansteckung in ihrer Heimath Böhmen
2	24./1.	59	Weber	ungeimpft	† 8./2.; Ansteckung durch eine Böhmin
3	9./2.	5/4	Enkelkind von Nr. 2	ungeimpft	
4	21./3.	1	Kind eines Blumenmachers	ungeimpft	† 1./4.; Ansteckung durch Verwandte aus Böhmen
5	23./3.	22	Böhmischer Korbmacher	als Kind geimpft	(Zahl der Impfnarben nicht vermerkt)

E. 9 untereinander in Zusammenhang stehende Erkrankungen in der Amtsh. Dippoldiswalde (zu Kipsdorf, Schellerhau, Baerenfels und Dippoldiswalde).

Nr.	Datum der Erkrankung	Alter in Jahren	Beruf ꝛc. der Erkrankten	Impfzustand	Bemerkungen
1	16./4.	38	Frau des Gemeindevorstehers in Kipsdorf	als Kind geimpft	
2	1./5.	1/12	Kind von Nr. 1	ungeimpft	
3	2./5.	34	Damenschneiderin, Schwägerin von Nr. 1	als Kind geimpft	hatte Nr. 1 gepflegt
4	14./5.	46	Schwager von Nr. 1	do.	
5	7./5.	29	Mädchen in Schellerhau	do.	hatte Nr. 3 besucht
6	13./5.	63	Handarbeiter in Dippoldiswalde	do.	hatte die unter Nr. 1—4 erwähnten Kranken besucht
7	6./6.	42	Schwester von Nr. 5 in Baerenfels	do.	hatte ihre pockenkranke Schwester besucht
8	10/6.	40	Bruder von Nr. 5 in Schellerhau	do.	
9	26./6.	32	Gattin von Nr. 8	ungeimpft	hatte ihren pockenkranken Gatten gepflegt

F. 5 Erkrankungen in einem Hause zu Neusalza (Amtsh. Loebau).

Nr.	Datum der Erkrankung	Alter in Jahren	Beruf ꝛc. der Erkrankten	Impfzustand	Bemerkungen
1	10./6.	51	Lumpenhändlerin	als Kind geimpft	kaufte Lumpen aus pockenverseuchten Orten Böhmens
2	21./6.	5/12	Enkelkind von Nr. 1	ungeimpft	wohnten in einem Hause mit Nr. 1
3	21./6.	28	Tochter von Nr. 1	als Kind geimpft	
4	23./6.	1½	Kind von Nr. 3	4 Tage vor der Erkrankung geimpft	
5	21./6.	36	Hausgenossin von Nr. 1	als Kind geimpft	

G. 5 Erkrankungen aus einer Papierfabrik bei Bautzen (Seidau*).

Nr.	Datum der Erkrankung	Alter in Jahren	Beruf ꝛc. der Erkrankten	Impfzustand	Bemerkungen
1	1./4.	27	Fabrikarbeiterin der Bautzener Papierfabrik	vor 16 Jahren wiedergeimpft	war mit dem Sortiren von Lumpen beschäftigt gewesen (leicht erkrankt)
2	6./4.	7	Kind des Kassirers der Bautzener Papierfabriken	vor 4 Jahren geimpft	hatte nur undeutliche Impfnarben
3	9./4.	2	Kind, Schwester von Nr. 2	ungeimpft	
4	14./4.	34	Fabrikarbeiterin (Lumpensortirerin)	?	† 27./4
5	18./4.	41	Lumpensortirerin in der Papierfabrik	als Kind geimpft	schwer erkrankt

*) Die Erkrankungen Nr. 1, 4, 5 sind aus Seidau, Nr. 2 und 3 aus Bautzen gemeldet.

H. 6 Erkrankungen im Armenhause zu Dürhennersdorf (Amtsh. Loebau)
(im Zeitraum von 23 Tagen).

Nr.	Datum der Erkrankung	Alter in Jahren	Beruf ꝛc. der Erkrankten	Impfzustand	Bemerkungen
1	1./1.	44	hausirender Weber	als Kind geimpft	wohnten alle im Armenhause
2	15./1.	11	Kind von Nr. 1	vor 10 Jahren geimpft	
3	20./1.	39	Webersfrau, Gattin von Nr. 1	als Kind geimpft	
4	21./1.	27	Webersfrau	do.	
5	23./1.	47	Weber	hatte als Kind geblattert	
6	23./1.	62	Wittwe	als Kind geimpft	

J. 5 Erkrankungen im Krankenhause zu Triberg (Großh. Baden).

Nr.	Datum der Erkrankung	Alter in Jahren	Beruf ꝛc. der Erkrankten	Impfzustand	Bemerkungen
1	7./2.	35	französischer Holzhändler	angeblich als Kind geimpft	vom 10. bis 17. Februar im Krankenhause zu Triberg
2	13./4.	31	Geisteskranke, seit 11./1. im Krankenhause	do.	waren längere Zeit vor der Erkrankung Insassen des Krankenhauses zu Triberg
3	30./4.	74	Hautkranke, seit 4./1. im Krankenhause	3 Tage vor der Erkrankung geimpft	
4	16./5.	63	Pfründerin	4 Tage vor der Erkrankung geimpft	
5	16./5.	38	Geisteskranke	do.	

K. 4 Erkrankungen in Bremen (Infektion in einer Herberge).

Nr.	Datum der Erkrankung	Alter in Jahren	Beruf ꝛc. der Erkrankten	Impfzustand	Bemerkungen
1	7./3.	26	Schuhmachergeselle	angeblich als Kind geimpft	wohnte Seemannsstraße 1 in einer Herberge; war eben von der Wanderschaft heimgekehrt
2	18./3.	28	Schuhmachergeselle	do.	war in der Herberge mit Nr. 1 zusammen gewesen
3	23./3.	20	Schuhmachergehülfe	do.	wohnte einige Tage vor der Erkrankung in der Seemannsstraße 1
4	29./3.	23	Schmiedegeselle	do.	wohnte Seemannsstraße 1

L. 4 Erkrankungen in einer Familie zu Zerbst.

Nr.	Datum der Erkrankung	Alter in Jahren	Beruf ꝛc. der Erkrankten	Impfzustand	Bemerkungen
1	2./1.	36	Arbeitersfrau	als Kind geimpft	Ansteckung von der pockenkranken Mutter (vgl. Anhang)
2	7./1.	26	Arbeitersfrau	do.	Ansteckung von der pockenkranken Mutter
3	8./1.	39	Bruder von Nr. 2	do.	
4	12./1.	5/12	Kind von Nr. 2	ungeimpft	† 15./1.

M. 15 Erkrankungen in fünf nahe der böhmischen Grenze gelegenen Ortschaften der Königlich sächsischen Amtshauptmannschaft Löbau.

Nr.	Datum der Erkrankung	Alter in Jahren	Beruf 2c. der Erkrankten	Impfzustand	Bemerkungen
1	3./1.	5/4	Weberskind in Taubenheim	ohne Erfolg geimpft	wohnten in einem und demselben Hause
2	13./1.	9	Weberskind	geimpft	
3	16./1.	30	Webersfrau	3 Tage vor der Erkrankung wiedergeimpft	
4	Anfangs Januar	37	Webersfrau in Taubenheim	angeblich als Kind geimpft	Infektion datirt aus dem Vorjahre von einem pockenkranken Kinde
5	16./1.	45	Steinschläger in Cunewalde	do.	war in Taubenheim beschäftigt und hatte sich dort angesteckt
6	23./1.	25	Stieftochter von Nr. 5	als Kind geimpft	wohnte bei Nr. 5
7	?	46	Handarbeitersfrau im nahen Spremberg	?	† 1./1.
8	3./1.	24	Schwiegersohn von Nr. 7	angeblich als Kind geimpft	wohnte bei Nr. 7
9	10./1.	4/12	Schuhmacherskind in Neusalza	ungeimpft	† 20./1.
10	31./1.	19	Fabrikarbeiter in Neusalza	nur als Kind geimpft	wohnte 3 Häuser von Nr. 9 entfernt
11	21./1.	9/12	Leineweberskind in Lauba	ungeimpft	† 30./1.
12	29./1.	40	Müller in Oppach	als Kind geimpft	war von einem Arzte aus dem pockenverseuchten Jugau an Gicht behandelt worden
13	Ende Jan.	28	Weber in Oppach	do.	
14	17./2.	9/12	Nichte von Nr. 13	ungeimpft	wohnte mit Nr. 13 in einer Stube
15	25./2.	80	Wittwe in Oppach	angeblich als Kind geimpft	

Die vorstehenden Zusammenstellungen zeigen u. a. deutlich, daß in den zur Beobachtung gekommenen kleinen Epidemien ungeimpfte bezw. durch die Impfung nicht mehr genügend geschützte Personen in der Regel den Ausgangspunkt abgegeben haben. Noch übersichtlicher tritt das hervor, wenn man, wie es nachstehend geschehen ist, das Alter und den Impfzustand des in jeder Gruppe zuerst Erkrankten ins Auge faßt.

Alter und Impfzustand der in jeder Gruppe zuerst erkrankten Personen.

	Gruppe										
	A	B	C	D	E	F	G	H	I	K	L	M
Alter (in Jahren)	3/4	45	5/12	17	38	51	27	44	35	26	36	Nicht ersichtlich, wer zuerst erkrankt ist
Impfzustand	ungeimpft	ungeimpft	ungeimpft	ungeimpft	als Kind geimpft	als Kind geimpft	wiedergeimpft	als Kind geimpft	angebl. als Kind geimpft	angebl. als Kind geimpft	als Kind geimpft	

Nur einmal hat demnach die erste Erkrankung eine wiedergeimpfte Person betroffen, und auch in diesem Falle waren bereits 16 Jahre seit der Wiederimpfung verflossen.

III. Die Einschleppung der Pocken aus dem Auslande und die Erkrankungen von Ausländern im Deutschen Reiche.

Wie aus den Meldekarten ersichtlich ist, hat eine Einschleppung der Pocken aus dem Auslande (Böhmen, Frankreich und Schweiz) verhältnißmäßig sehr häufig sich nachweisen lassen. Theils haben die ersterkrankten Personen sich im Auslande direkt infizirt, theils haben Besucher aus dem Auslande den Krankheitskeim mitgebracht, theils ist durch Lumpen 2c. von auswärts die Ansteckung vermittelt.

Die bemerkenswerthesten Fälle von Einschleppung, einschließlich der bereits bei den Erkrankungsgruppen erwähnten, sind in nachstehenden Uebersichten zusammengestellt:

1. Die im Königreiche Sachsen beobachteten Fälle von Einschleppung der Pocken.

Nr.	Ort, aus welchem der Pockenfall gemeldet ist	Beruf 2c. der Erkrankten	Angabe, betreffend die Ansteckung.
1	Hartmannsdorf	böhmischer Maurergeselle	krank aus Böhmen zugereist.
2	Chemnitz	böhmischer Schneidergeselle	8 Tage vor der Erkrankung aus einem pockenverseuchten Orte Böhmens zugereist.
3	Borna	böhmische Handarbeiterin	krank aus Böhmen zugereist.
4	Buchholz b. Annaberg	1½ jähriges Kind	krank mit der Mutter aus Karlsbad zugereist.
5	Gersdorf	1 jähriges Bergarbeiterskind	kurz vor der Erkrankung mit den Eltern aus Böhmen zugereist.
6	Marienberg	Schauspielerin	kurz vorher aus Komotau in Böhmen zugereist.
7	Zwickau	Verkäuferin	einige Tage vor der Erkrankung aus dem pockenverseuchten böhmischen Orte Saaz zugereist.
8	Werdau b. Zittau	Handarbeiterin	vor 14 Tagen aus einem Distrikte Böhmens, in welchem die Pocken herrschten, zugereist.
9	Dresden	Händler	krank aus Teplitz zugereist.
10	Zwickau	Maurersfrau	5 Tage vor der Erkrankung aus Altsattel bei Karlsbad zugezogen.
11	Oppach	Weber	hatte vor der Erkrankung im nahen Fugau in Böhmen verkehrt.
12	Schönfeld	Schuhmachergeselle	war bis 3 Tage vor der Erkrankung in einem pockenverseuchten Orte Böhmens gewesen.
13	Wehrsdorf	Webersfrau	war vor der Erkrankung in zwei von den Pocken heimgesuchten böhmischen Orten gewesen.
14	Wehrsdorf	Pferdeknecht	war vor der Erkrankung wiederholentlich in Böhmen gewesen.
15	Sebnitz	Schriftsetzerin	hatte in ihrer böhmischen Heimath beim Besuch pockenkranker Geschwister sich angesteckt.
16	Dürrhennersdorf	Weber und Hausirer	hatte in Böhmen vor der Erkrankung hausirt.
17	Zittau	¾ jähriges Kind	war kurz vor der Erkrankung mit der Mutter in einem böhmischen Grenzorte gewesen.
18	Zittau	böhmischer Stellmachergeselle	hatte 5 Tage vor der Erkrankung seine pockenkranken Geschwister in Böhmen besucht.
19	Dresden	Gendarm	hatte 11 Tage vor der Erkrankung Verwandte in Böhmen besucht.
20	Sohland	Knecht	war mit Lohnfuhren häufig in Böhmen gewesen.
21	Hainewalde	Fabrikarbeiter	arbeitete in einem pockenverseuchten Orte Böhmens.
21a	Hainewalde	Kind von Nr. 21	erkrankte bald nach dem Vater und starb an den Pocken.

Nr.	Ort, aus welchem der Pockenfall gemeldet ist	Beruf ꝛc. der Erkrankten	Angabe, betreffend die Ansteckung.
22	Oberfriedersdorf	Fabrikarbeiterin	arbeitete mit böhmischen Arbeitern aus verseuchten Orten in einer Fabrik.
23	Ebersbach	Fabriktischler	arbeitete mit Leuten aus Böhmen in einer Fabrik.
24	Ebersbach	Schlossergeselle	Mutter und Bruder waren bei einem an schwarzen Blattern verstorbenen Kinde in Böhmen gewesen.
25	Sebnitz	1 jähriges Kind	Verwandte aus Böhmen, in deren Familie die Blattern herrschten, verkehrten viel bei den Eltern.
26	Sebnitz	Weber	eine böhmische Frau, in deren Familie die Blattern herrschten, verkehrte in seinem Hause.
27	Neustadt	Fabrikant künstlicher Blumen	hatte zwei pockenkranke Kinder aus Böhmen zu Besuch gehabt.
28	Oppach	Müller	hatte vor seiner Erkrankung an den Pocken von einem böhmischen Arzte aus Fugau sich behandeln lassen.
29	Neusalza	Lumpenhändlerin	hatte Lumpen aus pockenverseuchten Orten Böhmens gekauft.

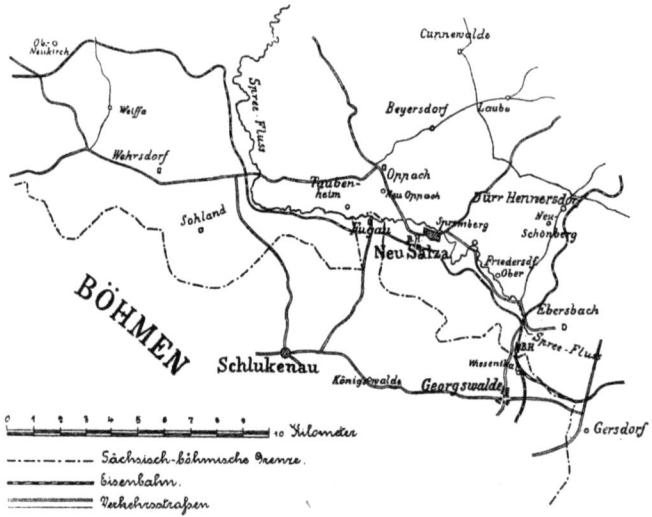

Außer den in dieser Uebersicht erwähnten Fällen nachweislicher oder doch wahrscheinlicher Einschleppung der Pocken in das Königreich Sachsen sind muthmaßlich noch andere in sächsischen Grenzorten vorgekommene Erkrankungen, über deren Entstehungsursache nichts Näheres angegeben worden ist, auf Infektionen aus dem nahen Böhmen zurückzuführen. In dem unmittelbar an der böhmischen Grenze gelegenen Zinnwald erkrankten z. B. Ende April plötzlich Meister und Geselle einer Stellmacherwerkstätte, und in dem nahe bei Schandau gelegenen Krippen am 14. Februar ebenfalls ein Stellmachergeselle, ohne daß der Weg der Ansteckung aus Böhmen ermittelt werden konnte; jedenfalls hatte der Beruf die Erkrankten mit durchpassirenden Fremden vielfach in Berührung gebracht.

Daß in Böhmen während des Jahres 1886 die Pocken stark verbreitet waren, geht nicht nur aus den mitgetheilten Fällen erwiesener Einschleppung ins Deutsche Reich hervor, sondern ist auch auf mehreren Meldekarten ärztlicherseits ausdrücklich verzeichnet. Beispielsweise hatten, wie wiederholentlich bemerkt worden ist, die böhmischen Gemeinden Jugau und Schluckenau, deren nahe Verbindung mit von den Pocken heimgesuchten sächsischen Ortschaften aus vorstehender Skizze erhellt, besonders schwer von der Seuche zu leiden. In sämmtlichen in der Skizze verzeichneten sächsischen Ortschaften (Amtshauptmannschaften Löbau und Bautzen) sind Pockenfälle während des Jahres 1886 vorgekommen.

Weitere elf Fälle von Einschleppung der Pocken sind aus dem Großherzogthum Baden, dem Herzogthum Sachsen-Meiningen und aus Elsaß-Lothringen gemeldet worden, neun kamen aus Frankreich und der Schweiz, wo anscheinend während des Jahres 1886 die Pocken ebenfalls ziemlich verbreitet gewesen sind, zwei kamen wiederum aus Böhmen.

2. Fälle von Einschleppung der Pocken nach Baden, Sachsen-Meiningen, Elsaß-Lothringen.

Nr.	Ort, aus welchem der Pockenfall gemeldet ist	Beruf ꝛc. der Erkrankten	Angabe betreffend die Ansteckung
1	Freiburg	Maurergeselle	war krank aus Basel zugereist.
2	Rheinheim	Landwirth	hatte sich in Zurzach (Kanton Aargau) von einem pockenkranken schweizerischen Knaben infizirt.
3	Triberg	französischer Holzhändler	war am Tage vor seiner Erkrankung aus Frankreich zugereist.
4	Jung-Münsterol (Kreis Altkirch)	Näherin	hatte zu Evette bei Belfort in einem Hause, wo Blattern herrschten, gearbeitet.
5	Lützel (Kreis Altkirch)	schweizerischer Viehwärter	war krank aus der Schweiz zugereist.
6	Altkirch	Restaurateur	war 14 Tage vor seiner Erkrankung in Besançon gewesen.
7	Dornach (bei Mülhausen)	Tagelöhnerin	hatte kurz vor der Erkrankung ihre von den Pocken eben genesene Schwester in Belfort besucht.
8	Zabern	belgischer Schiffer	traf pockenkrank aus Frankreich in Zabern ein.
9	Metz	holländische Athletenfrau	war 3 Tage vor der Erkrankung aus Reims zugereist.
10	Judenbach bei Sonneberg	Porzellanmaler	kam aus der Porzellanfabrik bei Karlsbad in Böhmen krank in seinem Heimathsorte Judenbach an.
11	Pforzheim	Wittwe	hatte mit Besuch aus Prag die Kleider eines in Prag an den Pocken verstorbenen Angehörigen empfangen.

Die vereinzelt gebliebene Erkrankung eines ungeimpften Kindes im badischen Grenzorte Ueberlingen am Bodensee ist muthmaßlich auch auf eine Einschleppung aus dem benachbarten Auslande zurückzuführen; die Meldekarte erwähnt keine Infektionsquelle.

Aus den mitgetheilten Uebersichten ist schon ersichtlich, daß eine nicht geringe Zahl der im Deutschen Reiche innerhalb Jahresfrist zur Anzeige gelangten Pockenerkrankungen nicht Reichsangehörige, sondern Ausländer betroffen hat. Soweit die vorliegenden Meldekarten den Geburtsort der Erkrankten erkennen lassen, befanden sich unter den

202 gemeldeten Pockenkranken insgesammt 25 außerhalb der jetzigen Grenzen des Deutschen Reiches geborene Personen, darunter 8 ungeimpfte und 2 mit unbekanntem Impfzustande. Nur zwei von diesen Personen waren, soweit die Angaben reichen, vor mehr als Jahresfrist zugereist, nämlich 2 Jahre bezw. „über ein Jahr" vor der Erkrankung. (Auf 6 Ausländer betreffenden Meldekarten ist über die Dauer des Aufenthalts am Erkrankungsorte nichts eingetragen.)

Vier der im Auslande geborenen Kranken starben an den Pocken, 23 standen im Alter von mehr als 10 Jahren, darunter 3 Gestorbene, nur 10 Ausländer gehörten zu den Leichterkrankten.

IV. Die Art der Verbreitung der Pocken. Der Einfluß des Berufes, der Beschäftigung und der sozialen Stellung.

Der Weg, auf welchem die Uebertragung des Ansteckungsstoffes der Pocken erfolgte, ist nur theilweise auf den Meldekarten ersichtlich gemacht. Häufig sind bald nacheinander Angehörige derselben Familie oder Bewohner desselben Hauses erkrankt, ohne daß die Meldekarten weitere Mittheilungen über die Art der Ansteckung enthalten.

Eine mittelbare Uebertragung durch gesund gebliebene Personen oder durch Provenienzen Pockenkranker ist in folgenden Fällen angegeben:

1. Am 21. Januar war in Schönfeld bei Annaberg i. S. ein böhmischer Schuhmachergeselle an den Pocken verstorben. Die beim Transport der Leiche beschäftigte Leichenfrau aus dem nahen Ehrenfriedersdorf wartete an demselben Tage ihr ungeimpftes Enkelkind, welches dann anfangs Februar an den Pocken erkrankte. Die Frau selbst blieb gesund.

2. Aus Wehrsdorf wird mitgetheilt, daß die außereheliche Mutter eines pockenkranken Kindes, ohne selbst zu erkranken, die Pocken auf ein anderes ungeimpftes Kind übertragen hat (vgl. Gruppe B).

3. Ein gichtkranker Müller zu Oppach hatte sich von dem böhmischen Wundarzte aus dem benachbarten, von den Pocken verseuchten Jugau behandeln lassen. Nach Inhalt der Meldekarte hatte der Arzt muthmaßlich den Ansteckungsstoff mitgebracht, denn der Müller erkrankte als erster im Dorfe an den Pocken (vgl. Gruppe M).

4. Im Jakobsspitale zu Leipzig erkrankte eine seit sechs Wochen daselbst befindliche Kindermuhme an den Pocken, bald nachdem eine andere Kranke in demselben Spital an den Pocken verstorben war. Der die Karte ausstellende Assistenzarzt giebt als nachgewiesenen Weg der Ansteckung „gleichzeitige Behandlung durch denselben Arzt" an.

5. In Meinitz erkrankte ein Handarbeiter an den Pocken, nachdem er einige Tage zuvor im Krankenhause zu Grimma, woselbst Pockenkranke lagen, an der Krätze behandelt worden war. Sein Krankenwärter hatte ihm gesagt, daß er auch einen Pockenkranken habe.

6. In Grimma hat der Barbier eines Pockenkranken, welcher diesen regelmäßig rasirt hatte, auf seine Frau die Pocken übertragen, ohne selbst zu erkranken.

Eine Uebertragung der Pocken durch Lumpen erfolgte theils nachweislich, theils muthmaßlich in folgenden Fällen:

1. In der Papierfabrik bei Bautzen erkrankten bald nacheinander 3 beim Lumpensortiren beschäftigte Arbeiterinnen.

2. Eine Lumpenhändlerin in Neusalza infizirte sich und ihre Angehörigen durch die aus pockenverseuchten Orten Böhmens angekauften Lumpen.

3. In Löbau wurde späterhin durch Lumpen aus der Gegend von Neusalza die Ansteckung eines mit dem An- und Verkauf von Lumpen beschäftigten Handelsmannes vermittelt.

4. Möglicherweise durch Lumpen ist in Leipzig die Ansteckung einer im 13. Lebensjahre an den Pocken verstorbenen Schutzmannstochter geschehen; denn betreffs der Art der Ansteckung findet sich auf der Karte verzeichnet, daß in der Nähe des Wohnhauses ein Lumpenhandel stattfindet.

5. Als Ursache der Erkrankung des ungeimpften, 1¾jährigen Sohnes eines Restaurateurs in Leipzig ist der Umstand vermerkt, daß in demselben Hause eine Lumpenniederlage sich befindet. — In letzterem Falle ist daneben angegeben, daß in dem Restaurant des Vaters die Pfleglinge des nahen Asyls für Obdachlose verkehren. (Eine 36jährige Person aus Reudnitz, welche in diesem Restaurant verkehrte, wurde 7 Tage nach dem Tode des Gastwirthskindes von den Pocken befallen.)

Ein Fall von Uebertragung der Pocken durch Kleider wird aus Pforzheim mitgetheilt. Hier erkrankte nämlich eine 64jährige Wittwe an den Pocken, bald nachdem sie die aus Prag ihr überbrachten Kleider eines dort an den Pocken verstorbenen Angehörigen in Empfang genommen hatte; ein anderer Pockenfall war in Pforzheim und Umgegend vorher nicht beobachtet.

Eine Uebertragung der Pocken durch die Schule von einem Kinde aufs andere oder vom Lehrer auf den Schüler bezw. umgekehrt, hat sich aus dem vorliegenden Beobachtungsmaterial nirgends ergeben.

Wie die berufsmäßige Beschäftigung mit Lumpen wiederholt die Infektion vermittelt hat, so gilt dies in einem Falle auch von derjenigen mit ungereinigten Federn. In einer Mannheimer „Federnfabrik" mußte nämlich die schwere Erkrankung einer mit der Reinigung von Federn beschäftigten Fabrikarbeiterin an den Pocken auf diese ihre Thätigkeit zurückgeführt werden.

An eine Ansteckung im Berufe durch infizirte Kleiderstoffe muß man bei der vereinzelt gebliebenen Erkrankung einer 57jährigen Näherin in Waltersdorf, einem Grenzorte der Zittauer Amtshauptmannschaft, denken; auch nach dem oberelsässischen Grenzorte Jung-Münsterol geschah die Einschleppung durch eine Näherin. Die Erkrankung eines Sattlers in Löbau wurde darauf zurückgeführt, daß derselbe in seinem Berufe mit der Matratze eines Pockenkranken in Berührung gekommen war.

Hausirer und Handelsleute haben in folgenden Fällen die Pockenkrankheit eingeschleppt, bezw. durch ihre Berufsart sich angesteckt: 1. Im Armenhause zu Dürrennersdorf ging eine Gruppe von Pockenfällen von einem Hausirer aus, welcher in Böhmen gewesen war. 2. Ein umherreisender Holzhändler schleppte die Pocken aus Frankreich in das Krankenhaus zu Triberg ein. 3. In der Amtshauptmannschaft Oschatz erkrankte ein Ehepaar zu Sornzig an den Pocken, bald nachdem der Gatte vom Hausiren heimgekehrt war. 4. In Dittersdorf erkrankte eine mit Backwaaren hausirende Händlerin, nachdem in einigen Häusern Pockenfälle vorgekommen waren. 5. In Weifa bei Wehrsdorf betraf die einzige Pockenerkrankung eine Handelsfrau. 6. In Oberlichtenau bei Kamenz wurde die Erkrankung eines eben geimpften Kindes auf eine Einschleppung der Pocken durch Handelsleute aus Böhmen zurückgeführt.

Ein wandernder Handwerksbursche hat die Pocken nach Bremen eingeschleppt und dort eine Reihe von Erkrankungen aus seiner Herberge verursacht (vgl. Gruppe K.)

Eine reisende Schauspielerin hat die Pocken nach Marienberg in Sachsen, und die Frau eines Athleten die Pocken nach Metz gebracht.

Bemerkenswerth ist noch ein Fall in Wehrsdorf, wo nach der Meldekarte die Stellung des Vaters als Gemeindevorstand, bei dem „viele Menschen aus- und eingingen", für das ungeimpfte Kind verhängnißvoll wurde (vgl. Gruppe B). Vielleicht hatte dem gleichen Umstand auch die Frau des Gemeindevorstands in Kipsdorf (vgl. Gruppe E) ihre und ihres ungeimpften Kindes Erkrankung an den Pocken zuzuschreiben. Beide Orte liegen nahe der böhmischen Grenze.

Als Beispiel einer zufällig durch die gewerbsmäßige Thätigkeit vermittelten Pockeninfektion ist die Erkrankung eines Maurergesellen zu erwähnen, welcher in einem von den Pocken betroffenen Hause den Ofen gereinigt hatte (vgl. Gruppe A).

Fabrikarbeiter sind in Neusalza, Hainewalde und Ebersbach dadurch erkrankt, daß ihre tägliche Beschäftigung sie mit Arbeitern aus böhmischen Orten zusammenführte.

Was die soziale Stellung der an den Pocken erkrankten Personen betrifft, so läßt sich schon aus den mitgetheilten Beispielen entnehmen, daß vorwiegend der wenig bemittelte, daher wahrscheinlich unter hygienisch ungünstigen Verhältnissen lebende Theil der Bevölkerung von den Erkrankungen betroffen gewesen ist.

Soweit aus den Meldekarten die sozialen Verhältnisse der Erkrankten oder des Familienoberhauptes sich erkennen lassen, ist dies fast durchweg der Fall gewesen.

In Sachsen ist die Zahl der Pockenkranken aus den Familien der Weber oder anderer Handarbeiter, ferner unter den Fabrikarbeitern, bezw. -arbeiterinnen verhältnißmäßig groß gewesen. Daß hier im Allgemeinen dürftige Verhältnisse herrschen, wird keinen Widerspruch finden und erhellt u. a. aus dem engen Zusammenwohnen der Familien. Nur selten läßt sich aus der allgemeinen Standesbezeichnung des Erkrankten, bezw. Familienoberhauptes (Kaufmann, Landwirth ꝛc.) entnehmen, daß vielleicht eine größere Wohlhabenheit, welche in der Regel ja auch günstigere hygienische Lebensbedingungen mit sich bringt, bestanden habe, doch ist die gegentheilige Annahme auch in solchen Fällen nicht ausgeschlossen.

V. Der Impfzustand und die Altersverhältnisse der an den Pocken erkrankten Personen.[*]

Wenn auch das Verhältniß der an den Pocken erkrankten Geimpften und Ungeimpften zur Gesammtzahl aller im Deutschen Reiche lebenden Geimpften und Un-

---

[*] Wenn im Nachstehenden trotz der geringen Größe der absoluten Zahlen vielfach Prozentzahlen berechnet sind, so ist solches nur der leichteren Uebersicht wegen geschehen.

— 57 —

geimpften wegen Mangels der erforderlichen Unterlagen sich nicht berechnen läßt, so liefert das vorliegende Material doch werthvolle Beiträge zur Beurtheilung des durch Impfung und Wiederimpfung gewährten Schutzes.

Der Impfzustand der 202 an den Pocken erkrankten und der hieran verstorbenen 33 Personen ist, für 12 Altersklassen getrennt, in der folgenden Tabelle ersichtlich gemacht.

im	Es erkrankten			Davon waren einmal geimpft											Wiedergeimpft waren						Ungeimpft waren	Der Impfzustand war unbekannt bei	Bereits geblattert waren
	männlichen Geschlechts	weiblichen Geschlechts	zusammen	mit Erfolg							als Kind ohne Erfolg	mit unbekanntem Erfolge	im Ganzen ein Mal geimpft	davon erwiesenermaßen mit Erfolg*)	mit Erfolg		ohne Erfolg		mit unbekanntem Erfolge	im Ganzen wiedergeimpft			
				als Kind ohne Angabe der Zeit	1 oder 2	3 oder 4	5 oder 6	mehr als 6	ohne Angabe der Zahl	Impfnarben						nicht rechtzeitig (vor 1 bis 8 Tagen)	vor mehr als 10 Jahren	nicht rechtzeitig (vor 1 bis 8 Tagen)	vor mehr als 10 Jahren					
						mit deutlichen Impfnarben				undeutlich	keine	nicht vermerkt													
1. Lebensjahre	12	14	26	2	—	—	—	—	1	1	—	—	1	—	3	2	—	—	—	—	—	—	20	3	—
2.—5. „	11	10	21	11	—	3	7	—	—	1	—	1	12	10	—	—	—	—	—	—	—	9	—	—
6.—10. „	16	14	30	29	—	4	6	13	—	3	2	1	—	—	29	28	1	—	—	—	—	1	—	—	—
11.—15. „	1	5	6	5	—	2	1	—	1	1	—	—	—	—	5	5	—	—	—	—	—	—	1	—	—
16.—20. „	8	4	12	3	—	1	1	1	—	—	—	—	—	—	3	3	—	2	—	2	—	4	5	—	—
21.—25. „	8	4	12	8	—	2	1	1	—	—	1	1	2	—	8	4	—	3	—	—	—	3	1	—	—
26.—30. „	9	13	22	18	—	2	7	3	—	1	2	2	1	—	18	15	1	—	1	—	—	1	3	1	—
31.—40. „	15	19	34	25	2	9	9	4	1	—	2	1	1	1	29	24	—	1	1	1	—	3	1	—	—
41.—50. „	14	8	22	17	—	7	5	2	2	—	—	1	—	—	17	16	—	—	—	—	1	1	1	2	1
51.—60. „	3	6	9	6	—	2	2	—	—	1	1	—	—	—	6	5	—	—	—	—	—	—	1	2	—
61.—70. „	2	4	6	4	—	—	2	—	—	—	2	—	—	—	4	2	—	—	—	1	—	1	—	1	—
71.—80. „	—	2	2	1	—	—	—	—	—	—	—	—	1	—	1	—	1	—	—	—	—	1	—	—	—
Im Ganzen	99	103	202	129	2	27	38	32	4	7	11	7	5	3	1	135	114	3	5	2	2	3	1	1	17	39	10	1
Von den 202 Erkrankten starben im																									
1. Lebensjahre	7	7	14	—	—	—	—	—	—	—	—	—	1	—	1	—	—	—	—	—	—	—	10	3	—
2.—5. „	3	—	3	—	—	—	—	—	—	—	—	—	—	—	—	—	—	—	—	—	—	—	3	—	—
6.—10. „	—	—	—	—	—	—	—	—	—	—	—	—	—	—	—	—	—	—	—	—	—	—	—	—	—
11.—15. „	—	1	1	1	—	—	—	1	—	—	—	—	—	—	1	1	—	—	—	—	—	—	—	—	—
16.—20. „	2	—	2	—	—	—	—	—	—	—	—	—	—	—	—	—	—	—	—	—	—	—	2	—	—
21.—25. „	1	—	1	—	—	—	—	—	—	—	—	—	—	—	—	—	—	—	—	—	—	—	1	—	—
26.—30. „	—	—	—	—	—	—	—	—	—	—	—	—	—	—	—	—	—	—	—	—	—	—	—	—	—
31.—40. „	1	1	2	—	—	—	—	—	—	—	—	1	1	—	2	2	—	—	—	—	—	—	1	—	—
41.—50. „	3	2	5	2	—	—	1	1	—	—	—	—	—	—	2	2	—	—	—	—	—	—	1	2	—
51.—60. „	2	1	3	1	—	—	—	—	1	—	—	—	—	—	1	1	—	—	—	—	—	—	1	1	—
61.—70. „	1	—	1	—	—	—	—	—	—	—	—	—	—	—	—	—	—	—	—	—	—	—	1	—	—
71.—80. „	—	1	1	—	—	—	—	—	—	—	—	—	—	—	—	—	1	—	—	—	—	—	1	—	—
Im Ganzen	20	13	33	4	—	—	1	1	—	2	—	—	1	1	6	4	1	—	—	—	—	—	1	18	—

---

*) Die erfolgreiche Impfung gilt als sicher festgestellt, wenn unzweifelhafte Impfnarben vorhanden sind, oder wenn der bezügliche Impfvermerk nach Einsicht der Impfliste (bez. des Impfscheins), nach eigener Erinnerung des meldenden Arztes oder nach Angabe des Impfarztes eingetragen worden ist.

A. Die Erkrankungen einmal geimpfter Personen.
a. Mit Erfolg Geimpfte.

1. Die erkrankten Kinder unter 10 Jahren. Die Erstimpfung mit Schutzpocken, welcher im Deutschen Reiche jedes Kind vor dem Ablaufe des auf sein Geburtsjahr folgenden Kalenderjahres unterzogen werden soll, gewährt nach der maßgebend gewesenen Ueberzeugung der gesetzgebenden Faktoren des Deutschen Reiches für etwa die ersten zehn auf die Impfung folgenden Jahre den werthvollsten Schutz vor Erkrankungen an den Pocken. Zur Beurtheilung der Wirkungen des Impfgesetzes ist es daher von besonderem Interesse, die als „Pocken" bezeichneten Krankheitsformen, an welchen die geimpften Kinder des ersten Lebensdezenniums gelitten haben, eingehend in Betracht zu ziehen.

Nach den Meldekarten sind während des Jahres 1886 unter 10 163 120 Bewohnern des Deutschen Reiches 42 mit Erfolg geimpfte Kinder der ersten zehn Lebensjahre von den Pocken betroffen gewesen. Von diesen 42 Kindern sind zuvörderst 3 in Abzug zu bringen, welche erst nach stattgehabter Infektion mit dem Pockengifte der Impfung unterzogen worden sind, nämlich: 1. ein uneheliches Kind von 3½ Monaten in Wehrsdorf, 7 Tage vor Ausbruch des Exanthems geimpft, 2. ein Kind von 1½ Jahren in Neusalza, 4 Tage vor der Erkrankung geimpft, und 3. ein Kind von 13 Monaten in Ober-Lichtenau, 11 Tage vor Ausbruch des Exanthems geimpft. Die beiden letzten Fälle endeten zwar in Genesung, verliefen aber schwer, der ersterwähnte verlief trotz sehr reichlichen Exanthems milde.

Es waren somit rechtzeitig nur 39 Kinder geimpft, welche sämmtlich in dem Königreiche Sachsen als pockenkrank gemeldet sind. Sie lassen sich in folgende Gruppen unterscheiden:

a) In dem Städtchen Brand (Amtsh. Freiberg) erkrankten vom 27. November bis 29. Dezember in fünf Häusern 8 Kinder von 1 bis 6 Jahren leicht an „Varioliden", wie es auf den Karten heißt. Die betreffenden Meldekarten sind von dem Bürgermeister des Ortes ausgestellt. 7 Kinder wurden gar nicht ärztlich behandelt, und nur auf einer Karte findet sich auch die Unterschrift eines Bergarztes.

Die Fälle verliefen durchweg ganz leicht. Weder in dem Städtchen, noch in der ganzen Amtshauptmannschaft ist sonst im Verlaufe des Jahres ein Pockenfall beobachtet. Auch ist über die Ansteckung der ersterkrankten Kinder nichts ermittelt worden.

b) In Oberweigsdorf (Amtsh. Zittau) erkrankten unmittelbar vor und nach Weihnachten 3 Geschwister von 5 bis 9 Jahren (Kinder eines Webers) in leichter Weise; ein Arzt wurde nicht zugezogen; der Gemeindevorstand hat am 7. Januar 1887 die betreffenden Meldekarten ausgefüllt. Sonstige Pockenfälle sind am Orte nicht vorgekommen. Eine Ansteckung des ersterkrankten Kindes ist auch hier nicht festgestellt.

c) In Dresden erkrankten vom 25. November bis 21. Dezember in vier Familien 6 Kinder im Alter von 5 bis 10 Jahren leicht an „Varioliden", die Krankheit dauerte zweimal 7 Tage, sonst 1½ bis 3 Wochen. Keins der Kinder war, soweit ermittelt, mit einem Pockenkranken in Berührung gekommen. Der letzte vorhergegangene Pockenfall in Dresden war 3 Monate zuvor im August beobachtet. Während der letzten

4 Monate des Jahres trat außer diesen 6 leichten Kindererkrankungen weder im Stadtnoch im Landkreise Dresden ein Pockenfall auf.

d) Aus Bautzen hat ein Arzt in der Zeit vom 8. November bis 29. Dezember
4 Erkrankungen von Kindern im Alter von 2 bis 7 Jahren gemeldet, darunter zweier
Geschwister. Die Erkrankungen dauerten alle nur „ca. 8 Tage." Von den beiden
Geschwistern wird angegeben, daß sie „im Anschlusse an die Masern" erkrankt seien.
Weder in Bautzen noch in der Umgegend sind in den 5 letzten Monaten des Jahres
sonstige Pockenfälle vorgekommen.

Ein weiterer ganz vereinzelt aufgetretener „Pockenfall" in Bautzen betraf ein
zehnmonatliches Kind mit „reichlichen" Impfnarben; als Diagnose ist leichte Form
diskreter Pocken eingetragen, die Karte ist auf Grund einer einmaligen Besichtigung
ausgefüllt. (Als Geburtstag des am 3. August 1886 besichtigten Kindes ist der
1. Oktober 1886 seitens des Arztes eingetragen.)

e) In Chemnitz erkrankten Ende Oktober zwei Geschwister von 5 bezw. 8 Jahren
leicht an diskreten Pocken. Die Dauer der Krankheit betrug „ca. 2 Wochen". Eine
Ansteckungsquelle ist nicht angegeben. In der zweiten Hälfte des Jahres (seit Juni)
ist sonst kein Pockenfall aus Chemnitz gemeldet.

f) g) Aus 2 kleinen Gemeinden sind folgende, im Orte ganz vereinzelt aufgetretene
Fälle gemeldet. In Weißbach (Amtsh. Zwickau) war im März ein 7jähriges Kind
10 Tage lang leicht an „Varioliden" krank. Dasselbe hatte keine Impfnarben, ist aber
am 15. Juli 1880 geimpft worden. Eine nach der Impfung entstandene Pustel verheilte
nach Inhalt der Meldekarte schnell. In Niederfriedersdorf (Amtsh. Löbau) erkrankte
im April das 4½jährige Kind eines Gutsbesitzers „ganz leicht".

h) Aus dem Dorfe Beiersdorf (Amtsh. Grimma) sind vom 28. Februar bis 16. März
3 Fälle leichter, diskreter Pocken bei drei Geschwistern von 4½ bis 8¾ Jahren
(Kindern eines Gutsbesitzers) gemeldet. Die Dauer der Krankheit betrug bei zwei
Kindern 6 bezw. 8 Tage, im dritten Falle, der sich mit zahlreichen Furunkeln komplizirte,
3 Wochen.

i) Im nahen (ca. 5 km entfernten) Dorfe Neunitz hatte um dieselbe Zeit (am
24. Februar) der in Beiersdorf zugezogene Arzt bei dem sonst nicht weiter behandelten
5jährigen Kinde eines Kohlenarbeiters „zahlreiche, vereinzelt stehende Varioliden" konstatirt. — Sonstige Pockenfälle sind während des Jahres weder in Beiersdorf noch in
Neunitz vorgekommen.

k) In Oberneukirch (Amtsh. Bautzen) erkrankten am 9. März zwei Geschwister
von 3 und 9 Jahren und waren 8 Tage lang leicht krank. Hier war kurz vorher auch
ein 39jähriger Weber aus Niederneukirch 8 Tage lang an diskreten Pocken leicht erkrankt
gewesen. Weitere Pockenfälle sind in Ober- und Niederneukirch nicht beobachtet.

Alle diese 32 als Pocken gemeldeten Krankheitsfälle von Kindern
unter 10 Jahren verliefen leicht bezw. sehr leicht; in 30 Fällen ließ sich
keinerlei Zusammenhang mit anderen Pockenerkrankungen dem Orte und der
Zeit nach erkennen. Nach dem Inhalte der Meldekarten ist die Vermuthung
nicht von der Hand zu weisen, daß hier vielfach nicht Pocken, sondern

Varicellen vorgelegen haben. Die Annahme, daß Pocken und Varicellen bisweilen zusammengeworfen seien, wird dadurch unterstützt, daß die Varicellen nach einem in Deutschland vielverbreiteten Krankheitschema*) unter einer und derselben Nummer mit den echten Pocken rubrizirt werden, obgleich diese wohl ausschließlich bei Kindern vorkommende Krankheit nach der übereinstimmenden Ansicht fast aller Autoren in einem ursächlichen Zusammenhange mit den echten und modifizirten Pocken (Variola und Variolois) nicht steht.

1) Nur folgende 7 Erkrankungen geimpfter Kinder unter zehn Jahren ereigneten sich zu einer Zeit, als an denselben Orten auch andere unzweifelhafte Pockenfälle vorkamen.

Nr.	Ort der gemeldeten Erkrankung	Alter	Bezeichnung des Kindes	Zahl der Impfnarben	Art und Dauer des Krankheitsverlaufs
1	Wehrsdorf	8½	Weberstochter	2	„leicht" in 16 Tagen.
2	Neusalza	8	Weberstochter	2	„leicht" in 3 Wochen.
3	Taubenheim	9	Weberssohn	4	„ganz leicht" in „kaum 8 Tagen".
4	Oberfriedersdorf	6½	Weberstochter	4	„leicht" in „etwa 3 Wochen".
5	Grimma	7	Schulknabe	6	„leicht" in 18 Tagen.
6	Bautzen	7	Kassirerssohn	6 undeutl.	„leicht" in 18 Tagen.
7	Sohland	8½	Weberssohn	2	„schwer"; genas nach 23 Tagen.

Es ist somit unter den 39 Erkrankungen erfolgreich geimpfter Kinder unter zehn Jahren nur ein einziger, wenn auch nicht tödtlich, so doch schwer verlaufender Fall beobachtet. Die Pocken waren jedoch auch hier diskret.

2. Die einmal mit Erfolg geimpften Pockenkranken vom 11. Lebensjahre ab.

Unter 125 Personen im Lebensalter von 10 Jahren und darüber, welche während des Jahres 1886 an den Pocken erkrankten, waren 89 (d. i. 71,2 %) nur einmal erfolgreich Geimpfte. Von diesen ließen jedoch nur 70 (= 56 % der Erkrankten) deutliche Impfnarben erkennen.

Von allen erfolgreich geimpften Pockenkranken des 11. bis 40. Lebensjahres ist nur eine Person gestorben: die im 13. Lebensjahre stehende — noch nicht wiedergeimpfte — Tochter eines sächsischen Schutzmannes. Dieselbe starb nach 18tägiger Krankheitsdauer im Spitale zu Leipzig, deutliche Impfnarben waren angeblich vorhanden, doch ist deren Zahl nicht vermerkt.

Im Alter von 40 Jahren und darüber starben von den einmal erfolgreich geimpften Pockenkranken 3.

Diese 3 Sterbefälle betrafen:
1. einen als Kind im Jahre 1841 mit Erfolg geimpften Grundstücksbesitzer von 44 Jahren in Neu-Schönberg (Amtsh. Löbau). Derselbe hatte 4 deutliche Impfnarben;

---

*) System der Todesursachen von Prof. Virchow, alljährlich abgedruckt in Boerner's Medizinalkalender, Hirschwald's preußischem Medizinalkalender ꝛc., benutzt u. a. auch im statistischen Amte der Stadt Berlin.

2. eine im zweiten Lebensjahre mit Erfolg geimpfte Haus- und Feldbesitzersfrau von 47 Jahren in Mauersberg (Amtsh. Marienberg). Dieselbe hatte 6 Impfnarben;
3. einen nach 14tägiger Krankheit im Jakobspital zu Leipzig verstorbenen Fuhrwerksbesitzer von 56 Jahren. Derselbe war als Kind mit Erfolg geimpft, die Zahl der deutlichen Impfnarben ist nicht angegeben.

b) Die ohne Erfolg oder mit unbekanntem Erfolge einmal geimpften Kranken.

Auf 3 Meldekarten ist eine einmalige erfolglose Impfung der pockenkranken Person eingetragen:

1. In Pockau bei Marienberg erkrankte am 23. Januar ein Kohlenschuppenarbeiter an den Pocken. Am 31. Januar wurde dessen sieben Monate altes Kind ohne Erfolg geimpft; dasselbe erkrankte darauf am 8. Februar ebenfalls an den Pocken und starb am 17. desselben Monats.
2. Das Kind eines Webers in Taubenheim, 1¼ Jahr alt, war laut Impfliste des Jahres 1885 und nach Angabe der Mutter ohne Erfolg geimpft. Dasselbe genas nach dem Ueberstehen einer mittelschweren Form zum Theil konfluirender Pocken.
3. Die 32jährige Ehefrau eines Wirthschaftsbesitzers in Schellerhau überstand, nachdem sie ihren pockenkranken Gatten gepflegt, eine schwere, konfluirende Form der Pocken. Impfnarben waren nicht vorhanden; nach Angabe ihrer Mutter war die Kranke einmal ohne Erfolg geimpft.

Die nach der Tabelle mit unbekanntem Erfolge einmal geimpfte Person, ein im badischen Bezirksamte Waldshut zu Rheinheim erkrankter und demnächst an den Pocken verstorbener Landwirth, stand im 31. Lebensjahre. Impfnarben ließen sich nicht erkennen; der Vermerk auf der Meldekarte lautet: „angeblich geimpft".

B. Die Erkrankungen wiedergeimpfter Personen an den Pocken.

Unter der Gesammtzahl von 17 Pockenkranken, welche nach Inhalt der Meldekarten wiedergeimpft waren, befinden sich 5, welche erst innerhalb der letzten acht Tage vor der Erkrankung, d. h. nach stattgehabter Infektion mit den Pocken wiedergeimpft worden sind. Drei dieser Fälle betrafen Insassen des Krankenhauses zu Triberg, von denen die eine Person mit Erfolg, die beiden anderen ohne Erfolg 3 bezw. 4 Tage vor Beginn der Pockenkrankheit wiedergeimpft worden waren. Die „mit Erfolg" 3 Tage vor Ausbruch der Pocken wiedergeimpfte Person erlag der Krankheit; dieselbe war 74 Jahre alt und vor einigen Monaten als hochgradig kachektisch wegen chronischen Hautleidens in das Krankenhaus aufgenommen; Impfnarben von einer früheren Impfung waren nicht vorhanden. Der die Meldekarte ausstellende Arzt hat dem Vermerk: „angeblich als Kind geimpft" ein Fragezeichen beigefügt. Ferner sind im Inkubationsstadium der Pocken wiedergeimpft: eine 30jährige Webersfrau in Taubenheim 3 Tage vor der Erkrankung „mit Erfolg", und ein 9½jähriges Mädchen in Jung-Münsterol 8 Tage vor der Erkrankung ebenfalls „mit Erfolg".

Für die Beurtheilung des Werthes der Schutzimpfung können diese späten, offenbar nach der Infektion mit den Pocken erfolgten Wiederimpfungen nicht als vollgültig in Betracht kommen.

Der Erfolg der Wiederimpfungen bei den übrigen 12 Pockenkranken hat sich mit Sicherheit im Allgemeinen nicht feststellen lassen. Die bezüglichen Eintragungen, wonach 7 mit Erfolg, 4 ohne Erfolg, 1 mit unbekanntem Erfolge wiedergeimpft worden sind, basiren mit einer Ausnahme lediglich auf den Angaben der Erkrankten; eine Unterscheidung der Narben der Erstimpfung von denen der Wiederimpfung war nicht möglich. Die erfolglos Wiedergeimpften sind daher mit den erfolgreich Wiedergeimpften gemeinsam in nachstehender Tabelle aufgeführt.

Die 12 rechtzeitig wiedergeimpften Pockenkranken.

Nr.	Alter in Jahren	Der Erkrankten Stand event. Nationalität	Zeitpunkt und angeblicher Erfolg der Wiederimpfung	Zahl der Impfnarben	Bemerkungen
1	20	belgischer Schiffer	vor 1 Jahr mit Erfolg	keine	genas nach schwerer Erkrank.
2	19	Porzellanmaler	vor 7 Jahren mit Erfolg	nicht angegeben[1])	leichter Verlauf
3	19	Fabrikweber	vor 8 Jahren mit Erfolg	4 deutl.	8 Tage lang leicht krank
4	20	Fabrikarbeiter	vor 9 Jahren mit Erfolg	2 deutl.	10 Tage lang leicht krank
5	24	Schauspielerin	vor 10 Jahren mit Erfolg	8 deutl.	leichte Erkrank. an „Varioloid"
6	35	Fabrikarbeiter	vor 16 Jahren mit Erfolg (war damals Soldat)	5 deutl.	8 Tage lang leicht krank
7	27	Lumpensortirerin	vor 16 Jahren mit Erfolg	4 deutl.	3 Wochen lang leicht krank
8	26	Athletenfrau, Holländerin	vor 12 Jahren ohne Erfolg	keine	genas nach schwerer Erkrank.
9	16	Magd	vor ca. 5 Jahren ohne Erfolg	keine	leichte Form der Erkrankung
10	16	Fabrikarbeiterin	vor ca. 4 Jahren ohne Erfolg	2 deutl.	14 Tage lang leicht krank
11	39	Händler	vor ca. 8 Jahren ohne Erfolg (war Soldat)	3 deutl.	„Varioloid"; leichte Erkrankung
12	49	sächs. Gendarm, aus Böhmen gebürtig	beim Militär mit unbekanntem Erfolge	3 deutl.	14 Tage lang leicht krank

Von den rechtzeitig wiedergeimpften 12 Personen, welche unter den 10 163 120 Bewohnern deutscher Staaten im Laufe des Jahres von den Pocken befallen wurden, ist also Niemand an den Pocken verstorben. (Auch in Bayern ist von den 5 Pockenkranken des Jahres 1886, welche wiedergeimpft waren, Niemand gestorben.)

Alle rechtzeitig wiedergeimpften Pockenkranken, welche überhaupt Impfnarben erkennen ließen, haben eine nur leichte Erkrankung durchgemacht.

C. Die Erkrankungen ungeimpfter Personen.

Ungeimpft waren 39 an den Pocken erkrankte Personen, nämlich 20 Kinder des ersten Lebensjahres, 9 Kinder im zweiten bis fünften Lebensjahre, 1 elfjähriger Knabe und 9 Erwachsene von 16 bis 60 Jahren. Von den Pockenkranken des 11. bis 20. Lebensjahres waren 6 ungeimpft und 12 geimpft, in dieser Altersklasse kam also auf je 2 geimpfte Pockenkranke 1 ungeimpfter.

Die Sterblichkeit der 39 ungeimpften Pockenkranken ergiebt sich aus Folgendem:

im 1. Lebensjahre erkrankten 20, starben 10 (50 %),
„ 2.—15. „ „ 10, „ 3 (30 %),
„ 16.—60. „ „ 9, „ 5 (55,6 %).

---

[1]) Dieser Kranke war am Tage der begonnenen ärztlichen Behandlung bereits außer Bett. Der Fall ist der einzige, in welchem nach Inhalt der Meldekarten die erfolgreiche Revaccination erwiesen ist, denn das Datum derselben ist verzeichnet mit dem Hinzufügen: „bei der Revision sind 2 Bl. in die Liste eingetragen."

— 63 —

D. Die 10 Pockenkranken mit unbekanntem Impfzustande.

Bei 8 während des Jahres 1886 im Königreiche Sachsen an den Pocken erkrankten und verstorbenen Personen ist die Meldekarte nur nach dem für Pockentodesfälle gegebenen Schema ausgefüllt worden, es fehlt daher die Angabe des Impfzustandes. Unter diesen 8 befinden sich 3 Kinder des ersten Lebensjahres — von 3 bis 9 Monaten —, welche wahrscheinlich wie die meisten Kinder dieses Alters ungeimpft waren. (Unter Hinzurechnung dieser 3 Kinder würde sich die Mortalität der ungeimpften Säuglinge auf 56,5 % steigern.)

Bei einer 28jährigen, an den Pocken erkrankten und genesenen Frau in Dittersdorf konnte die Meldekarte erst nachträglich ausgestellt werden, und blieb die Frage betreffs des Impfzustandes unausgefüllt. Bei einer 58jährigen Frau aus Böhmen ist der Impfzustand als unbekannt eingetragen; dieselbe genas nach schwerer Erkrankung in Zwickau, Impfnarben waren nicht vorhanden.

E. Die zweimalige Erkrankung einer Person an den Pocken.

Unter den 202 Pockenkranken befand sich eine einzige Person, welche bereits früher die Pocken überstanden hatte; es war ein 47jähriger Weber im Armenhause zu Dürhennersdorf, welcher gleichzeitig mit mehreren anderen Insassen derselben Anstalt an den Pocken erkrankte, aber nur so leicht, daß er nach Inhalt der Meldekarte gar nicht zum Liegen kam. Derselbe hatte deutliche Pockennarben im Gesicht von der als Kind überstandenen ersten Erkrankung her. —

Die Erkrankungs- und Sterblichkeitsverhältnisse aller 202 Pockenkranken sind nachstehend nochmals unter Berechnung der Prozentzahl*) der Verstorbenen nach Altersklasse und Impfzustand zusammengestellt. Die nicht rechtzeitig Wiedergeimpften sind hier den einmal erfolgreich Geimpften hinzugezählt. Die 3 zu spät, d. h. erst im Inkubationsstadium der Pocken, der Erstimpfung unterzogenen Kinder sind den erfolglos Geimpften hinzugerechnet.

Altersklasse	Einmal mit Erfolg rechtzeitig Geimpfte (einschl. der zu spät Wiedergeimpften)			Einmal ohne Erfolg oder mit unbekanntem Erfolg oder nicht rechtzeitig Geimpfte			Rechtzeitig Wiedergeimpfte (theils mit, theils ohne Erfolg)			Ungeimpfte			Unbekannten Impfzustandes			Bereits Geblatterte		
Im Lebensjahre	Erkrankt	Gestorben	%	Erkrankt	Gestorben	%	Erkrankt	Gestorben	%	Erkrankt	Gestorben	%	Erkrankt	Gestorben	%	Erkrankt	Gestorben	%
0.—1.	1	0	0	2	1	50	—	—	—	20	10	50	3	3	100	—	—	—
2.—5.	9	0	0	3	0	0	—	—	—	9	3	33,3	—	—	—	—	—	—
6.—10.	30	0	0	—	—	—	—	—	—	—	—	—	—	—	—	—	—	—
11.—15.	5	1	20	—	—	—	—	—	—	1	0	0	—	—	—	—	—	—
16.—20.	3	0	0	—	—	—	4	0	0	5	2	40	—	—	—	—	—	—
21.—30.	27	0	0	—	—	—	5	0	0	1	1	100	1	0	0	—	—	—
31.—40.	28	0	0	2	1	50	2	0	0	1	0	0	1	1	100	—	—	—
41.—60.	23	3	13	—	—	—	1	0	0	2	2	100	4	3	75	1	0	0
61.—80.	7	1	14,3	—	—	—	—	—	—	—	—	—	1	1	100	—	—	—

*) Wie auch hier mit Bezug auf die Kleinheit der absoluten Zahlen ausdrücklich bemerkt sei, lediglich zum Zwecke der leichteren Uebersicht.

VI. Bemerkungen über den Krankheitsverlauf.

Zur Beurtheilung der Dauer des Inkubationsstadiums der Pocken können die nachstehenden, in den Meldekarten mitgetheilten Thatsachen einen Anhalt geben.

Ein Gendarm in Dresden erkrankte am 27. August, nachdem er am 16. desselben Monats Verwandte in Böhmen besucht hatte. Die Inkubationszeit hat bei ihm anscheinend mindestens 11 Tage betragen.

Ein Restaurateur in Altkirch erkrankte am 8. Juni, nachdem er 14 Tage vorher in Besançon gewesen war, und eine Handarbeiterin in Werdau bei Zwickau, welche am 1. Mai aus einem von den Pocken heimgesuchten Distrikte Böhmens zugereist war, erkrankte am 15. Mai. In den letzten beiden Fällen scheint sonach die Dauer des Inkubationsstadiums auf 14 Tage sich erstreckt zu haben.

Die Schwierigkeit einer genauen Berechnung der Inkubationszeit aus solchen Angaben erhellt aus den Erkrankungsfällen in Triberg. Hier hatte der von den Pocken eben genesene französische Holzhändler am 17. Februar das Krankenhaus verlassen, und erst am 13. April trat der nächste, wahrscheinlich mit dem vorigen in Zusammenhang stehende Pockenfall in demselben Krankenhause auf. Da eine achtwöchentliche Inkubationsdauer allen wissenschaftlichen Erfahrungen widerspricht, liegt die Annahme nahe, daß der Infektionsstoff vom ersten Pockenkranken her an Wäsche-, Bett- oder Kleidungsstücken gehaftet hat, welche, ohne genügend desinfizirt zu sein, mit dem nächsterkrankten Insassen des Hauses in Berührung gekommen sind.

Was die Form der beobachteten Pocken betrifft, so ist dieselbe auf 179 Meldekarten angegeben. Danach ist 117 Mal (etwa in 65% dieser Fälle) die gutartigste Form der diskreten Pocken beobachtet, 48 Mal wurde die Form der konfluirenden Pocken verzeichnet, jedoch öfters nur als „theilweise konfluirend", endlich in 14 Fällen, darunter 9 Mal bei älteren Personen über 30 Jahren, trat, soweit die Angaben reichen, die hämorrhagische Form auf.

Diese letztere, unter dem Namen der schwarzen Pocken besonders gefürchtete Form verlief stets schwer und führte 6 Mal zum Tode, darunter 4 Mal bei in der Kindheit ein Mal geimpften Personen von 30 bis 50 Jahren, ein Mal bei einem ungeimpften Kinde und ein Mal bei einem ungeimpften Manne aus Böhmen. Meistens war auch der Verlauf der konfluirenden Pocken schwer, nur 7 Mal unter den 48 Fällen ist bei im Uebrigen leicht verlaufender Krankheit die konfluirende Form beobachtet. Die diskreten Formen verliefen 14 Mal schwer, 102 Mal leicht, ein Mal ist die Art des Krankheitsverlaufes nicht eingetragen (vgl. auch die untenstehende Tabelle).

Von allen 202 Pockenerkrankungen des Jahres 1886, über welche Meldekarten vorliegen, verliefen 116 leicht und 84 (einschließlich der tödtlich endenden) schwer. In 2 Fällen — bei ungeimpften Kranken — fehlt die Angabe des Verlaufs, dieselben betreffen einen Säugling und einen 18jährigen Gesellen aus Böhmen und endeten mit Genesung.

Der Krankheitsverlauf mit Berücksichtigung des Impfzustandes und Lebensalters.

	Einmal geimpft											Rechtzeitig wiedergeimpft								Form der Pocken			
	mit Erfolg											mit Erfolg		ohne Erfolg									
	mit deutlichen Impfnarben				ohne Angabe der Zahl	mit undeutlichen Impfnarben	mit feinen Impfnarben	ohne Erfolg bez. Vermerkt	ohne Erfolg	mit unbekanntem Erfolge	im Ganzen geimpft darunter erwiesenermaßen mit Erfolg	Zu spät geimpfte Kinder	vor 10–20 Jahren	vor weniger als 10 Jahren	vor 10–20 Jahren	vor weniger als 10 Jahren	mit unbekanntem Erfolge im Ganzen rechtzeitig wiedergeimpft	Zu spät wiedergeimpft	Ungeimpft	Impfzustand unbekannt	Bereits geblattert	Summe	diskrete	konfluirende	hämorrhagische	nicht angegeben
	1–2	3–4	5–6	mehr																							
Im 1. Lebensjahre schwer	—	—	—	—	—	—	—	—	1	—	1	—	—	—	—	—	—	—	—	14*)	3	—	18	3	5	1	9
leicht	—	—	—	1	—	—	—	—	—	1	1	1	—	—	—	—	—	—	—	5	—	—	7	5	2	—	—
„ 2.–5. „ schwer	—	—	—	—	—	—	—	1	—	1	2	—	—	—	—	—	—	—	—	6	—	—	9	—	7	2	—
leicht	—	3	5	—	—	—	1	—	—	9	8	—	—	—	—	—	—	—	—	3	—	—	12	11	—	—	1
„ 6.–10. „ schwer	1	—	—	—	—	—	—	—	—	1	1	—	—	—	—	—	—	—	—	—	—	—	1	1	—	—	—
leicht	3	6	13	—	3	2	1	—	—	28	27	—	—	—	—	—	1	—	—	—	—	—	29	24	3	—	2
„ 11.–15. „ schwer	—	1	—	1	—	—	—	—	—	2	2	—	—	—	—	—	—	—	1	—	—	—	3	1	2	—	—
leicht	—	1	1	—	—	1	—	—	—	3	3	—	—	—	—	—	—	—	—	—	—	—	3	3	—	—	—
„ 16.–20. „ schwer	—	1	—	—	—	—	—	—	—	1	1	—	—	—	—	—	—	—	4	—	—	—	5	—	2	2	1
leicht	1	—	1	—	—	—	—	—	—	2	2	2	—	2	—	4	—	—	—	*)1	—	—	6	6	—	—	—
„ 21.–25. „ schwer	—	—	—	—	1	1	1	—	—	3	—	—	1	—	—	—	—	—	1	—	—	—	5	5	—	—	—
leicht	2	1	1	—	—	—	1	—	—	5	4	2	—	—	—	—	—	—	2	—	—	—	7	5	—	—	2
„ 26.–30. „ schwer	1	2	1	—	1	—	2	1	—	8	5	—	—	1	—	—	—	—	1	—	—	—	9	3	6	—	—
leicht	1	5	2	—	—	2	—	—	—	10	10	—	1	—	—	—	1	1	1	—	—	—	13	12	—	—	1
„ 31.–40. „ schwer	3	2	—	—	—	1	—	1	1	8	5	—	—	—	—	—	—	1	1	1	—	—	11	2	6	2	1
leicht	6	7	4	1	—	1	1	1	—	21	19	—	1	1	—	—	—	2	—	—	—	—	23	21	2	—	—
„ 41.–50. „ schwer	2	4	1	—	—	1	—	—	—	9	8	—	—	—	—	—	—	—	1	2	—	—	12	3	4	2	—
leicht	5	1	1	—	—	—	—	—	—	8	8	—	—	—	—	1	1	—	1	—	—	—	10	9	—	—	1
„ 51.–60. „ schwer	—	1	—	1	—	—	—	—	—	3	2	—	—	—	—	—	—	—	1	2	—	—	6	1	4	—	1
leicht	2	1	—	—	—	—	—	—	—	3	3	—	—	—	—	—	—	—	—	—	—	—	3	3	—	—	—
„ 61.–70. „ schwer	—	1	—	—	1	—	—	—	—	2	1	—	—	—	—	—	—	—	1	—	—	—	3	—	1	1	1
leicht	—	1	—	—	1	—	—	—	—	2	2	—	—	—	—	—	—	—	1	—	—	—	3	3	—	—	—
„ 71.–80. „ schwer	—	—	—	—	—	—	1	—	—	1	—	—	—	—	—	—	—	—	1	—	—	—	2	—	2	—	—
leicht	—	—	—	—	—	—	—	—	—	—	—	—	—	—	—	—	—	—	—	—	—	—	—	—	—	—	—
Im Ganzen schwer	7	12	2	1	3	4	4	3	3	40	25	2	1	—	—	1	—	2	2	29*)	9	—	84	14	41	14	15
leicht	20	26	28	2	4	7	3	2	—	92	86	1	4	2	3	—	1	10	3	8	1	1	116	102	7	—	7

Wie die Tabelle zeigt, ist bei den rechtzeitig und mit Erfolg der Erstimpfung unterzogenen Kindern unter 5 Jahren keine Erkrankung schwer verlaufen. Im Alter vom 6. bis 15. Jahre verliefen bei erfolgreich einmal geimpften Kindern 3 Fälle schwer; dieselben betrafen: 1. einen nach 3 Wochen genesenen achtjährigen Knaben in Sohland, 2. ein nach 6 Wochen genesenes, 11½ jähriges, eben aus Böhmen zugereistes Kind in Zwickau, 3. die nach 18tägiger Krankheit verstorbene zwölfjährige Schutzmannstochter in Leipzig.

---

*) Dazu kommen mit unbekanntem Verlaufe die Erkrankungen eines ungeimpften Kindes im 1. Lebensjahre und einer im 16. bis 20. Lebensjahre befindlichen ungeimpften Person. Bei letzterer sind diskrete Pocken beobachtet, bei ersterem ist die Form der Pocken nicht angegeben.

Bei den einmal mit Erfolg geimpften Personen des 16. bis 20. Lebensjahres ist nur eine Erkrankung schwer, jedoch mit Genesung verlaufen. Im 21. bis 25. Lebensjahre sind geimpfte Personen mit deutlichen Impfnarben überhaupt nicht schwer erkrankt gewesen, dagegen 3 Personen ohne deutliche Impfnarben nach angeblich in frühester Kindheit erfolgreich geschehener Erstimpfung; zwei dieser Personen waren aus Böhmen zugereist. Der Verlauf war in allen 3 Fällen nicht tödtlich.

Erst vom 26. Lebensjahre ab werden bei den nur einmal in der Kindheit geimpften Personen die schweren Pockenerkrankungen häufiger und im Alter vom 41. bis 50. Lebensjahre verlief bei ihnen die Hälfte aller Erkrankungen schwer.

Von den 12 rechtzeitig wiedergeimpften Kranken überstanden 10 eine leichte, meist sehr rasch zur Genesung führende Form der Pocken, nur 2 waren schwer erkrankt, und diese beiden waren ohne jede Impfnarbe (vgl. oben).

Bei den 39 ungeimpften Pockenkranken war in allen Altersklassen die schwere Form der Erkrankung die häufigere, nur 8 Mal findet sich auf Meldekarten Ungeimpfter der Krankheitsverlauf als leicht bezeichnet.

Der 47jährige Mann, welcher, wie die Narben erkennen ließen, bereits als Kind die Pocken überstanden hatte, wurde in sehr leichter Form von derselben Krankheit ein zweites Mal befallen.

Betreffs eines Zusammenhanges zwischen der Schwere des Krankheitsverlaufes und der Zahl der deutlichen Impfnarben ist Folgendes hervorzuheben:

1. Vor Ablauf des 29. Lebensjahres ist keine Person schwer pockenkrank gewesen, welche mehr als 4 deutliche Impfnarben hatte. Das einzige im Alter bis zu 10 Jahren schwer pockenkrank gewesene Kind mit Impfnarben hatte deren nur 2.

2. Vom 29. bis zum 40. Lebensjahre war nur eine Person, die 29jährige Arbeiterin aus einer Federnfabrik zu Mannheim, trotz des Vorhandenseins von mehr als 4 unzweifelhaften Impfnarben, schwer an den Pocken erkrankt.

3. Abgesehen von den leichten eigenartigen Erkrankungen der rechtzeitig geimpften Kinder unter 10 Jahren waren bis zum 40. Lebensjahre:

mit 1—4 Impfnarben . . . 24 Personen leicht, 10 Personen schwer,
„ 5—6 „ . . . 9 „ „ 1 „ „
„ mehr als 6 Impfnarben 1 „ „ 0 „ „

an den Pocken erkrankt.

Nachkrankheiten. Von den mit Genesung endenden 169 Pockenfällen ist nicht nur die überwiegende Mehrzahl (70%) leicht verlaufen, sondern es sind auch nach Inhalt der Meldekarten Nachkrankheiten sehr selten beobachtet. Nur 8 Mal findet sich hinter dem bezüglichen Vordrucke eine Krankheit verzeichnet und dann mehrfach mit dem Zusatze „als Komplikation".

Bei den geimpften Kindern unter 10 Jahren, deren Erkrankung fast durchweg eine leichte war, werden einmal Furunkel als Komplikation erwähnt, ein anderes Mal eine Anschwellung am Zahnfleisch (epulis), ein drittes Mal bei einer achttägigen, leichten Erkrankung Ausfluß aus dem rechten Ohre. Bei einem ungeimpften Kinde in Ehrenfriedersdorf ist Knochenhautentzündung am Schienbeine als Nachkrankheit aufgeführt. Bei einem 32jährigen, übrigens leicht erkrankten Kaufmann in Grimma Blutergüsse in das Unterhautzellgewebe und in die Muskulatur. Die 29jährige, schwerkranke Arbeiterin in Mannheim hatte ein Ohrleiden (otitis externa) als Komplikation. In 2 Fällen endlich werden Augenleiden als Nachkrankheiten genannt, und zwar bei einem 44jährigen Tischler in Ebersbach eine Regenbogenhautentzündung (iritis serosa) und bei einer 42jährigen Frau in Bärenfels eine Entzündung der Hornhaut.

Die Aufnahme der Pockenkranken in ein Krankenhaus hat im Ganzen in 36 Fällen stattgefunden, hauptsächlich in den größeren Städten und, wie es scheint, unabhängig von der sozialen Stellung der Kranken.

So wurden in Leipzig alle 4 dort zur Anzeige gelangten Pockenfälle im Jakobsspital, in Zwickau alle 4 Pockenkranken im Stadtkrankenhause behandelt. In Bremen wurden ebenfalls 4 Pockenkranke ins Krankenhaus übergeführt, nur einer der in der gemeinschaftlichen Herberge erkrankten Handwerksgesellen (Gruppe K) scheint außerhalb des Krankenhauses behandelt worden zu sein. In Triberg sind alle 5 Pockenkranke im dortigen Bezirkskrankenhause behandelt; bei 4 Personen geschah die Infektion, wie erwähnt, im Krankenhause. In Chemnitz, Dresden, Bautzen, Grimma und Sebnitz wurden nur je 2 Kranke, in Zittau nur ein Kranker ins Krankenhaus aufgenommen, obgleich die Zahl der dort angezeigten Pockenfälle eine viel höhere war. In Metz, Mannheim, Pforzheim, Freiburg, Borna, Buchholz, Werdau und Hartmannsdorf wurden die vereinzelt vorgekommenen Pockenfälle in einem Krankenhause des Ortes behandelt.

In 27 Ortschaften blieb der Pockenfall vereinzelt, trotzdem eine Isolirung des Kranken durch Aufnahme desselben in ein Spital nicht stattfand.

Anhang. Uebersicht derjenigen Pockenerkrankungen des Jahres 1885, über welche Meldekarten aus Theilen des Deutschen Reiches vorliegen.

Aus dem Jahre 1885 sind Meldekarten über die zur Anzeige gelangten Pockenerkrankungen dem Kaiserlichen Gesundheitsamte nur aus 3 Bundesstaaten und aus Elsaß-Lothringen zugegangen, und zwar 2 aus Sachsen-Meiningen, 7 aus Anhalt, 1 aus Lippe und 28 aus Elsaß-Lothringen.*)

---

*) Nach amtlichen Mittheilungen sind ferner in Bayern 142, in Württemberg 10, in Oldenburg 2 Erkrankungen an den Pocken vorgekommen. (Vgl. Veröffentlichungen des Kaiserlichen Gesundheitsamts 1886 S. 520 und 1887 S. 405.) Diese Gesammtzahl von 192 Pockenkranken ist, wenn man die Ergebnisse der Volkszählung vom 1. Dezember 1885 der Berechnung zu Grunde legt, unter 9 907 526 Bewohnern des Deutschen Reiches festgestellt, entspricht somit einer Erkrankungsziffer an den Pocken von kaum 2 (1,94) unter je 100 000 Einwohnern. Ueber die besonderen Umstände, welche in Oberbayern damals die verhältnißmäßig auffallende Zahl von 110 Erkrankungen an den Pocken (10,9 auf 100 000 Bewohner) bedingt haben, ist bisher nichts Näheres bekannt geworden, im übrigen Bayern betrug die Erkrankungsziffer 0,7, in Württemberg 0,5, in Elsaß-Lothringen 1,8 auf 100 000 Bewohner.

Von den Pockenkranken starben in Bayern 17 (darunter 16 in Oberbayern), in Sachsen-Meiningen keiner, in Anhalt und Lippe je 1, in Elsaß-Lothringen 4, im Ganzen 23. Die Pocken-Sterblichkeitsziffer des Jahres 1885 für obige Bevölkerungsquote des Deutschen Reiches belief sich mithin auf 0,23 von je 100 000 Einwohnern.

Diese 38 Erkrankungen vertheilen sich auf nachstehende Verwaltungsbezirke:

Staat	Verwaltungsbezirk	Zahl der Gemeinden	Zahl der Erkrankungen	Zahl der Gestorbenen
Herzogthum Sachsen-Meiningen	Kreis Hildburghausen	1	2	—
Herzogthum Anhalt	„ Zerbst	1	4	—
	„ Bernburg	1	2	1
	„ Dessau	1	1	—
Fürstenthum Lippe	Amt Sternberg	1	1	1
Reichslande Elsaß-Lothringen	Ober-Elsaß: Kreis Mülhausen	5	16	2
	„ Altkirch	3	3	—
	„ Thann	1	1	1
	Unter-Elsaß: Stadtkreis Straßburg	1	7	1
	Kreis Hagenau	1	1	—
	Summa	16	38	6

In 9 der von den Pocken betroffenen Ortschaften kam nur je eine Erkrankung während des Jahres zur Anzeige, in 3 Orten je 2; in Mülhausen erkrankten 4 Personen in 4 verschiedenen Monaten des Jahres.

Ein zeitlich zusammenfallendes Auftreten von mehr als 2 Pockenfällen an einem Orte ist nur drei Mal beobachtet; die betreffenden Erkrankungsgruppen sind nachstehend zusammengestellt:

Gruppe A. 8 Erkrankungen in 2 Familien des Dorfes Homburg, Kreis Mülhausen.

Nr.	Alter in Jahren	Beruf ec.	Datum der Erkrankung bezw. Beginn der ärztlichen Behandlung	Impfzustand	Bemerkungen
1	28	Haushälterin	Ende Octbr.	einmal geimpft	Infektion aus Frankreich; ärztlich nicht behandelt
2	61	Mutter von Nr. 1	2./11	als Kind geimpft	† 5. November
3	23	Bruder von Nr. 1	Anf. Novbr.	wiedergeimpft	ärztlich nicht behandelt
4	33	Schwester von Nr. 1	16./11.	als Kind geimpft	schwer erkrankt
5	32	Bruder von Nr. 1	16./11.	do.	mittelschwer erkrankt
6	34	Gattin von Nr. 5	18./11.	do.	leicht erkrankt
7	46	Holzhauer	25./11.	angeblich als Kind geimpft	hatte der verstorbenen Pockenkranken Nr. 2 ein Klystier verabfolgt. † 7./12.
8	31	Bruder von Nr. 7, Tagelöhner	2./12.	wiedergeimpft	leicht krank

Gruppe B. 5 Erkrankungen in Straßburg i. E.

1	60	Mit Reinigung von Bettfedern beschäftigte Frau	16./8.	weiß nichts von Impfung	† 3./9. im Bürgerspital
2	39	Schneider	4./9.	als Soldat wiedergeimpft	in's Bürgerspital aufgenommen
3	36	Gattin von Nr. 2	18./9.	als Kind geimpft	
4	46	Krankenwärter im Bürgerspital	17./9.	als Soldat wiedergeimpft	hatte die Pockenkranken gepflegt
5	26	Arzt	20./9.	wiedergeimpft	hatte Nr. 2 ärztlich behandelt

Gruppe C. 4 Erkrankungen in Zerbst, davon 3 in einer Straße.

Nr.	Der Erkrankten Alter in Jahren	Beruf ꝛc.	Datum der Erkrankung bezw. Beginn der ärztlichen Behandlung	Impfzustand	Bemerkungen
1	52	Lumpenhändlerin	1./12.	als Kind geimpft	war 3 Wochen lang leicht krank, wurde im Kreiskrankenhause behandelt
2	27	Arbeiter	17./12.	als Soldat wiedergeimpft	wohnte gegenüber von Nr. 1 in derselben Straße
3	33	Krankenwärterin im Kreiskrankenhause	21./12.	angeblich wiedergeimpft	Infektion durch Nr. 1
4	64	Arbeitsfrau	24/12.	angeblich als Kind geimpft	wohnte in derselben Straße mit Nr. 1 und 2, wenige Häuser entfernt

Drei fernere Gruppen von je 2 Pockenerkrankungen sind in Römhild (Sachsen-Meiningen), Güsten (Anhalt) und Neuweiler (Kr. Mülhausen i. E.) vorgekommen.

Die beiden Erkrankungen in Römhild betrafen 2 Geschwister kindlichen Alters, die in Güsten Mutter und Tochter von 65 bezw. 37 Jahren, die in Neuweiler 2 Brüder von 26 und 28 Jahren.

Von den übrigen 15 Pockenerkrankungen, welche einen Zusammenhang mit anderen Fällen nicht erkennen lassen, kommen: 2 weitere auf Straßburg, 4 auf Mülhausen, je 1 auf Jeßnitz (Anhalt), Bösingfeld (Lippe), Altpfirt, Obersept, Ueberstraß (Kr. Altkirch), Hegenheim, St. Ludwig (Kr. Mülhausen), Hagenau, Urbis (Kr. Thann).

Eine Einschleppung des Ansteckungsstoffs aus dem Auslande hat sich 11 Mal nachweisen lassen und zwar fand in den nachstehenden 7 Fällen eine direkte Infektion im Auslande (Frankreich bezw. der Schweiz) statt:

Nr.	Ort der gemeldeten Erkrankung	Der Erkrankten Alter in Jahren	Beruf ꝛc.	Datum der Erkrankung	Art der Ansteckung
1	Ueberstraß	18	Bäckergeselle	4./12.	arbeitete in Belfort, wo in der Familie seines Meisters 2 Pockenfälle tödtlich verlaufen waren
2	Obersept	34	Bauerknecht	20./3.	arbeitete in Delle (Frankreich); beim Nachbarn seines Dienstherrn waren 2 Söhne pockenkrank; kam 20./3. krank in Obersept an
3	Altpfirt	8	Tagelöhnerssohn	20./3.	war am 10./3. aus Thiancourt bei Delle zugereist
4	Mülhausen	41	Tagelöhnersfrau in einer Spinnerei beschäftigt	3./6.	war vom 23./5. bis 26./5. in Besançon, wo damals die Pocken herrschten
5	Urbis	60	Holzhändler	20./5.	soll kurz vor seiner Erkrankung in Saulxures gewesen sein, wo die Pocken herrschten
6	Neuweiler	26	Tagelöhner (Gypser)	20./1.	waren bei Verwandten in Oberwyll (Schweiz) gewesen, wo die Pocken herrschten
7	Neuweiler	28	Tagelöhner, Bruder von Nr. 6	20./1.	

Eine mittelbare Uebertragung der Pocken durch Personen, welche im Auslande pockenkrank gewesen waren, ist in folgenden 4 Fällen nachgewiesen:

Nr.	Ort der gemeldeten Erkrankung	Der Erkrankten		Datum der Erkrankung	Art der Ansteckung	Bemerkungen
		Alter	Stand			
1	Bösingfeld (Fürstenth. Lippe)	40 J.	Frau eines Ziegelarbeiters	20./10.	Der Ehemann hatte in Rußland die Pocken überstanden und war vor vollendeter Genesung heimgekommen	† 27./10.
2	Hegenheim (Kr. Mülhausen)	11 M.	Kind	28./5.	die 11jährige Schwester bettelte im nahen Baselland und hatte dort Varioloiden überstanden	
3	St. Ludwig (Kr. Mülhausen)	53 J.	Seidenbandstuhlschreiner	20./1.	hatte den Besuch einer Frau empfangen, welche am selben Tage eine Pockenkranke in Basel besucht hatte	
4	Homburg	28 J.	Haushälterin	Octbr.	hat sich von einer eben genesenen Pockenkranken aus Giromagny bei Belfort angesteckt	vgl. Gruppe A.

Im Anschluß an die vorstehenden Uebersichten wäre noch ein in Mülhausen im September an den Pocken erkrankter italienischer Musikant unbekannten Lebensalters zu erwähnen; derselbe war bereits im Juni von Frankreich zugereist.

Was die Art der Weiterverbreitung der Pocken betrifft, so ist die Pflege erkrankter Personen besonders häufig Veranlassung zur Ansteckung gewesen. Es kann in dieser Beziehung im einzelnen auf die den Erkrankungsgruppen beigefügten Bemerkungen verwiesen werden. Eine Ansteckung durch berufsmäßigen Umgang mit wahrscheinlich infizirtem Material erfolgte bei der Lumpenhändlerin in Zerbst, bei der 61jährigen Arbeiterin einer Bettfedern-Reinigungsanstalt zu Straßburg und muthmaßlich auch bei der 32jährigen Arbeiterin einer Wollwaarenfabrik zu Jeßnitz im Herzogthum Anhalt.

Ueber den Impfzustand und die Altersverhältnisse der 38 Erkrankten ist unter Berücksichtigung des Krankheitsverlaufes Folgendes zu bemerken:

I. Erkrankungen einmal mit Erfolg geimpfter Personen.

a) Kinder bis zum 15. Lebensjahre. Von den 4 Pockenerkrankungen erfolgreich geimpfter Kinder dürften zwei im Monat Juli im Armenhause zu Römhild (Sachsen-Meiningen) ganz isolirt vorgekommene leichte Erkrankungen von vierzehntägiger Dauer bei 2 Geschwistern, Arbeiterskindern von 5 und 6¾ Jahren, in Abzug zu bringen sein. Bei dem Mangel jedes nachweisbaren Zusammenhanges mit anderen Pockenkranken und bei dem vereinzelten Vorkommen dieser beiden Fälle im ganzen Herzogthum läßt sich das Bedenken nicht zurückweisen, daß es sich nicht um wirkliche Pocken, sondern um Windpocken (Varicellen) gehandelt hat. Ein drittes, angeblich mit Erfolg geimpftes Kind unter zehn Jahren, ein 7½jähriges Tagelöhnerskind in Altpfirt (Kreis Altkirch) hatte keine Impfnarben und war vor zehn Tagen aus Frankreich zugereist. Das vierte mit Erfolg einmal geimpfte Kind, welches an den Pocken erkrankte, war eine 13jährige Gastwirthstochter zu Straßburg, angeblich mit deutlichen Impfnarben, deren Zahl aber nicht vermerkt ist; sie erkrankte am 30. April, wurde selbigen Tages in das Spital aufgenommen, aber schon nach 11 Tagen geheilt entlassen. Eine Ansteckungsquelle ist nicht nachgewiesen. Im Generalberichte über den Gesundheitszustand von Elsaß-Lothringen (1885) ist dieser Fall als Varicellen aufgeführt.

b) **Einmal geimpfte Personen von mehr als 15 Jahren.** Im Alter bis zum 25. Lebensjahre sind Pockenfälle einmal geimpfter Personen außer den vorstehend erwähnten nicht konstatirt. Von den 21 Erkrankungen älterer Personen desselben Impfzustandes, einschließlich des italienischen Musikanten, dessen Lebensalter nicht angegeben ist, führten 3 zum Tode. Diese letzteren betrafen eine 37jährige Frau in Güsten mit undeutlichen Impfnarben, einen 46jährigen Holzhauer ohne jede Impfnarbe und eine 61jährige Frau, deren Impfnarbenzahl nicht angegeben worden ist.

In der Altersklasse vom 26. bis zum 40. Lebensjahre sind 5 Fälle leicht und 5 Fälle schwer verlaufen.

Keine der schwer erkrankten Personen hatte mehr als 3 deutliche Impfnarben, zwei derselben hatten nur undeutliche Impfnarben.

II. Erkrankungen erfolglos oder mit unbekanntem Erfolge geimpfter Personen.

1. Die Pockenerkrankung einer 40jährigen Arbeiterfrau in Bösingfeld (Fürstenthum Lippe) endete tödtlich, nachdem die Frau entbunden und bald darauf auch von einer Lungenentzündung befallen war. Impfnarben sind nicht beachtet, die Meldekarte besagt, daß eine Impfung „wahrscheinlich" im Jahre 1846 stattgefunden hat.

2. Nach einer in der Kindheit stattgehabten angeblich erfolglosen Impfung erkrankte an hämorrhagischen Pocken ein 60jähriger Holzhändler zu Urbis, im Kreise Thann. Der Fall verlief in wenigen Tagen tödtlich.

III. Erkrankungen wiedergeimpfter Personen.

Die großentheils bereits bei den Gruppenerkrankungen erwähnten Fälle waren folgende:

Nr.	Der Erkrankten Alter in Jahren	Stand	Wann und mit welchem Erfolge wiedergeimpft	Bemerkungen
1	19	Gymnasiast	vor 7 Jahren mit Erfolg (3 Impfnarben)	war 17 Tage lang leicht krank
2	18	Bäckergeselle	vor 6 Jahren angeblich mit Erfolg („mehrere" Impfnarben)	war 14 Tage lang leicht krank
3	23	Landwirth	als Soldat angeblich ohne Erfolg (2 Impfnarben)	war nur „einige Tage" leicht krank
4	26	Arzt	vor etwa 14 Jahren (Erfolg und Zahl der Impfnarben nicht angegeben)	war 3 Wochen lang leicht krank an „zerstreuten" Pocken und Parotitis
5	27	Arbeiter	vor etwa 8 Jahren als Soldat angeblich mit Erfolg (3 undeutliche Impfnarben)	war an diskreten Pocken leicht erkrankt
6	31	Tagelöhner	„im 31. Lebensjahre mit Erfolg" (2 Impfnarben)	war etwa 3 Tage „ganz leicht" krank
7	33	Krankenwärterin	„nach eigener Aussage revaccinirt" (5 Impfnarben)	war 20 Tage lang leicht krank
8	39	Schneider	als Soldat mit unbekanntem Erfolge (6 Impfnarben)	war 25 Tage lang leicht krank
9	46	Krankenwärter	angeblich als Soldat mit unbekanntem Erfolge (8 Impfnarben)	war an konfluirenden Pocken schwer erkrankt; genas nach 36 Tagen

Von den 9 wiedergeimpften Pockenkranken ist Niemand gestorben. Schwer erkrankt war nur der vor etwa 26 Jahren als Soldat mit unbekanntem Erfolge wiedergeimpfte Krankenwärter. Die beiden innerhalb der letzten 5 Jahre wiedergeimpften Personen waren wenige Tage lang leicht krank (Nr. 3 und 6). Ueber Zeit und Erfolg der angeblichen Wiederimpfung der Krankenwärterin (Nr. 7) ist nichts ermittelt.

IV. Erkrankungen ungeimpfter Personen bezw. solcher mit unbekanntem Impfzustande.

Der bei einer zweifellos ungeimpften Person vorgekommene Pockenfall betraf ein elfmonatliches Kind in Hegenheim (Kr. Mülhausen). Das Kind war an konfluirenden Pocken schwer erkrankt und genas.

Die einzige an den Pocken erkrankte Person, deren Impfzustand nicht ermittelt ist, eine 60jährige Frau in Straßburg, war höchstwahrscheinlich ungeimpft. Die Meldekarte enthält den Vermerk: Patientin weiß nichts von Impfung; keine Narben sichtbar. Die Kranke starb im Hospital nach 19tägiger Krankheitsdauer.

Im Ganzen sind hiernach von den 38 Pockenkranken 6 gestorben. Die dem Lebensalter nach jüngste, den Pocken erlegene Person war die 37jährige Frau in Güsten, welche nach angeblich in der Kindheit erfolgter Impfung nur 2 undeutliche Impfnarben erkennen ließ. Die anderen Verstorbenen standen im Alter von 40, 46, 60, 60, 61 Jahren.

Die Form der beobachteten Pocken war 2 Mal die hämorrhagische (beide Fälle endeten tödtlich), 9 Mal die konfluirende (4 Fälle endeten tödtlich, die anderen verliefen schwer) und 27 Mal die diskrete. In letzterer Form verliefen nur 3 Erkrankungen schwer, die übrigen leicht.

Nachkrankheiten sind bei keinem der 38 Erkrankten gemeldet. Von Komplikationen wird eine Parotitis, eine Darmdiphtherie und eine Lungenentzündung, letztere bei der Wöchnerin in Bösingfeld, erwähnt.

In Krankenhäusern wurden 11 Pockenkranke behandelt, und zwar 6 in Straßburg, 3 in Mülhausen und 2 in Zerbst, an den 13 übrigen Orten fand eine Aufnahme der Pockenkranken ins Krankenhaus nicht statt.

Schlußbemerkungen.

Die wesentlichsten Ergebnisse der vorstehenden Mittheilungen über Pockenerkrankungen in den Jahren 1885 und 1886 lassen sich folgendermaßen zusammenfassen:

1. Kinder des ersten Lebensjahres erkrankten verhältnißmäßig häufig an den Pocken.

Das Verhältniß der im 1. Lebensjahre befindlichen Kinder zur Gesammtbevölkerung des Deutschen Reiches war nach der letzten bezüglichen Zählung (vom 1. Dezbr. 1880) $= 3:100$. Dementsprechend hätten bei gleicher Erkrankungshäufigkeit aller Altersklassen unter den 240 Pockenkranken, über welche Meldekarten vorliegen, etwa 7 Kinder des ersten Lebensjahres sich befinden müssen. Die Zahl der pockenkranken Kinder dieses Alters betrug jedoch 27, also war die Erkrankungshäufigkeit der Säuglinge etwa 4 Mal so groß als die der Gesammtbevölkerung.

2. Die in Staaten des Deutschen Reiches vorgekommenen Pockenerkrankungen betrafen verhältnißmäßig viele im Auslande geborene Personen.

Von der ortsanwesenden Bevölkerung des Deutschen Reiches waren nach dem letzten Zählungsergebnisse (vom 1. Dezbr. 1885) 0,8 % Reichsausländer; es hätten also bei gleicher Erkrankungshäufigkeit unter 240 Pockenkranken 2 Ausländer sich befinden müssen. Die Zahl der letzteren betrug jedoch 26, die Erkrankungen der Ausländer sind somit 13 Mal häufiger gewesen, als ihrer Anzahl im Deutschen Reiche entspricht.

3. Die Bevölkerung der von den Pocken betroffenen deutschen Ortschaften zeigte sich meist sehr wenig empfänglich für den Ansteckungsstoff.

Von 90 Gemeinden, in welchen ein oder zwei Pockenfälle auftraten, blieben 58 von weiteren Erkrankungen verschont, obgleich nur in wenigen Orten die sofortige Aufnahme des Pockenkranken in ein Krankenhaus stattgefunden hat.

4. Im Alter vom 11. bis 25. Lebensjahre sind verhältnißmäßig viele Ungeimpfte an den Pocken erkrankt gewesen.

Von 34 Pockenkranken des bezeichneten Lebensalters (30 im Jahre 1886, 4 im Jahre 1885) waren 7, d. h. 20,6 %, ungeimpft, während zweifellos von der gesammten Bevölkerung dieser Altersklasse im Deutschen Reiche ein sehr viel geringerer Bruchtheil als ungeimpft gelten darf.

5. Die rechtzeitig geimpften Kinder des 1. bis 10. Lebensjahres überstanden, sofern sie mehr als 2 deutliche Impfnarben hatten, ausschließlich leichte Erkrankungen.

Von allen erfolgreich einmal geimpften Kindern unter 12 Jahren ist keins an den Pocken verstorben.

6. Die innerhalb der letzten 20 Jahre vor der Erkrankung rechtzeitig wiedergeimpften Personen überstanden, sofern sie überhaupt Impfnarben hatten, ausschließlich leichte Erkrankungen.

Von allen rechtzeitig wiedergeimpften Personen ist Niemand an den Pocken verstorben.

7. Von Personen des vollendeten 13. bis 44. Lebensjahres, welche zweifellos erfolgreich geimpft waren, d. h. deutliche Impfnarben hatten, ist Niemand an den Pocken verstorben.

Mit wie großer Vorsicht Mittheilungen über Pockenerkrankungen und Angaben über den Impfzustand der Erkrankten zu verwerthen sind, zeigen die folgenden aus den 240 Meldekarten sich ergebenden Thatsachen:

I. Etwa 15 % der Meldekarten betreffen allem Anscheine nach nicht Erkrankungen an Pocken, sondern an Varicellen.

II. Als „einmal geimpft" waren 9 Erkrankte zu verzeichnen, welche offenbar nicht als unter vollem Impfschutze stehend betrachtet werden können, nämlich:

    4 erfolglos Geimpfte,

    3 erst im Inkubationsstadium der Pocken geimpfte Kinder,

    2 mit unbekanntem Erfolge Geimpfte.

III. Als „erfolgreich geimpft" mußten 30 Personen bezeichnet werden, bei denen ein positiver Erfolg der Impfung sich nicht sicher feststellen ließ, nämlich:

    10 Personen ohne jede Impfnarbe,
    15 Personen mit undeutlichen Impfnarben,
    5 Personen ohne Angabe betreffs etwaiger Impfnarben.

IV. Unter den „wiedergeimpften" Personen befanden sich:

    5 innerhalb der letzten acht Tage vor der Pockenerkrankung, d. h. innerhalb des Inkubationsstadiums der Krankheit zum zweiten Male geimpfte Personen,
    3 Personen ohne jede Impfnarbe,
    1 Person mit undeutlichen Impfnarben.

V. Die Angaben über den Erfolg der Wiederimpfung beruhen (bei den vor Jahr und Tag Wiedergeimpften) mit einer einzigen Ausnahme lediglich auf den Mittheilungen der Erkrankten.

Nähere Feststellungen in dieser Hinsicht sind im Allgemeinen nicht durchführbar, da andere zuverlässige Anhaltspunkte über den Erfolg der Wiederimpfung nur selten sich erbringen lassen.

Abschnitt 4.

Der Einfluß der Schutzpockenimpfung auf die Pockensterblichkeit in Schweden.

(Hierzu Tafel 6.)

Das Königreich Schweden gehört zu denjenigen Staaten, in welchen die vorhandenen Aufzeichnungen über die Zahl der jährlich vorgekommenen Pockentodesfälle weit in das vorige Jahrhundert zurückreichen. Es läßt sich daher ziffermäßig feststellen, ob die in den verschiedensten Ländern Europas gemachte Erfahrung, daß seit Anfang dieses Jahrhunderts die Pockensterblichkeit außerordentlich abgenommen hat, auch für Schweden zutrifft. Da überdies die Schutzpockenimpfung schon frühzeitig in Schweden Eingang gefunden hat, so ist es erklärlich, daß bei den Erörterungen über die ursächlichen Beziehungen zwischen Schutzpockenimpfung und Abnahme der Pockensterblichkeit gerade die schwedische Statistik besondere Berücksichtigung gefunden hat.

Das bezügliche, auf den Mittheilungen der schwedischen Gesundheitsbehörde beruhende und von dem englischen Statistiker Haile bearbeitete Zahlenmaterial ist bereits im Jahre 1857 von dem damaligen „Medical Officer of the General Board of Health" Simon dem englischen Parlamente vorgelegt und hat auch in den Verhandlungen derjenigen englischen Parlamentskommission, welche im Jahre 1871 mit Bezug auf das in England bestehende Impfgesetz umfangreiche Erhebungen über die Impffrage veranstaltet hat, eingehende Berücksichtigung gefunden.*) In dem Gutachten, welches die Königlich preußische wissenschaftliche Deputation für das Medizinalwesen zufolge einer vom Reichstage des Norddeutschen Bundes (Beschluß vom 6. April 1870) gegebenen Anregung unter dem 28. Februar 1872 über die Schutzpockenimpfung erstattet hat, wird die in dem Berichte jener englischen Kommission, dem sogenannten „Blaubuche" veröffentlichte schwedische Statistik ebenfalls als ein Beweis dafür verwerthet, daß der Einführung der Schutzpockenimpfung eine beträchtliche Verminderung der Pockensterblichkeit zu danken ist. — Die dem englischen „Blaubuche" entnommene Tabelle enthielt die Angaben über die Pockensterblichkeit nur für die Zeit bis einschließlich des Jahres 1855. Gelegentlich der Verhandlungen der Petitionskommission des Reichstages im Jahre 1879**) wurde seitens des Regierungskommissars eine diagraphische Ergänzungstabelle für die Jahre 1856 bis 1876 vorgelegt, deren Ergebnisse wesentlich übereinstimmten mit denjenigen der früheren Jahrgänge.

So überzeugend nun die in Frage stehenden Zahlen für den segensreichen Einfluß der Schutzpockenimpfung zu sprechen schienen, so sind die aus ihnen gezogenen Schlußfolgerungen doch andererseits von Gegnern der Schutzpockenimpfung in ihrer Beweis-

---

*) Vgl.: „Report from the select committee on the Vaccination Act (1867); together with the proceedings of the committee. Ordered by the house of Commons, to be printed, 23. May 1871."

**) Reichstagsdrucksachen Nr. 304 der II. Session (1879) der 4. Legislaturperiode.

kraft aufs heftigste bestritten worden, ja in einem mit der Zeitschrift „Der Impfgegner"
(Nr. 13 von 1883, herausgegeben von dem impfgegnerischen Arzt Dr. Oidtmann) ver=
breiteten Flugblatte*), welches seiner Zeit auch dem Reichstage als Anlage einer Petition
überreicht worden ist, wird die Simon'sche Tabelle als in allen Hauptpunkten gefälscht
bezeichnet. „Die Engländer und die Deutschen" — heißt es in dem Flugblatte —
„haben in blindem Vertrauen 22 Jahre lang diesen Betrug gutgeheißen, und alle
„Völker haben ihre Impfgesetze auf dieses Einen englischen Arztes leichtfertige und un=
„wahre Angabe gebaut. Die ganze Aerztewelt huldigt mit Begeisterung, ja mit Fana=
„tismus diesem aus England importirten Betrug."

Nun ergiebt zwar, wie unten noch eingehender dargelegt werden wird, schon ein
einfacher Vergleich dieser Behauptungen mit den in dem englischen Blaubuche gemachten
Angaben, daß diese schweren Beschuldigungen unbegründet sind, immerhin erschien es
jedoch bei der Bedeutung, welche der schwedischen Statistik bezüglich der Beurtheilung
der Schutzkraft der Impfung beigelegt worden ist, erwünscht, möglichst eingehende Mit=
theilungen über dieselbe zu erhalten. Einem bezüglichen Ersuchen der deutschen Reichs=
verwaltung hat die Königlich schwedische Regierung aufs bereitwilligste entsprochen, und
es ist dadurch die Möglichkeit gegeben, die Verhältnisse nachstehend auf Grund amtlicher
Angaben ausführlich zu erörtern.

Die Einführung der Schutzpockenimpfung in Schweden nebst einem Ueberblick über die bezüglichen Verordnungen und Gesetze.

Ueber die Einführung der Schutzpockenimpfung in Schweden, sowie über die bezüg=
lichen Verordnungen und Gesetze enthält das dem Kaiserlichen Gesundheitsamte zuge=
gangene amtliche Material einen ausführlichen Bericht des beigeordneten Mitgliedes
der Königlich schwedischen Medizinalverwaltung Herrn C. Thestrup, welchem folgendes
zu entnehmen ist:

Die erste geglückte Impfung in Schweden wurde am 23. Oktober 1801 von dem
Professor Munk af Rosenschiöld in Lund mit Lymphe ausgeführt, welche er aus
Kopenhagen bezogen hatte. Schon am 7. Dezember desselben Jahres erhielt der Ge=
nannte von dem Collegium medicum den Befehl, mit thunlichster Beschleunigung einen
Bericht über seine die Impfung betreffenden Erfahrungen zu erstatten, welcher dem ent=
sprechend noch gegen Ende des Jahres 1801 vorgelegt wurde und die Mittheilung ent=
hielt, daß Rosenschiöld bereits mehrere hundert Personen geimpft, mehrere Küster in
der Ausführung der Impfung unterrichtet habe, und daß das Publikum beginne, Ver=
trauen zu der Impfung zu zeigen. Bereits im nächsten Jahre (1802) erschien auch eine
von Rosenschiöld herausgegebene Schrift, den Pastoren im Stifte Lund gewidmet, in
welcher der Verfasser u. a. bekannt gab, daß er bereits über 200 Personen selbst glücklich
geimpft und an mehr als 80 Aerzte Lymphe abgegeben habe.

Inzwischen, nämlich gegen Mitte Dezember 1801, war die erste erfolgreiche Impfung
auch in Stockholm ausgeführt, von wo aus sich in der Folge die Impfung sehr bald
zu dem mittleren und dem nördlichen Schweden verbreitete.

---

*) „Das Fundament aller Impfgesetze und der Impfschutztheorie."

Noch in demselben Monate (23. Dezember 1801) wurde dem Collegium medicum durch einen Königlichen Brief der Befehl ertheilt, eiligst ein Gutachten über die Impfung zu erstatten und Vorschläge über die Maßnahmen zu machen, welche bezüglich derselben für nützlich erachtet werden könnten. Dem entsprechend wurde seitens des Collegium medicum ein aus vier Aerzten bestehendes Komitee ernannt, welches während eines Zeitraumes von 9 Monaten Versuche mit der Impfung anstellte und auf Grund derselben am 4. Oktober 1802 sein Gutachten dahin abgab, daß die Impfung sehr wahrscheinlich geeignet sei, Pockenepidemieen zu verhüten, daß es indeß noch weiterer Versuche bedürfe.

Unmittelbar darauf, am 13. Oktober 1802, wurde ein Königlicher Brief erlassen, in welchem Se. Majestät sich geneigt erklärte, der Impfung als einer für die Menschheit nützlichen Erfindung seinen hohen Schutz angedeihen lassen zu wollen und dieselbe in Gnaden zu ermuntern.

Bald folgten der von Rosenschiöld veröffentlichten Drucksache: „An das Publikum wegen der Kuhpocken" andere von hervorragenden Aerzten des Landes über denselben Gegenstand verfaßte Schriften.

Am 20. Juni 1803 legte das Collegium medicum dem Könige einen Vorschlag, betreffend die allgemeine Einführung der Impfung im Reiche vor und am 3. April 1804 wurde ein Königlicher Brief ausgefertigt, welcher folgende für das ganze Reich gültige Bestimmungen enthielt:

1. Die Landeshauptleute müssen, jeder in seinem Län, Mitbürger zu überreden suchen, auf Grund ihrer Bildung und aus Interesse für das allgemeine Wohl die Aufsicht über die Impfung zu übernehmen; die Pastoren aber müssen Küster oder andere fähige mit der Impfung vertraute Personen zur Ausführung derselben aussersehen.

2. Für die Impfung wird eine jährliche Kollekte in jeder Gemeinde befohlen.

3. Die Impfung muß gewöhnlich von Mitte Mai bis Ende Juni und während des Herbstes im September vorgenommen werden.

4. Die Vorsteher der Impfung müssen von dem Provinzialarzte mit zuverlässiger Lymphe versehen werden, welche derselbe sich entweder im Orte und auf die von dem Collegium medicum vorgeschriebene Weise oder von dem letzteren selbst zu verschaffen hat.

5. Der Provinzialarzt muß nach der Eintheilung des Landeshauptmannes Reisen in die Distrikte machen, so abgepaßt, daß am 8., 9. oder 10. Tage die Geimpften, welche an einem Orte versammelt sein möchten, von ihm behufs Feststellung des Erfolges der Impfung besichtigt werden können. Die Kosten für diese Reisen in vorher eingetheilten Verhältnissen werden mittels des Fonds bestritten, der voraussichtlich durch die obenerwähnte Einsammlung zusammengebracht werden wird.

6. Der Vorsteher der Impfung muß dem Pastor ein Verzeichniß der Geimpften und Angaben über den Verlauf der Impfung einreichen, und der Pastor muß diese Angaben in margine in die Tabellen eintragen, welche der Tabellenkommission einzusenden sind.

7. In die Pastorzeugnisse für die aus den Gemeinden An- und Abziehenden muß eingetragen werden, ob die betreffende Person die Pocken gehabt hat, geimpft worden ist oder nicht.

Gleichzeitig wurde befohlen, daß das Collegium medicum alljährlich dem Könige zu berichten habe, welche Aerzte und Feldscherer sich durch Beförderung der Impfung besonders ausgezeichnet hätten. Der Königliche Brief vom 3. April 1804 enthielt außerdem Bestimmungen bezüglich der Vertheilung einer auf Vorschlag der finnländischen Haushaltungsgesellschaft angewiesenen und aus ihrer Kasse gegebenen Summe von 2000 Rd. Bco. als Belohnungen für in Finnland ausgeführte Impfungen, sowie Vorschriften über die Führung ordentlicher Journale seitens der die Impfung ausübenden Personen.

Um den Bedarf an Impfstoff zu decken, befahl der Königliche Brief, daß in Stockholm die Impfung in dem alten Pockenimpfhause fortgesetzt werde, sowie daß für Norrland in Hernösand, für Göta rike in Karlskrona, Lund und Gothenburg in derselben Weise verfahren werden solle. Anscheinend handelte es sich bei der letzteren Vorschrift darum, die aus dem 18. Jahrhundert noch vorhandenen Einrichtungen zur Beförderung der sogenannten „Inokulation" (d. h. der absichtlichen Ueberimpfung echten Pockengiftes) für die neue Schutzimpfung zu verwerthen, wie denn auch im folgenden Jahre (19. Februar 1805) durch einen Königlichen Brief dem Collegium medicum befohlen wurde, „ein Gutachten einzureichen, inwiefern einige Verordnungen hinsichtlich der allgemeinen Ermunterung für die Beförderung der „alten sogenannten Pockenimpfung" im Reiche noch geltend seien, und in solchem Falle, wie und auf welche Weise dieselben zur Beförderung der Impfung mit größtem Nutzen angewendet werden könnten."

Ein Königlicher Brief vom 19. März 1805 traf auf Vorschlag des Collegium medicum weitere Anordnungen zur Beförderung der Impfung in der Hauptstadt. Durch einen Brief vom 4. Juni desselben Jahres genehmigte der König, daß 900 Rd. Bco., welche früher der Verwaltung des Collegium medicum zur Beförderung der „alten sogenannten Pockenimpfung" zur Verfügung gestellt waren, jährlich bis auf weiteres zu Belohnungen für diejenigen Aerzte zu verwenden seien, welche die meisten Kinder der ländlichen Bevölkerung und der geringeren Einwohnerklassen in den Städten geimpft oder mit ausgezeichnetem Eifer die Ausbreitung der Impfung befördert hätten.

Am 13. Mai 1805 erstattete das Collegium medicum seinen ersten Bericht über die Impfung, aus welchem hervorging, daß gegen 25000 Personen als geimpft angemeldet worden waren.

Schon am 10. März 1803 war für Finnland durch Königlichen Brief die Verordnung erlassen, daß nur solche Küster angestellt werden sollten, welche im Besitz eines Zeugnisses über ihre Kenntnisse in der Impfkunst seien, eine Verordnung, welche durch Königlichen Brief vom 19. Juni 1805 auf ganz Schweden ausgedehnt wurde.

Zugleich wurde die Beschränkung der Impfung auf bestimmte Monate des Jahres (Königlicher Brief vom 3. April 1804) aufgehoben.

Der Bericht des Collegium medicum über die im Jahre 1805 ausgeführten Impfungen, welcher am 30. Oktober 1806 erstattet wurde, gab 23000 Personen als während des genannten Jahres geimpft an. — Wie sehr man damals bestrebt war die Ausbreitung der Impfung zu unterstützen, erhellt unter anderem daraus, daß abgesehen von anderen Belohnungen eine Person, welche die Impfung besonders eifrig befördert hatte, eine goldene Medaille im Werthe von 15 Dukaten erhielt.

Am 5. November 1807 legte das Collegium medicum wiederum einen Bericht vor, demzufolge 19000 Personen als im Jahre 1806 geimpft angemeldet waren; am 22. Januar 1807 erließ das Kollegium eine Bekanntmachung über die Form, in welcher die einzusendenden Impflisten zu führen, und die Ergebnisse der zwischen dem 8. und 10. Tage abzuhaltenden Nachschau zu berichten seien. Der Umstand, daß in der ersten Kolumne dieser Listen der Taufname und das Alter des Kindes, in der zweiten der Name und der Stand des Vaters einzutragen waren, zeigt, daß es sich zunächst wohl ausschließlich um die Impfung von Kindern handelte.

Was die Zahl der in den folgenden Jahren geimpften Personen betrifft, so kann hier auf die später mitzutheilende tabellarische Uebersicht verwiesen werden.

Im Jahre 1810 gab das Collegium medicum „zur sicheren Beförderung der Impfung im Reiche anheim, Se. Majestät der König wolle verordnen, daß künftig kein Jüngling in eine öffentliche Schule oder in Dienst genommen, auch kein Aufgebot zur Verheirathung ausgefertigt werde, es sei denn, daß die Nachsuchenden ein Zeugniß darüber vorzeigen könnten, daß sie entweder mit Erfolg geimpft seien oder die Pocken= krankheit durchgemacht hätten." Gleichzeitig unterbreitete das Kollegium dem Könige den Entwurf zu einem Impfungsreglement. Da dieser Entwurf erkennen läßt, daß schon damals die oberste Medizinalbehörde sehr umfangreiche bezügliche Erfahrungen gewonnen haben mußte, und daß sie von dem Werthe der Schutzpockenimpfung und der Nothwendigkeit ihrer allgemeinen Durchführung völlig überzeugt war, so möge sein Inhalt nachstehend mitgetheilt sein:

1. Niemand, der nicht Arzt ist, darf impfen, bevor er nicht ein Zeugniß vorzeigen kann über seine gutgeheißene Geschicklichkeit, sowohl den echten Impfstoff von dem falschen, sowie die Menschenpocken von den Wasser= und Schweinepocken zu unterscheiden.

2. Ein solches Zeugniß soll von einem gehörig autorisirten Arzte ausgefertigt sein.

3. Wenn ein solches Zeugniß von einem anderen gehörigen Arzte als dem Pro= vinzialmedikus des Ortes ausgefertigt worden ist, muß das Zeugniß sofort in beglaubigter Abschrift dem letzteren eingesandt werden. Die Provinzialmedici sind verpflichtet, ein Verzeichniß über die Personen, welche auf diese Weise zu Vaccinateuren angenommen worden sind, dem Kollegium einzusenden.

4. Jeder, der impft, Arzt oder Vaccinateur, muß zwischen dem 7. bis 9. Tage der Impfung die Geimpften nachsehen, um sicher beurtheilen und bescheinigen zu können, ob die Pocken echt sind oder nicht.

5. Der Vaccinateur muß ohne Bezahlung ein Zeugniß darüber geben, daß die Person geimpft worden ist, über den Tag, wo die Besichtigung erfolgte, und über den Erfolg, oder ob dieser derartig befunden worden ist, daß der Vacci= nateur die Person dadurch als sicher gegen Pockenkrankheit erachten kann.

6. Jeder Hausvater, der unter seiner Aufsicht Personen hat, welche die Pockenkrankheit nicht gehabt haben, oder die nicht durch die Impfung dagegen gesichert worden sind, muß den Namen und das Alter dieser Personen zu Anfang jeden Jahres dem Impfungsvorsteher anzeigen.

7. Der Impfungsvorsteher muß ein ordentliches Buch über solche gegen die Pockenkrankheit nicht gesicherte Personen führen und am Schlusse des Februar jeden Jahres ein Verzeichniß über dieselben anfertigen, das unverzüglich dem betreffenden Provinzialmedikus einzusenden ist.

8. Nachdem der Provinzialmedikus hiervon Kenntniß erhalten hat, muß er selbst oder durch einen gehörigen Vaccinateur die Impfung solcher Personen besorgen.

9. Die Provinzialmedici sind verpflichtet sich mit Impfstoff zu versehen, der nur von vollkommen gesunden Kindern am 7. oder 8. Tage und nicht später nach der ausgeführten Impfung genommen werden darf.

10. Im Falle des Mangels an Impfstoff wird dieser durch Abimpfung von Milchkühen erneuert.

11. Der Impfstoff wird zwischen Glasscheiben u. s. w. aufbewahrt.

12. Jeder, der impft, ist verpflichtet darüber ein Journal zu führen.

13. Diese Journale sind während der beiden letzten Monate des Jahres für jedes Kirchspiel von den Vaccinateuren dem Impfungsvorsteher einzusenden, der alsdann in seinem Buch bezüglich jeder Person bemerkt, wann, von wem und mit welchem Erfolg dieselbe geimpft worden ist. Schließlich hat der Impfungsvorsteher das Journal jedes Vaccinateurs mit der Bescheinigung zu versehen, daß dasselbe vorgezeigt und gehörig registrirt worden ist, worauf dasselbe dem Vaccinateur zurückgesandt wird.

14. Nur die auf diese Weise gehörig bescheinigten Journale werden von dem Kollegium berücksichtigt.

Dieselben müssen vor Ende Mai des folgenden Jahres dem Kollegium von dem betreffenden Provinzialmedikus eingesandt werden, der gleichzeitig ein Verzeichniß über die von ihm selbst Geimpften einzusenden hat.

15. Zu diesen Journalen, die immer mit Schnur zu durchziehen und mit einem Siegel zu versehen sind, muß der Provinzialmedikus einen Bericht an das Kollegium hinzufügen, ob während des letzten Jahres in dem Distrikt die Pockenkrankheit geherrscht hat, ihre Beschaffenheit und das Verhältniß hinsichtlich der Anzahl der Krankheits- und Todesfälle, ob geimpfte Personen angesteckt worden sind, sowie im letzteren Falle eine Angabe darüber, von wem diese früher geimpft worden sind, über die Hindernisse, welche der Ausbreitung und der Ausführung der Impfung entgegentreten, über die Mittel, welche als die sichersten zur Beseitigung solcher Hindernisse anzuwenden erachtet werden.

16. Bevor die Impfung in irgend einem Kirchspiel vorgenommen wird, muß mit dem betreffenden Impfungsvorsteher eine Uebereinkunft bezüglich der Maßnahmen getroffen werden, die mit Rücksicht auf die lokalen Verhältnisse für nöthig ge-

halten werden könnten, damit keine Person, welche der Impfung bedarf und sie erhalten muß, sich derselben entziehen kann, und damit die Besichtigung der Geimpften und die Einsammlung von Impfstoff zu rechter Zeit geschehen kann.

17. Erkrankt jemand an den Menschenpocken, dann muß der betreffende Familienvater dies sofort dem nächsten Vaccinateur anzeigen, der, wenn kein Arzt zu bekommen ist, unverzüglich den Kranken besuchen muß. Er muß sich davon überzeugen, ob die Krankheit wirklich Menschenpocken sind, sowie darüber, wann und von wem der Kranke früher geimpft worden ist, und hat er einen Bericht hierüber sofort dem Provinzialmedikus einzusenden.

18. Findet der Vaccinateur, daß die Krankheit Menschenpocken sind, so ertheilt er die Rathschläge, welche ihm am geeignetsten erscheinen, und ordnet sofort ohne Rücksicht auf die Jahreszeit, nach Berathung mit dem Impfungsvorsteher, solche Maßnahmen an, daß die Kinder geimpft werden können, welche der Gefahr, von der Pockenkrankheit angesteckt zu werden, ausgesetzt sind.

19. Solche an den Menschenpocken erkrankte Personen erhalten nach ihrer Genesung ohne Bezahlung ein Zeugniß von dem Arzt oder dem Vaccinateur ausgefertigt, der dieselben während der Krankheit besucht hat; dieses Zeugniß muß dem Impfungsvorsteher vorgezeigt und von ihm unterschrieben werden.

20. Jeder Provinzialmedikus ist verantwortlich für die von ihm angenommenen Vaccinateure und hat darauf zu sehen, daß ihre Impfjournale zu rechter Zeit dem Kollegium eingesandt werden, und daß dieselben gemäß den Vorschriften in Abs. 12 und 13 abgefaßt sind. —

Durch Königlichen Brief vom 14. Juni 1810 wurde denn auch das Collegium medicum autorisirt, die in vorstehendem Entwurf enthaltenen Bestimmungen mit gewissen Einschränkungen öffentlich bekannt zu machen. Der Königliche Brief bemerkt nämlich, daß Punkt 10, betreffend die Abimpfung von Milchkühen, fortfallen müsse und nicht öffentlich bekannt zu machen sei, um nicht zu verwirren und vielleicht das Vorurtheil zu verstärken, das sich bei den Einfältigeren gegen die Impfung gezeigt habe, und welches Vorurtheil auch veranlaßt habe, anstatt Kuhpocken die Benennung Schutzpocken zu gebrauchen. Dagegen müsse über diesen Punkt nur den Provinzialmedicis Mittheilung gemacht werden, die ihrerseits wieder die ihnen unterstellten Vaccinateure darüber zu verständigen hätten. Der König erklärte außerdem das verordnete Komitee für die öffentliche Gesundheitspflege im Reiche beauftragen zu wollen, in seinen Berathungen auch alles, was die Impfung betreffe, aufnehmen zu wollen, hielt es aber für bedenklich, demjenigen Antrage des Kollegiums zuzustimmen, nach welchem das Recht in eine öffentliche Schule oder in den Dienst eintreten oder die Ehe eingehen zu können, von dem Beibringen eines Zeugnisses über erfolgreiche Impfung oder überstandene Pocken abhängig gemacht werden sollte, weil es ihm bedünke, daß die Impfung auf anderen Wegen geeigneter befördert werden könne. Dagegen hielt der König es für zweckmäßig, den Konsistorien zu befehlen, durch die Geistlichen Aufforderungen an das Volk zu richten, die Vortheile der Impfung sich zu Nutzen zu machen und zur Beförderung derselben mit ferneren Zuschüssen beizutragen. Gleichzeitig wurde gestattet, daß in den öffentlichen

Blättern diejenigen Gemeinden genannt würden, welche durch Sammlungen zu diesem Zweck sich ausgezeichnet hätten.

Die in Gemäßheit der vorerwähnten Königlichen Vorschriften veränderte Bekanntmachung des Königlichen Kollegiums ist unter dem 14. Juli 1810 ausgefertigt worden.

Im Jahre 1811 erstattete das Consistorium ecclesiasticum zu Upsala an den König einen Bericht über die Fortschritte der Impfung in dem genannten Erzstifte und schlug gleichzeitig vor, daß die Eltern und Pflegeeltern durch gesetzliche Bestimmungen und bei Strafe verpflichtet werden sollten, ihre Kinder impfen zu lassen. Das Collegium medicum, zur Begutachtung dieses Vorschlages aufgefordert, erklärte sich mit demselben einverstanden; die Königliche Entscheidung wurde indeß bis dahin vertagt, wo auch das Gesundheitspflege-Komitee eine Aeußerung zur Sache erstattet haben würde. Dieselbe, am 1. April 1812 dem Könige unterbreitet, befürwortete ebenfalls die allgemeine Durchführung der Impfung mittels Zwangsmaßregeln. Am 8. Juli desselben Jahres wurde dieses Gutachten vom Könige dem Collegium medicum mit dem Befehl überwiesen, den Entwurf zu einem neuen und vollständigen Impfungsreglement vorzulegen und sich u. a. auch über die Strafe für diejenigen zu äußern, welche versäumen würden sich impfen zu lassen oder auf andere Weise Veranlassung zur Verbreitung der Pockenkrankheit und dem daraus entstehenden Unglück geben möchten.

Zugleich wurden diejenigen Personen, welche nachweislich bereits mit Erfolg geimpft hätten oder von dem Pastor bezw. dem Impfungsvorsteher dazu für befähigt erklärt werden würden, von der Verpflichtung entbunden ein ärztliches Attest über ihre Befähigung beizubringen. Dem Collegium medicum wurde ferner aufgegeben, Impfdepots zu errichten und Voranschläge über die dazu nöthigen Gelder einzureichen. — Bereits am 16. November 1812 überreichte das Collegium medicum dem Könige den Entwurf zu einem Reglement für das Impfungswesen; ein Königlicher Brief vom 9. Dezember desselben Jahres bestimmte jedoch, daß dieses Reglement nicht eher ausgefertigt werden solle, als bis die Reichsstände über die in dem Entwurf vorgeschlagenen Zwangsmaßregeln gehört worden seien. Die Vorschläge des Kollegium, betreffend die Errichtung von Impfstoffdepots und die Anstellung von Aerzten bei denselben in Gothenburg, Lund, Karlskrona, Norrköping, Jönköping, Oerebro, Gefle und Hernösand fanden dagegen alsbald die Königliche Genehmigung, und zwar mit der Maßgabe, daß noch ein weiteres Impfstoffdepot in Umeå und daß an Stelle desjenigen in Gefle ein solches in Falun zu errichten sei.

Nachdem das Collegium medicum am 25. Januar 1813 eine Instruktion zur Sicherung der Beschaffung genügenden Impfstoffes für die Hauptstadt und die Provinzen 2c. erlassen hatte, erstattete es am 8. Februar 1813 die Meldung, daß die angeordnete Errichtung der Impfstoffdepots vollzogen sei. Der Vorschlag des Kollegium, die Zinsen der im Betrage von 2500 Rd. Bco. bei dem Reichsschuldenkomtoir deponirten Kollektengelder zur Beschaffung von Medaillen für die Förderung der Impfung zu benutzen, fand am 3. März 1813 die Königliche Genehmigung. Die Medaillen sollten auf der einen Seite das Brustbild des Königs zeigen, auf der anderen in einem Eichenlaubkranze die Inschrift „För befrämjad vaccination" (für Beförderung der Impfung).

Königliche Briefe vom 26. Mai und 16. Juni 1813, sowie vom 12. Januar und 21. September 1814 bezweckten ebenfalls die Beförderung der Impfung. Durch einen derselben wurde fünf Aerzten je eine goldene Medaille im Werthe von 8 Dukaten für ihre Verdienste um die Impfung verliehen.

Die Erkenntniß, daß auf dem bis dahin eingeschlagenen Wege die allgemeine Durchführung der Impfung trotz aller Bemühungen nicht zu erreichen sein würde, kommt in dem Bericht des Collegium medicum über das Impfwesen im Jahre 1813 zum unverkennbaren Ausdruck, indem hier hervorgehoben ist, daß die Angaben über die Anzahl der Geimpften nach den Quellen, welche dem Kollegium zu Gebote standen, besonders unvollständig gewesen seien, sowie daß viele Eltern zu den für die Impfung festgesetzten Zeiten und Orten mit ihren Kindern sich nicht eingefunden bezw. die geimpften Kinder nicht zur Besichtigung gebracht hätten. Ueber den im Jahre 1812 von dem Kollegium dem Könige vorgelegten Entwurf eines neuen Impfungsreglements erfolgte indeß die Aeußerung der Reichsstände erst unter dem 11. Juli 1815; sie lautete zu Gunsten der Einführung obligatorischer Impfung (Geldstrafen für die Säumigen in gleichem Betrage wie die Personalsteuern 2c.) und enthielt Vorschläge zur Verbesserung des Berichtswesens und zur Sicherstellung des erforderlichen Bedarfs an Lymphe.

Nachdem das Collegium medicum in seinem bezüglichen Berichte für das Jahr 1814 nochmals die Mängel hervorgehoben hatte, welche dem Impfwesen noch anhafteten, wurden zunächst unter dem 1. November 1815 vom Könige die Regeln für eine strengere Kontrolle über das Impfwesen der Hauptstadt bestätigt bezw. am 15. Januar 1816 bekannt gemacht, und kurz darauf, nämlich durch Königlichen Brief vom 6. März 1816 das Reglement für die Impfung im Reiche festgestellt.

Durch den § 1 dieses Reglements wurde die Impfung für alle Bewohner des Reiches obligatorisch gemacht, sofern sie nicht die natürlichen oder geimpften Blattern gehabt hatten. Den Widerspänstigen und den Eltern oder Vormündern derjenigen Kinder, welche nicht während der beiden ersten Lebensjahre geimpft sein würden, wurde angedroht, daß sie nach zuvor erhaltener Verwarnung in den Gemeindeversammlungen und nach versäumter Gestellung zur Impfung innerhalb einer gewissen Zeit, die ihnen angegeben worden, durch das Landeshauptmannsamt, an welches die Sache zu berichten, zu Strafen von 1 Rb. 32 ß. bis zu höheren Beträgen verurtheilt werden würden, wenn die aufs Neue anzugebende Zeit zur Gestellung zur Impfung versäumt werden würde.

Im Falle solcher Nachlässigkeit oder Widerspänstigkeit zur Zeit einer Pockenepidemie sollten die den Armen der Gemeinde zufallenden Strafen verdoppelt und bei Zahlungsunvermögen in Gefängnißstrafe umgewandelt werden.

Von den übrigen Bestimmungen des Reglements sei nur noch mitgetheilt, daß nach demselben der vom Pastor und der Gemeinde angestellte Impfungsvorsteher mit Hülfe des Vaccinateurs ein Verzeichniß der geimpften Kinder anfertigen, das von dem Vaccinateur geführte Journal revidiren und bescheinigen, sowie ein Verzeichniß der ungeimpften Kinder unter Angabe der Ursachen anfertigen mußte, wegen derer die Impfung

unterlassen wurde. Ueber die Anzahl der in der Gemeinde Geimpften war von dem
Vorsteher zu Anfang jeden Jahres eine summarische Mittheilung durch den Pastor an
das betreffende Konsistorium einzusenden und dabei zu bemerken, ob bei der Impfung
etwas Ungewöhnliches vorgefallen sei, und ob die Pockenkrankheit geherrscht habe.

———

Mit dem Erlaß des Reglements vom 6. März 1816 war zwar die Impfung ins=
besondere für die Kinder bis zum Ablauf des zweiten Lebensjahres obligatorisch gemacht,
die Durchführung dieser Bestimmungen ließ in der Folge jedoch immerhin manches zu
wünschen übrig, wie verschiedene Königliche Verordnungen sowohl, wie Klagen der
Aufsichtsbehörde erkennen lassen. So erfolgte beispielsweise aus Anlaß bemerkter Nach=
lässigkeiten in der Beobachtung der bestehenden Impfvorschriften unter dem 19. Januar
1833 eine „Königliche Bekanntmachung, betreffend eine sorgfältigere Beob=
achtung der gesetzlichen Vorschriften wegen der Schutzpockenimpfung." In
derselben wurden sämmtliche Betreffende ermahnt, nicht nur selbst die bezüglichen gesetz=
lichen Bestimmungen genau zu befolgen, sondern auch diejenigen zur Erfüllung derselben
anzuhalten, welche dieselben angingen. Um die Vorschriften noch ernsthafter dem Volke
einzuschärfen, solle von den Kanzeln das Königliche Impfungsreglement vom 6. März
1816 und die Königliche Bekanntmachung vom 27. Februar 1828 (betreffend Veränderung
und Zusätze zu einem Theile der Medizinalgesetze) verlesen werden. Ferner wurde ver=
ordnet, daß die Verzeichnisse der Impfungsvorsteher über die geimpften Personen An=
gaben darüber enthalten sollten, inwieweit die Widerspänstigen oder Nachlässigen dem
Pastor angezeigt worden, und welche Maßnahmen der Kirchenrath alsdann ergriffen
habe; sowie daß die Küster und die gegen Entgelt angestellten Vaccinateure, welche
widerwillig oder nachlässig ihre Pflicht erfüllten, vom Kirchenrath deswegen mit Geld=
strafen bis 10 Rd. Bco. belegt werden könnten.

Im Jahre 1851 gab eine im Lande herrschende Pockenepidemie den Reichsständen
Veranlassung, in einem Schreiben an den König die Aufmerksamkeit auf das Bedürfniß
fernerweiter Schutznahmen zu lenken. In Folge dessen wurde auf Befehl des Königs
von dem Gesundheitskollegium ein neues Reglement für die Schutzpockenimpfung
im Reiche entworfen, welches in seinen wesentlichen Theilen an das Reglement vom
Jahre 1816 sich anschloß, aber nach einem besseren Plane aufgestellt war. Dieses
Reglement, nach einigen Abänderungen unter dem 29. September 1853 vom Könige
bestätigt, ist in allen seinen hauptsächlichen Theilen noch heute in Kraft. Es verordnet
Zwangsmaßnahmen zur Beförderung der Impfung in Gestalt erhöhter Geldstrafen und
bestimmt außerdem in seinem § 2, daß keine Person in die öffentlichen Schulen, die
Lehr- oder Erziehungsanstalten aufgenommen werden darf, ohne zuvor ordnungsmäßig
nachgewiesen zu haben, daß sie entweder die Pocken gehabt oder mit Erfolg geimpft
worden ist, oder daß nach der Impfung, welche von einer dazu qualifizirten Person vor
höchstens fünf Jahren ausgeführt worden, die Schutzpocken nicht durch die Impfung
aufgekommen seien. Das Reglement macht es ferner zwar jedem, der mit der Impfung
zu thun hat, zur Pflicht, die Wiederimpfung möglichst zu befördern, enthält aber
keine gesetzlichen Bestimmungen, welche dieselbe obligatorisch machen, obgleich das

Gesundheitskollegium bereits im Jahre 1839 in einem Cirkular an alle Aerzte des Reiches den Werth der Wiederimpfung hervorgehoben hatte, und durch Königlichen Brief vom 9. Januar 1849 die obligatorische Wiederimpfung für sämmtliche Rekruten der Armee eingeführt war. Bemerkt wird ausdrücklich, daß die bei mehreren Gelegenheiten von dem Gesundheitskollegium erlassenen Cirkulare, in welchen das Publikum öffentlich zur Wiederimpfung aufgefordert wurde, verhältnißmäßig wenig Beachtung gefunden haben, in etwas größerer Ausdehnung nur in denjenigen Orten, wo die Blattern herrschten.

Spätere Verordnungen lassen erkennen, daß auch nach Erlaß des Reglements vom Jahre 1853 die allgemeine Durchführung der Impfung auf manche Schwierigkeiten stieß, und daß namentlich die Kontrole eine unvollständige war. So hat das Königliche Gesundheitskollegium noch im Jahre 1874, weil ihm durch die Mängel der Impfungsjournale die Beaufsichtigung der Schutzpockenimpfung im Reiche in hohem Grade erschwert war, ein Cirkular an die Provinzial=, Stadt= und Distriktsärzte im Reiche erlassen, durch welches dieselben auf die durch das Reglement ihnen auferlegten Verpflichtungen bezüglich der Impfung hingewiesen wurden; und in demselben Jahre (1874) erinnert eine Königliche Bekanntmachung einen jeden, soweit es ihn betrifft, daran, den Vorschriften des geltenden Impfungsreglements genau nachzukommen, bei der Strafe, welche nicht nur durch das Reglement selbst, sondern auch durch die allgemeinen Gesetze, betreffend die Verantwortlichkeit für Vernachlässigung der Dienstpflichten, vorgeschrieben sei. — Wie unzureichend insbesondere in der Hauptstadt die Impfung in den 60er und 70er Jahren durchgeführt worden ist, wird weiter unten noch zu erörtern sein.

Das zeitliche Zusammentreffen der Abnahme der Pockensterblichkeit mit der Einführung der Schutzpockenimpfung in Schweden.

Ueber die Pockentodesfälle in Schweden liegen ausweislich der dem Gesundheitsamte zugegangenen amtlichen Mittheilungen seit dem Jahre 1774 statistische Angaben vor, welche als zuverlässig bezeichnet werden. Für die Zeit vor 1774 sind die noch vorhandenen Aufzeichnungen dagegen nicht verwerthbar und zwar aus dem Grunde, weil die aus jener Zeit vorhandenen Listen auch die Todesfälle an Masern umfassen und außerdem für Schweden und Finnland gemeinsam sind.

Die den nachstehenden Uebersichten zu Grunde gelegten, von der Königlich schwedischen Regierung mitgetheilten Tabellen sind theils schon im Jahre 1852 auf Grund der Materialien im Archive des schwedischen Tabellenwerkes und des Gesundheitskollegiums als Quellen ausgearbeitet, theils bilden sie eine vor kurzem nach demselben Plane bearbeitete Fortsetzung, welcher gleichfalls amtliche statistische Daten zu Grunde gelegt worden sind. Eine Vergleichung der Zahlen mit den in dem englischen Blaubuche mitgetheilten, auf denselben Quellen beruhenden Angaben ergiebt, wie nicht anders zu erwarten war, abgesehen von einigen unwesentlichen Abweichungen, Uebereinstimmung. Das dem Gesundheitsamte zugegangene Material ist allerdings, namentlich bezüglich der Entwickelung des Impfwesens, ein weit reichhaltigeres als das in dem Blaubuche enthaltene und umfaßt auch die neuere Zeit bis zum Jahre 1883 einschließlich, während die betreffenden Angaben des Blaubuches mit dem Jahre 1855 abschließen.

Tabelle I.

Pocken und Impfung in Schweden
in den Jahren 1774—1888.

	A. Absolute Zahlen					B. Verhältnißzahlen				
		Gestorbene		Lebend-	Geimpft wurden[2]		Von je 100000 Einwohnern starben		Auf je 100 im Vorjahre lebend Geborene kommen Geimpfte[3]	
Jahr	Einwohnerzahl[1]	überhaupt	an Pocken	Geborene	Angabe des stat. Centralbüreaus	Angabe des Impfcomtoirs	überhaupt	an Pocken		Bemerkungen	Jahr
1774	2 001 360	43 609	2 065	67 648	—	—	2179,0	103,2	—	Für die Zeit vor 1774 sind sichere Angaben über die Zahl der Pockentodesfälle nicht verfügbar, weil die aus jener Zeit vorhandenen Listen auch die Todesfälle an Masern umfassen und außerdem für Schweden und Finnland gemeinsam sind.	1774
5	2 020 847	49 560	1 275	71 249	—	—	2452,4	63,1	—		5
6	2 040 334	45 692	1 503	66 869	—	—	2239,4	73,7	—		6
7	2 059 821	51 096	1 943	67 693	—	—	2480,6	94,3	—		7
8	2 079 308	55 028	6 607	71 901	—	—	2646,5	317,7	—		8
9	2 098 795	59 365	15 102	76 387	—	—	2828,5	719,6	—		9
1780	2 118 281	45 731	3 374	75 122	—	—	2158,9	159,3	—		1780
1	2 123 080	54 313	1 485	71 130	—	—	2558,2	69,9	—		1
2	2 127 879	58 247	2 482	68 488	—	—	2737,3	116,6	—		2
3	2 132 678	60 213	3 915	64 969	—	—	2823,4	183,6	—		3
4	2 137 477	63 792	12 453	67 605	—	—	2984,5	582,6	—		4
5	2 142 275	60 770	5 077	67 497	—	—	2836,7	237,0	—		5
6	2 143 919	55 951	671	70 940	—	—	2609,8	31,3	—		6
7	2 145 563	51 998	1 771	68 328	—	—	2423,5	82,5	—		7
8	2 147 207	57 320	5 462	74 019	—	—	2669,5	254,4	—		8
9	2 148 851	69 583	6 764	70 127	—	—	3238,1	314,8	—		9
1790	2 150 493	63 598	5 893	66 710	—	—	2957,4	274,0	—		1790
1	2 176 483	55 946	3 101	71 613	—	—	2570,5	142,5	—		1
2	2 202 473	52 958	1 939	81 063	—	—	2404,5	88,0	—		2
3	2 228 463	54 376	2 103	77 033	—	—	2440,1	94,4	—		3
4	2 254 453	53 362	3 964	76 403	—	—	2367,0	175,8	—		4
5	2 280 441	63 604	6 740	72 921	—	—	2789,1	295,6	—		5
6	2 293 813	56 474	4 503	79 446	—	—	2462,0	196,3	—		6
7	2 307 185	55 030	1 733	80 183	—	—	2385,2	75,1	—		7
8	2 320 557	53 866	1 357	78 598	—	—	2321,3	58,5	—		8
9	2 333 929	59 192	3 756	75 274	—	—	2536,2	160,9	—		9

[1] In den von der Königlich schwedischen Regierung übermittelten Tabellen sind für den Zeitraum von 1775 bis 1825 (abgesehen von dem Jahre 1809) die Einwohnerzahlen nur von fünf zu fünf Jahren angegeben; für die dazwischen liegenden Jahre dieses Zeitraums sowie für das Jahr 1774 sind die Einwohnerzahlen danach im Kaiserlichen Gesundheitsamte berechnet. Von 1825 einschl. an enthalten die von der Königlich schwedischen Regierung übermittelten Tabellen die Einwohnerzahlen für jedes einzelne Jahr.

[2] Bezüglich der Angaben über die Zahl der Geimpften ist folgendes mitgetheilt: „Die Verschiedenheit zwischen den jährlichen Angaben über die Anzahl der Geimpften im Tabellenwerke (später statistisches Centralbüreau) und denen des Impfungscomtoirs kann dadurch erklärt werden, daß die Uebersichten des Impfungscomtoirs bis zu der Zeit, wo durch das erneuerte Reglement Sr. Majestät des Königs vom Jahre 1853 eine sichere Controle zu Stande gebracht wurde, fast nur die Thätigkeit der ordnungsmäßig angestellten Vaccinateure umfassen, wogegen die Summen des Tabellenwerkes, die sich auf die Eintragungen der Geistlichkeit in die Kirchenbücher gründen, auch diejenigen umfassen, welche von Aerzten und anderen Personen geimpft wurden."

[3] Bis 1853 einschl. sind der Berechnung die Angaben des Tabellenwerkes bezw. des statistischen Centralbüreaus, von 1854 an diejenigen des Impfungscomtoirs über die Zahl der Geimpften zu Grunde gelegt. (Vgl. die vorhergehende Anmerkung.)

	A. Absolute Zahlen						B. Verhältnißzahlen			
		Gestorbene		Lebend-Geborene	Geimpft wurden		Von je 100 000 Einwohnern starben		Auf je 100 im Vorjahre lebend Geborene kommen Geimpfte	
Jahr	Einwohner-zahl	über-haupt	an Pocken		Angabe des stat. Centralbüreaus	Angabe des Impf-comtoirs	über-haupt	an Pocken		Bemerkungen	Jahr
1800	2 347 303	73 928	12 032	67 576	—	—	3149,5	512,6	—		1800
1	2 360 397	61 323	6 057	70 629	.	.	2598,0	256,6	.	Beginn der Impfungen.	1
2	2 373 491	56 232	1 533	75 399	.	.	2369,2	64,6	.		2
3	2 386 585	56 577	1 464	74 644	.	.	2370,6	61,3	.		3
4	2 399 679	59 584	1 460	76 443	28 418	25 000	2483,0	60,8	38,1		4
5	2 412 772	56 663	1 090	76 552	18 840	23 000	2348,5	45,2	24,7		5
6	2 405 098	65 728	1 482	74 581	19 716	19 000	2732,9	61,6	25,8		6
7	2 397 424	62 318	2 129	75 842	24 875	16 000	2599,4	88,8	33,4		7
8	2 389 750	82 311	1 814	73 963	15 945	6 868	3444,3	75,9	21,0		8
9	2 382 075	93 532	2 404	64 300	16 649	8 500	3926,5	100,9	22,5	Circular des Collegium medicum betr. Maß-nahmen zur Beförde-rung der Impfung.	9
1810	2 377 851	75 607	824	78 916	16 410	8 000	3179,6	34,7	25,5		1810
1	2 395 294	69 246	698	84 862	20 055	12 000	2890,9	29,1	25,4		1
2	2 412 737	73 095	404	81 079	24 851	.	3029,5	16,7	29,3		2
3	2 430 180	66 266	547	72 021	49 591	.	2726,8	22,5	61,2		3
4	2 447 623	60 959	308	75 837	40 126	.	2490,5	12,6	55,7		4
5	2 465 066	57 829	472	85 239	41 009	.	2345,9	19,1	54,1	Einführung der obliga-torischen Impfung.	5
6	2 488 991	56 225	690	87 644	62 555	.	2258,9	27,7	73,4		6
7	2 512 916	60 863	242	83 821	75 344	60 000	2422,0	9,6	86,0		7
8	2 536 841	61 745	305	85 714	48 901	50 170	2433,9	12,0	58,3		8
9	2 560 766	69 881	161	84 250	50 130	48 940	2728,9	6,3	58,5		9
1820	2 584 690	62 930	143	84 841	52 867	53 272	2434,7	5,5	62,8		1820
1	2 622 002	66 416	37	92 072	56 358	55 655	2533,0	1,4	66,4		1
2	2 659 314	59 390	11	94 309	65 789	64 593	2233,3	0,4	71,5		2
3	2 696 626	56 067	39	98 259	67 111	65 717	2079,2	1,4	71,2		3
4	2 733 938	56 256	618	93 577	86 615	86 214	2057,7	22,6	88,1		4
5	2 771 252	56 465	1 243	100 315	69 241	67 676	2037,5	44,9	74,0		5
6	2 805 350	63 027	625	97 125	64 023	61 902	2246,7	22,3	63,8		6
7	2 828 568	64 920	600	88 138	64 332	63 194	2295,2	21,2	66,2		7
8	2 848 062	75 860	257	95 354	56 609	54 744	2663,6	9,0	64,2		8
9	2 864 831	82 719	53	99 488	61 930	59 159	2887,4	1,9	64,9		9
1830	2 888 082	69 251	104	94 626	67 966	68 057	2397,8	3,6	68,3		1830
1	2 901 061	75 274	612	88 253	68 240	65 589	2594,7	21,1	72,1		1
2	2 922 845	68 078	622	89 862	66 578	65 809	2329,2	21,3	75,4		2
3	2 959 257	63 947	1 145	100 309	73 419	70 493	2160,9	38,7	81,7		3
4	2 983 144	76 294	1 049	100 231	62 123	60 411	2557,5	35,2	61,9		4
5	3 025 439	55 738	448	98 144	70 367	69 137	1842,3	14,8	70,2		5
6	3 061 533	60 763	138	96 857	77 748	77 728	1984,7	4,5	79,2		6
7	3 080 538	75 611	301	94 616	70 227	70 707	2454,5	9,8	72,5		7
8	3 096 794	74 309	1 805	90 565	72 657	74 095	2399,5	58,3	76,8		8

	A. Absolute Zahlen						B. Verhältnißzahlen				
		Gestorbene		Lebend- Geborene	Geimpft wurden		Von je 100 000 Einwohnern starben		Auf je 100 im Vorjahr lebend Geborene kommen Geimpfte		
Jahr	Einwohner- zahl	über- haupt	an Pocken		Angabe des stat. Central- büreaus	Angabe des Impf- comtoirs	über- haupt	an Pocken		Bemerkungen	Jahr
1839	3 115 169	72 988	1 934	91 363	63 847	64 676	2343,0	62,1	70,5		1839
1840	3 138 887	63 555	650	98 160	69 313	69 943	2024,8	20,7	75,9		1840
1	3 173 342	61 279	237	95 734	66 255	67 700	1931,1	7,5	67,5		1
2	3 207 141	67 177	58	100 976	70 505	70 684	2094,6	1,8	73,6		2
3	3 237 180	69 115	9	99 154	73 571	73 431	2135,0	0,3	72,9		3
4	3 275 864	66 009	6	104 693	74 726	73 560	2015,0	0,2	75,4		4
5	3 316 536	62 074	6	103 660	78 119	76 058	1871,7	0,2	74,6		5
6	3 343 556	72 683	2	99 703	74 285	75 226	2173,8	0,06	71,7		6
7	3 363 330	79 405	13	99 179	70 934	68 680	2360,9	0,4	71,1		7
8	3 399 341	66 513	71	102 524	74 688	73 580	1956,6	2,1	75,3		8
9	3 443 803	67 842	341	112 304	88 906	86 154	1970,0	9,9	86,7		9
1850	3 482 541	68 514	1 376	110 399	104 632	94 489	1967,4	39,5	93,2		1850
1	3 516 889	72 506	2 488	111 065	97 277	92 733	2061,7	70,7	88,1		1
2	3 541 399	80 090	1 534	108 305	86 130	85 635	2261,5	43,3	77,5	Erneutes Reglement für die Impfung im Reiche.	2
3	3 562 462	84 047	279	111 407	83 258	82 196	2359,2	7,8	76,9		3
4	3 606 987	70 846	204	120 107	95 498	97 107	1964,1	5,7	87,2		4
5	3 639 332	77 734	41	115 072	95 493	97 182	2135,9	1,1	80,9		5
6	3 672 988	79 618	52	115 082	91 386	92 310	2167,7	1,4	80,2		6
7	3 687 601	101 491	560	119 349	92 244	93 227	2752,2	15,2	81,0		7
8	3 734 240	80 498	1 289	129 039	103 051	100 633	2155,7	34,5	84,3		8
9	3 787 735	75 720	1 470	131 605	108 432	103 538	1999,1	38,8	80,2		9
1860	3 859 728	67 502	708	133 162	104 940	103 582	1748,9	18,3	78,7		1860
1	3 917 339	71 829	193	126 634	—	103 120	1833,6	4,9	77,4		1
2	3 965 899	84 350	148	131 584	—	93 749	2126,9	3,7	74,0		2
3	4 022 564	77 227	307	134 279	—	100 480	1919,8	7,6	76,4		3
4	4 070 061	81 937	741	136 004	—	101 361	2013,2	18,2	75,5		4
5	4 114 141	78 944	1 336	134 200	—	104 240	1918,8	32,5	76,6		5
6	4 160 677	82 666	1 217	136 989	—	104 490	1986,8	29,3	77,9		6
7	4 195 681	82 072	1 061	128 832	—	96 841	1956,1	25,3	70,7		7
8	4 173 080	87 792	1 429	114 947	—	85 884	2103,8	34,2	66,7		8
9	4 158 757	92 775	1 474	117 677	—	81 937	2230,8	35,4	71,3		9
1870	4 168 525	82 449	764	119 838	—	88 738	1977,9	18,3	75,4		1870
1	4 204 177	72 046	329	127 333	—	94 038	1713,7	7,8	78,5		1
2	4 250 412	68 802	346	126 983	—	95 692	1618,7	8,1	75,2		2
3	4 297 972	73 525	1 122	131 643	—	105 922	1710,7	26,1	83,4		3
4	4 341 559	87 760	4 063	133 249	—	107 636	2021,4	93,6	81,8		4
5	4 383 291	88 439	2 019	135 958	—	105 258	2017,6	46,1	79,0		5
6	4 429 713	86 334	604	135 890	—	106 660	1949,0	13,6	78,5		6
7	4 484 542	83 175	357	138 476	—	104 928	1854,7	8,0	77,2		7

	A. Absolute Zahlen						B. Verhältnißzahlen			
		Gestorbene		Lebend= Geborene	Geimpft wurden		Von je 100 000 Einwohnern starben		Auf je 100 im Vorjahre lebend Geborene kommen Geimpfte	
Jahr	Einwohner= zahl	über= haupt	an Pocken		Angabe des stat. Central= büreaus	Angabe des Impf= comtoirs	über= haupt	an Pocken		Bemerkungen	Jahr
1878	4 531 863	81 418	202	134 464	—	108 100	1796,6	4,5	78,1		1878
9	4 578 901	77 152	144	139 043	—	105 506	1684,9	3,1	78,5		9
1880	4 565 668	82 753	175	134 262	—	110 075	1812,5	3,8	79,2		1880
1	4 572 245	80 800	299	132 804	—	107 270	1767,2	6,5	79,9		1
2	4 579 115	79 406	159	134 300	—	107 549	1734,1	3,5	81,0		2
3	4 603 595	79 487	125	132 875	—	105 434	1726,6	2,7	78,5		3

Wie Tabelle I zeigt, hat vom Jahre 1802 ab die Pockensterblichkeit in Schweden eine ganz außerordentliche dauernde Verminderung erfahren, und zwar nachdem im Jahre 1801 die ersten Impfungen ausgeführt waren, und in den folgenden Jahren die Impfung so schnell sich ausgebreitet hatte, daß bereits im Jahre 1804 mehr als ein Drittel der im Vorjahre lebend Geborenen geimpft wurde. Während vor 1802 nicht selten in einem Jahre von je 100 000 Einwohnern 200 und mehr, ja bis zu 700 an den Pocken starben, bleibt diese Ziffer von 1802 ab mit einer einzigen Ausnahme (1809) dauernd unter 100 und sinkt in einer großen Reihe von Jahren auf ein vor Einführung der Impfung unbekanntes niedriges Maß herunter.

Die auf Tafel 6 beigefügte graphische Darstellung läßt diesen Abfall der Pocken= sterblichkeit ebenfalls deutlich erkennen.

Zur leichteren Uebersicht sind die in Tabelle I enthaltenen Zahlen nachstehend noch einmal in der Weise bearbeitet, daß die jährliche allgemeine Sterblichkeit, ferner die jährliche Pockensterblichkeit und endlich der Prozentsatz der jährlich Geimpften für fünfjährige Perioden berechnet worden sind. Tabelle II, welche diese Verhältniß= zahlen umfaßt, läßt unschwer erkennen, daß in der That seit Anfang dieses Jahrhunderts die Pockensterblichkeit in Schweden in sehr hohem Maße abgenommen hat, und daß diese Abnahme zeitlich zusammenfällt mit der Einführung der Schutzpockenimpfung. Die Tabelle zeigt ferner, daß auch die allgemeine Sterblichkeit in Schweden im Laufe dieses Jahrhunderts eine fortschreitende beträchtliche Abnahme erfahren hat.

Tabelle II.

Die allgemeine Sterblichkeit und die Pockensterblichkeit in Schweden
mit Berücksichtigung der ausgeführten Impfungen in den Jahren 1776—1880
(im Jahresdurchschnitt 5jähriger Perioden).

5jährige Perioden	Von je 100 000 Einwohnern starben jährlich		Auf je 100 Lebendgeborene kommen jährlich Geimpfte[1]	Bemerkungen
	überhaupt	an Pocken		
1776—1780	2471,1	**274,4**	—	
1781—1785	2788,4	**238,3**	—	
1786—1790	2779,9	**191,5**	—	
1791—1795	2515,1	**160,2**	—	
1796—1800	2572,6	**201,5**	—	
1801—1805	2433,4	97,3	?	1801 Beginn der Impfungen.
1806—1810	3175,1	72,4	25,5	1810 Circular des Collegium medicum, betr. Maßregeln zur Beförderung der Impfung.
1811—1815	2694,4	20,0	44,0	
1816—1820	2457,0	12,1	68,0	1816 Einführung der obligatorischen Impfung.
1821—1825	2184,9	14,5	72,1	
1826—1830	2499,3	11,5	66,3	
1831—1835	2294,0	26,2	71,5	
1836—1840	2241,2	31,2	75,0	
1841—1845	2009,0	1,9	72,0	
1846—1850	2084,0	10,6	78,9	
1851—1855	2156,1	25,4	81,4	1853 Erneutes Reglement für die Impfung im Reiche.
1856—1860	2160,0	21,8	78,5	
1861—1865	1962,6	13,6	75,9	
1866—1870	2050,9	28,5	74,1	
1871—1875	1818,5	36,7	77,6	
1876—1880	1818,6	6,6	78,5	

Da nun, abgesehen von der Einführung der Schutzpockenimpfung, ein ausreichender Grund dafür nicht erkennbar ist, daß die Pockensterblichkeit in Schweden seit Anfang dieses Jahrhunderts eine so beträchtlich geringere geworden ist, so sind wir unter Berücksichtigung unserer sonstigen Kenntnisse über die Schutzpockenimpfung durchaus berechtigt, eine ursächliche Beziehung zwischen jenen beiden Thatsachen anzunehmen.

Der wesentlichste Einwand, welcher gegen den Einfluß der Schutzpockenimpfung auf den Abfall der Pockensterblichkeit in Schweden erhoben wird, ist der, daß jene Abnahme schon sich bemerklich gemacht habe zu einer Zeit, wo die Zahl der Impfungen noch eine verschwindend geringe gewesen sei. Hauptsächlich ist dieser Punkt in dem oben erwähnten, dem Reichstage vorgelegten Flugblatte und in anderen von dem Herausgeber desselben verfaßten Artikeln hervorgehoben worden. Auf einige

---

[1] Bis 1853 einschließlich sind der Berechnung die Angaben des Tabellenwerkes bezw. des statistischen Centralbüreaus, von 1854 an diejenigen des Impfungscomtoirs über die Zahl der Geimpften zu Grunde gelegt (vgl. Anm. auf Seite 86).

wesentliche Unrichtigkeiten, welche sich in seinen Ausführungen finden, möge hier vorweg hingewiesen sein. In dem Flugblatte heißt es: „Aber die Tabelle „Schweden" ꝛc. von Dr. Simon war in allen Hauptpunkten **gefälscht**. Wir sehen hier in dem Jahre 1800: 5100 Pockentodte auf eine Million Einwohner. Dann sinkt in den darauf folgenden Jahren die Pockensterblichkeit, im Jahre 1801 auf 600 und 1802 auf 250, also in zwei Jahren auf ein Zwanzigstel." Vergleicht man nun mit diesen Angaben die von Simon an der citirten Stelle des Blaubuches (S. 416) mitgetheilten Zahlen, so findet man für das Jahr 1800: 5126, für 1801: 2563 (nicht wie das Flugblatt angiebt 600) und für 1802: 644 (nicht 250) Pockentodte für je eine Million Einwohner verzeichnet.

Weiter heißt es in dem Flugblatte:

„Blickt man in das Machwerk Simon's hinein, dann findet man S. 327 in „einer unscheinbaren Anmerkung ein wichtiges Eingeständniß. Er schreibt nämlich — „man sollte es nicht für möglich halten, — bezüglich des Datums der sogenannten „allgemeinen Einführung der Vaccination in Schweden: **die ersten erfolgreichen Impf-** „**versuche seien erst Ende 1801, also erst nach dem großen Sinken der Pockensterb-** „**lichkeit, gemacht worden. Am 23. November 1801 wurde zuerst in Molmö und am** „**17. Dezember zum ersten Male in Stockholm ein Kind mit Kuhlymphe geimpft.**

„**Dr. Simon wird überführt, falsche Listen vorgelegt zu haben.**

„Wenn Simon **trotz** diesem Geständniß, das Datum der allgemeinen Einführung „der Vaccination rückwärts dahin legt, wo es ihm paßte, also in das Jahr 1800 „dann ist hiermit erwiesen, daß er wider besseres Wissen gehandelt hat, bezw., daß der, „welcher ihm das Material geliefert, gefälscht hatte. Kann man plumper der Wahrheit „ins Gesicht schlagen, als wie es hier mit der Verlegung des Datums der allgemeinen „Einführung der Vaccination in die Jahre 1799 und 1800 geschehen ist? Und doch hat „man's fertig gebracht, daß selbst Prof. Virchow's Name unter diese Fälschung kam."

Nimmt man, um diese heftigen Angriffe auf ihre Berechtigung zu prüfen, das Blaubuch zur Hand, so findet man, daß Simon und zwar auf Seite 357 (nicht 327) folgendes schreibt: „Man vergleiche z. B. in dem Falle Schwedens die 28 Jahre vor der Impfung mit 40 Jahren bald nach derselben, während der ersteren Periode starben durchschnittlich jährlich von je einer Million schwedischer Einwohner 2050 an den Pocken; während der letzteren Periode betrug dagegen die mittlere jährliche Sterblichkeitsziffer an Pocken 158 von je einer Million Einwohner."

Die Zeitperioden, welche hier von Simon mit einander verglichen worden, sind einerseits die Jahre 1774 bis 1801 und andererseits die Jahre 1810 bis 1850. — In einer Anmerkung zu jenen Worten heißt es, die ersten erfolgreichen Impfungen in Schweden seien gegen Ende des Jahres 1801 ausgeführt, nämlich (in Malmö) am 23. November und (in Stockholm) am 17. Dezember. Gegen das Jahr 1810 hätten die Impfungen nahezu ein Viertel der Geborenen betragen.

Im Original lautet diese Stelle folgendermaßen:

„Compare, for instance, in the case of Sweden, the twenty-eight years before vaccination*) with forty years soon afterwards: — during the earlier period there used to die of small-pox, out of each million of the Swedish population, 2050 victims annually; — during the later period, out of each million of population, the small-pox deaths have annually averaged 158.

Terms of years respecting which Particulars are given	Territory	Approximate Average Annual Deathrate by Small-Pox per Million of Living Population	
		Before Introduction of Vaccination	After Introduction of Vaccination
. . . .	. . . .	. . .	. . .
. . . .	. . . .	. . .	. . .
1774—1801 and 1810—1850	Sweden	2050	158 "

In der graphischen Darstellung, welche Simon zur Veranschaulichung des Verhaltens der Pockensterblichkeit Schwedens gegeben hat, ist der ganze in Betracht kommende Zeitraum (1749 bis 1855) in zwei Theile getheilt. Der eine ist überschrieben: „Before Vaccination" und umfaßt die Jahre 1749 bis 1801 einschließlich; der zweite, überschrieben: „After Vaccination" umfaßt die Jahre 1802 bis 1855 einschließlich. Von einer allgemeinen Einführung der Vaccination ist hier entgegen der obigen Behauptung des impfgegnerischen Flugblattes nicht die Rede, noch viel weniger aber von einer „Verlegung des Datums der allgemeinen Einführung der Vaccination in die Jahre 1799 und 1800."

Was die Verwerthung der schwedischen Pockenstatistik in dem Gutachten der Königlich preußischen wissenschaftlichen Deputation für das Medizinalwesen vom 28. Februar 1872 betrifft, so ist in demselben u. a. gesagt, die Kuhpockenimpfung sei schon 1802 in Schweden eingeführt, aber erst 1809 zur zwangsweisen Durchführung gebracht. Die letztere Zahl bedarf nach Einsicht des amtlichen dem Gesundheitsamte vorliegenden schwedischen Materials allerdings insofern einer Berichtigung, als Zwangsmaßregeln zur Durchführung der Impfung erst durch das Reglement vom 6. März 1816 angeordnet worden sind, nicht schon im Jahre 1809; jedenfalls aber ist auch in dem genannten Gutachten die Behauptung, daß eine allgemeine Einführung der Impfung in Schweden in den ersten beiden Jahren dieses Jahrhunderts stattgefunden habe, nicht zu finden. Im Uebrigen giebt das Gutachten bezüglich der schwedischen Statistik unter Anführung der Quelle nur die in dem Blaubuche enthaltenen Angaben wieder.

Wie oben eingehend nachgewiesen wurde, ist mit dem Jahre 1802 plötzlich eine beträchtliche Abnahme der Pockensterblichkeit in Schweden eingetreten, zu einer Zeit, wo die Zahl der Impfungen noch eine sehr geringe war. Ein derartiger Abfall hat aber, wie die Tabelle auf Seite 86 zeigt, auch im vorigen Jahrhundert keineswegs zu den Seltenheiten gehört. Es ist vielmehr die Regel gewesen, daß auf Jahre mit größeren

---

*) . . . . The first successful vaccinations in Sweden were performed at the end of 1801, namely (in Malmö) November 23., and (in Stockholm) December 17. About 1810 the vaccinations were amounting to nearly a quarter of the number of births.

Epidemieen einige Jahre mit ungewöhnlich niedriger Pockensterbeziffer folgten. Ihren Grund hat diese Thatsache darin, daß das einmalige Ueberstehen der Krankheit gegen eine spätere Infektion mit seltenen Ausnahmen schützt, daß also nach einer heftigen Epidemie, welche die größte Zahl der vorhandenen Pockenfähigen heimsuchte, die Bevölkerung einige Jahre lang keinen geeigneten Boden für die Seuche abgab.

Gerade in den Jahren 1800 und 1801 hatte nun eine der schwersten Epidemieen in Schweden geherrscht, welche über 18000 Menschen das Leben kostete, und es ist daher schon hierdurch erklärlich, daß in den nächsten Jahren die Bevölkerung nur wenig von den Pocken zu leiden hatte.

Während aber im vorigen Jahrhundert nach einer Pause von einigen Jahren stets wieder neue Epidemieen hereinbrechen, ist das nach dem Jahr 1802 nicht mehr der Fall. Die Pockensterblichkeit bleibt vielmehr dauernd eine im Vergleich zur früheren Zeit sehr niedrige.

Nicht in der Thatsache, daß die Pockensterblichkeit im Jahre 1802 plötzlich sinkt, sondern darin, daß sie nach diesem Jahre niemals wieder zu der früheren Höhe ansteigt, wird allgemein die segensreiche Wirkung der Einführung der Schutzpockenimpfung in Schweden gesehen.

Es ist dann weiter geltend gemacht worden, daß die Impfungen in Schweden im ersten Jahrzehnt dieses Jahrhunderts an Zahl viel zu gering gewesen seien, als daß sie eine derartige gewaltige Wirkung auf die Pockensterblichkeit hervorzubringen vermocht hätten. Nur ein verschwindend kleiner Bruchtheil der Bevölkerung sei geimpft gewesen, und die dauernde Abnahme der Pocken müsse sonach in etwas anderem ihren Grund haben.

Dieser Einwand verliert seine Bedeutung, wenn man sich vergegenwärtigt, daß es sich zur Zeit der Einführung der Impfung um eine bis dahin in kurzen Zwischenräumen von den heftigsten Epidemieen heimgesuchte Bevölkerung handelte, in welcher die Zahl der für die Krankheit überhaupt noch empfänglichen älteren Personen sehr gering war. Es genügte, um weiteren Epidemieen zunächst einen Riegel vorzuschieben, wenn nur die nach der letzten großen Epidemie geborenen Kinder geschützt wurden.

Wie heute noch die Masern, so waren im vorigen Jahrhundert auch die Pocken hauptsächlich eine Kinderkrankheit, und das Material für eine neue Epidemie bildeten bei weitem überwiegend diejenigen Kinder, welche noch keine größere Epidemie erlebt hatten. Unter solchen Umständen kam es also nicht darauf an, ein wie großer Prozentsatz der Bevölkerung, sondern wie viele pockenfähige Kinder durch die Impfung geschützt waren. In der That unterliegt es denn auch keinem Zweifel, daß zunächst wesentlich nur Kinder geimpft wurden. Wenn man nun aber erfährt, daß im Jahre 1804 auf je 1000 im Vorjahre lebend Geborene bereits 381 Impfungen entfallen, und daß diese Zahl in den folgenden Jahren 247, 258, 334, 210, 225, 255 u. s. w. betrug (vgl. Tabelle I. auf Seite 87), wenn man ferner berücksichtigt, daß von jenen 1000 Kindern ein beträchtlicher Theil an anderen Krankheiten gestorben ist, bevor die Impfung ausgeführt werden konnte, und endlich, daß eine nicht zu unterschätzende Zahl von Impfungen der Kontrole entgangen sein wird, so ist es durchaus erklärlich, daß schon bald nach Einführung der Impfung dieselbe ihren segensreichen Einfluß in hohem Grade geltend machen konnte. Mit der zunehmenden Verbreitung der Impfung in Folge der Bekanntmachung des Collegium medicum vom Jahre 1810 und der Einführung der obligatorischen Impfung im Jahre 1816 erfolgte dann eine unverkennbare weitere Abnahme der Pockensterblichkeit im zweiten Jahrzehnt dieses Jahrhunderts (vgl. auch die graphische Darstellung auf Tafel 6). Von einem gänzlichen Verschwinden der Pocken kann allerdings auch dann nicht die Rede sein. Hin und wieder sind auch noch verhältnißmäßig große Epidemieen vorgekommen, von denen namentlich diejenigen von 1838—1839, 1850—1852 und 1873—1875 bemerkenswerth sind. Auch die zweite Hälfte der sechziger Jahre zeichnet sich durch verhältnißmäßig große Verbreitung der Pocken aus. Stets aber bleibt, selbst in diesen Epidemiejahren, die Pockensterblichkeit weit unter derjenigen Höhe, welche in der Zeit vor Einführung der Impfung den Durchschnitt bildete. So starben in dem schwersten Epidemiejahre, welches seit Einführung der obligatorischen Impfung (1816) zu verzeichnen gewesen ist, nämlich im Jahre 1874, von je 100 000 Einwohnern 94, während beispielsweise im Jahre 1800 diese Ziffer 513 und im Jahre 1801 257 betrug. — Man könnte einwenden, daß seit Anfang dieses Jahrhunderts die hygienischen Verhältnisse sich beträchtlich gebessert haben, und daß es in Folge dessen nicht überraschend sei, wenn die Epidemieen nicht mehr die frühere Höhe erreichten. Demgegenüber genügt es, darauf hinzuweisen, daß Länder, in welchen im Gegensatz zu Schweden der Impfzwang nicht bestand, in den siebziger Jahren von verhältnißmäßig viel schwereren Epidemieen heimgesucht worden sind. Von solchen Ländern sind Preußen, Oesterreich und Belgien zu nennen, während beispielsweise Bayern, wo schon im Jahre 1807 der Impfzwang eingeführt worden ist, und England, wo in den 70er Jahren ebenfalls der Impfzwang bereits seit längerer Zeit bestand, auch bezüglich der Pockensterblichkeit Schweden an die Seite gestellt werden können.

Die Tabelle auf Seite 2, in welcher eine Pockensterblichkeit von mehr als 150 auf 100 000 Einwohner durch fetten Druck gekennzeichnet ist, giebt einen Ueberblick über diese Verhältnisse.

Ersieht man aus jener Tabelle zwar, daß die Pockenepidemie, welche in der ersten Hälfte der 70er Jahre ganz Europa heimgesucht hat, in Schweden verhältnißmäßig wenig Opfer gefordert hat, so bleibt die Zahl der letzteren doch immer noch groß genug, um der Frage näher zu treten, in wieweit etwa mangelhafte Durchführung des Impfreglements für die Epidemie verantwortlich zu machen ist. In dieser Beziehung ist vor allem die Thatsache von großer Bedeutung, daß die Hauptstadt außerordentlich schwer von der Seuche heimgesucht ist. Von den 4063 Pockentodesfällen des Jahres 1874 entfallen nämlich nicht weniger als 1206, d. h. mehr als 29 Prozent auf Stockholm (150 446 Einwohner am Schlusse des Jahres 1874). Während in dem genannten Jahre die Pockensterblichkeit in ganz Schweden 93,6 auf 100 000 Einwohner betrug, erreicht diese Ziffer für die Hauptstadt die geradezu erschreckende Höhe von 802 auf 100 000 Einwohner.

Das dem Gesundheitsamte zugegangene amtliche Material enthält nun unter anderem auch Mittheilungen des ersten Stadtarztes in Stockholm Dr. Klas Linroth über die Impf- und Pockenverhältnisse der Stadt mit besonderer Rücksicht auf die

Pockenepidemie von 1873—1874, aus welchen sich ergiebt, daß in der That zur Zeit des Ausbruches jener Epidemie eine sehr viel größere Zahl von ungeimpft Gebliebenen in Stockholm vorhanden gewesen ist, als im übrigen Schweden. Unter anderem wird folgende Tabelle mitgetheilt:

Auf je 100 im Vorjahre lebend Geborene entfielen Impfungen:																							
im Jahre	1861	1862	1863	1864	1865	1866	1867	1868	1869	1870	1871	1872	1873	1874	1875	1876	1877	1878	1879	1880	1881	1882	1883
in Schweden überhaupt	77	74	76	73	78	76	70	67	71	75	79	75	83	81	78	78	76	78	78	79	80	81	78
in Stockholm . . .	45	46	50	58	57	61	52	40	44	50	58	33	48	49	22	26	28	34	35	31	45	72	59

Wenn man auch berücksichtigt, daß die Kindersterblichkeit in Stockholm beträchtlicher ist als im übrigen Schweden, daß also in Stockholm verhältnißmäßig mehr Kinder sterben, bevor sie zur vorgeschriebenen Impfung gelangen als in Schweden überhaupt, wenn es auch ferner feststeht, daß in Stockholm verhältnißmäßig zahlreiche Impfungen nicht zur Anmeldung gelangt sind, so sind doch, wie der genannte Stadtarzt hervorhebt, „Vernachlässigungen bezüglich der Impfung in sehr großem Maßstabe vorgekommen". Genauere Untersuchungen über die thatsächliche Durchführung der Impfung in der Hauptstadt sind erst Anfangs der 80er Jahre begonnen. Ueber das Ergebniß derselben theilt Dr. Linroth u. a. folgendes mit:

Im Jahre 1881 wurden von den i. J. 1878 geborenen Kindern 596 ungeimpft befunden
„   „   1882   „   „   „ „ 1879   „   „   738   „   „
„   „   1883   „   „   „ „ 1880   „   „   958   „   „
„   „   1884   „   „   „ „ 1881   „   „   1092   „   „

in vier Jahren somit 3384 Kinder, welche infolge des Einschreitens der Behörden geimpft wurden, aber ohne dasselbe sicher ungeimpft geblieben sein würden. Es unterliegt nach Dr. Linroth „keinem Zweifel, daß die Impfung in Stockholm vom Volke vor dem Jahre 1873 in ebenso hohem Grade vernachlässigt wurde, wie im Anfang der 80er Jahre, obwohl keine exakten Angaben für die frühere Zeit vorhanden sind".

Dr. Linroth theilt außerdem folgendes mit: „Alle Distrikts- (Armen-) Aerzte der Stadt führen in ihren Berichten über die Epidemie in den Jahren 1873—1874 an, daß eine sehr hohe Prozentzahl ungeimpfter Kinder unter ihrer Klientel vorgekommen, und daß die Pocken unter diesen Kindern in besonders schweren Formen und mit großer Sterblichkeit aufgetreten sind. Beispielsweise wurden in einem Distrikte unter 355 in ihren Häusern verpflegten Pockenkranken 154 Ungeimpfte gezählt, in zwei anderen Distrikten wurden unter 822 Erkrankten 304 Ungeimpfte gefunden . . . . . . Ueberhaupt kann man sagen, daß 30 bis 40 Prozent von allen an den Pocken erkrankten Kindern ungeimpft waren".

Unter solchen Verhältnissen wird es nicht der mangelnden Schutzkraft der Impfung zugeschrieben werden können, daß die Epidemie in Stockholm eine derartige Ausbreitung angenommen hat. Andererseits wird übrigens nicht bestritten, daß die Uebervölkerung, welche damals in den Wohnungen der Armen herrschte, zur weiten Verbreitung der Krankheit ebenfalls beigetragen hat.

Wie sehr die Pockensterblichkeit Schwedens im Jahre 1874 durch diejenige Stockholms beeinflußt worden ist, möge noch nachstehende Zusammenstellung veranschaulichen:

Von je 100000 Einwohnern starben an Pocken im Jahre 1874
- In Stockholm 802
- In Schweden überhaupt. 94
- In Schweden ausschließlich Stockholm. 68

Wenn die segensreichen Wirkungen des in Schweden bestehenden Impfreglements in den ersten Jahrzehnten nach seiner Einführung am unverkennbarsten hervorgetreten sind, und wenn in den späteren Jahrzehnten die Pocken in geringem Grade wieder zugenommen haben, so hat das zum Theil auch darin seinen Grund, daß bei den Geimpften die Schutzkraft der Impfung um so mehr abnimmt, je längere Zeit seit ihrer Ausführung verstrichen ist, und daß in dieser Beziehung diejenigen, welche die echten Pocken überstanden haben, besser geschützt sind als einmal Geimpfte. Je mehr man sich von den großen und häufigen Pockenepidemien des vorigen Jahrhunderts entfernte, um so mehr nahm die Zahl derjenigen ab, welche durch Ueberstehen der Krankheit geschützt waren, und um so zahlreicher wurden diejenigen, bei welchen ein langer Zeitraum seit Ausführung der Impfung verflossen war, ganz abgesehen von den gegen die gesetzliche Vorschrift ungeimpft Gebliebenen. Die Revaccination aber, welche den hieraus sich ergebenden Gefahren zu begegnen geeignet gewesen wäre, war gesetzlich nicht vorgeschrieben und hat nur zur Zeit von Epidemieen etwas größere Ausdehnung gefunden.*)

Zumal von denjenigen, welche den segensreichen Einfluß der Schutzpockenimpfung bestreiten, wird hinsichtlich der seit Anfang dieses Jahrhunderts eingetretenen günstigen Gestaltung der Pockensterblichkeit in Schweden noch ein Umstand besonders hervorgehoben, der auch hier nicht unerörtert bleiben soll, nämlich das mit dem Anfange dieses Jahrhunderts zusammenfallende Aufhören der Impfung mit echtem Pockengifte der sogenannten „Inokulation".

Wie in anderen europäischen Ländern so hatte auch in Schweden in den letzten Jahrzehnten des vorigen Jahrhunderts ein aus dem Orient stammendes Verfahren zur Bekämpfung der Pocken Eingang gefunden, welches darin bestand, daß man das echte Pockengift den noch nicht durchseuchten Personen künstlich einimpfte. Die auf diese Weise erzeugte Krankheit verlief in der überwiegenden Mehrzahl der Fälle weit weniger schwer und vor allem weit weniger tödtlich, als die durch natürliche Ansteckung erwor-

---

*) Dr. Klas Linroth schreibt in dieser Beziehung: Die Revaccination, welche in Schweden nur in der Armee obligatorisch ist, pflegt in Stockholm nur während herrschender oder drohender Pockenepidemieen in etwas größerem Maßstabe in Anspruch genommen zu werden. Vollständige Listen über die Revaccinationen werden nicht geführt. Während der Jahre 1873—1874 hat man die Anzahl der Revaccinirten auf ca. 23000 Personen geschätzt. Die wohlthätige Wirkung der Revaccination während dieser Epidemie war jedoch augenscheinlich. In dem offiziellen Bericht darüber werden beispielsweise zwei Fabriken mit zahlreichem Personal angeführt, wo „diejenigen Arbeiter, welche sich der Impfung entzogen, der Krankheit zum Opfer fielen, von allen übrigen aber Keiner". — Von dem revaccinirten Krankenpflegepersonal im Pockenkrankenhause, 19 Personen ausmachend, erkrankte Keiner.

benen Pocken, gewährte andererseits aber denselben Schutz gegen ein nochmaliges Befallenwerden, wie das Ueberstehen der letzteren.

Das genannte Verfahren hatte nun, wenn es auch den Einzelnen mit verhältnißmäßig geringer Gefahr vor späterer Erkrankung zu schützen vermochte, den Nachtheil im Gefolge, daß es zur Verbreitung der Pocken in der Bevölkerung beitrug, zumal da man die geimpften (inokulirten) Personen, welche meist nur leicht erkrankten, in der Regel frei umhergehen ließ.

Da nun wie in anderen Ländern so auch in Schweden mit der Einführung der Jenner'schen Schutzpockenimpfung diese bis dahin geübte Pockeninokulation sehr bald aufhörte, so ist nicht zu verkennen, daß diesem Umstande bei der Beurtheilung der Ursachen, welche die Abnahme der Pockensterblichkeit seit Anfang dieses Jahrhunderts bedingt haben, Rechnung getragen werden muß. Bis zu welchem Grade dies zu geschehen hat, dafür können wenigstens annähernd die nachstehenden von Dr. Heberden angestellten Berechnungen einen Anhalt geben.*)

In London entfielen in den drei ersten Jahrzehnten des vorigen Jahrhunderts, zu einer Zeit, wo der Einfluß der Inokulation noch nicht in Betracht kam, auf je 1000 Todesfälle überhaupt 74 Todesfälle an Pocken, während für den gleichen Zeitraum am Ende des genannten Jahrhunderts, zu einer Zeit, als die Inokulation ihre größte Verbreitung gefunden hatte, diese Zahl 95 betrug. Selbst wenn man nun annimmt, daß diese Zunahme**) allein auf Rechnung der Inokulation zu setzen ist, so bleibt sie doch immer sehr gering im Verhältniß zu der außerordentlichen Abnahme, welche die Pockensterblichkeit Schwedens seit Anfang dieses Jahrhunderts im Vergleich mit den letzten Jahrzehnten des vorhergehenden erfahren hat. Ueberdies hat in Schweden die Inokulation keineswegs eine so große Verbreitung erreicht, wie in England, demjenigen Lande Europas, wohin das Verfahren zuerst aus dem Orient seinen Weg fand, oder gar wie in der Stadt London. Wenn man sich der Thatsache erinnert, daß auch vor dem Bekanntwerden bezw. der Ausübung der Inokulation die Pocken in allen Ländern Europas zu den am meisten gefürchteten und verbreiteten Seuchen gehörten, und daß nur in Folge dessen die Inokulation trotz der mit ihr verbundenen, immerhin nicht unbeträchtlichen Lebensgefahr hat überhaupt Eingang finden können, so wird man gewiß auch den günstigen Einfluß, welchen die Beseitigung dieser Maßregel gehabt hat, auf seinen richtigen Werth zurückführen. Die Abnahme der Pockensterblichkeit Schwedens seit Anfang dieses Jahrhunderts kann durch das Aufhören der Inokulation auch nicht annähernd erklärt werden.

In dem mehrfach erwähnten Flugblatte des „Impfgegners" wird besonderes Gewicht darauf gelegt, daß die Beweiskraft der schwedischen Statistik für den segensreichen Einfluß der Impfung gelegentlich der Verhandlungen des VII. deutschen Aerztetages

---

*) Report from the select committee on the Vaccination Act (1867); together with the proceedings of the committee. Ordered by the house of Commons, to be printed 23. May 1871. S. 348.

**) Daß diese Zunahme möglicherweise nur eine scheinbare ist, da die Pockentodesfälle nicht zu je 1000 Lebenden, sondern zu je 1000 Todesfällen überhaupt in Beziehung gesetzt sind, sei hier nur nebenbei bemerkt.

(im Jahre 1879) von dem Medizinalrath Dr. Flinzer aus Chemnitz bestritten worden sei. Dies ist in der That der Fall gewesen. Dr. Flinzer sprach sich in dieser Beziehung folgendermaßen aus:*) „Weiter hat man als Erhebungsmodus die Sterblichkeit benutzt und es ist Ihnen bekannt, daß namentlich die große Darstellung von Kußmaul über das Vorkommen der Pocken in Schweden vielfach benutzt worden ist, den Einfluß der Impfung darzuthun. In statistischer Hinsicht glaube ich, daß Mortalitätserhebungen allein den geringsten Werth einnehmen und das gilt namentlich auch von der schwedischen Darstellung. Wenn man die Tabellen ansieht, so überzeugt man sich einmal, daß die Zahl der Pockenkranken vor 1790 durchaus nicht blos Pockenkranke sind, sondern daß andere Hautaffectionen sich dabei befinden, und daß weiter die Abfallcurve viel früher eintritt, ehe die Vaccination von Erfolg gewesen sein kann, d. h. ehe sie in so großem Umfange eingeführt ist, daß man überhaupt von einem Erfolg in einem Lande wie Schweden, wo sie erst spät zur geordneten Durchführung gelangte, reden kann."

Was den ersteren Einwand betrifft, so ist nicht zu ersehen, worauf derselbe sich stützt. Wie schon oben erwähnt ist, wird an maßgebender Stelle in Schweden die Pockensterblichkeitsstatistik im Reiche, wie sie vorstehend mitgetheilt ist, vom Jahre 1774 an als zuverlässig angesehen, und es liegt daher kein Grund zu der Annahme vor, daß die Erhebungen über Pockentodesfälle von 1774 bis 1790 weniger sorgfältig gemacht sein sollten als nach 1790.

Der zweite Einwand aber ist oben bereits so eingehend erörtert und als unbegründet nachgewiesen worden, daß ein Zurückkommen auf denselben hier nicht erforderlich sein dürfte. — Ueberdies ist, wie hier ausdrücklich hervorgehoben sei, Medizinalrath Dr. Flinzer insbesondere auch auf Grund der sorgfältigsten eigenen Untersuchungen von der Schutzkraft der Impfung völlig überzeugt, wie aus den Worten hervorgeht, mit welchen er seine Ausführungen gelegentlich der erwähnten Verhandlungen schloß. Dieselben lauteten:

„Ich für meine Person, so lange ich die Ehre habe, Medicinalbeamter zu sein, werde mit aller Entschiedenheit und aus tiefster Ueberzeugung, gestützt auf das Experiment, auf Erhebungen und Erfahrungen der Aerzte, an dem Grundsatz festhalten, daß wir in der Schutzimpfung bisher die einzige prophylactische Maaßregel besitzen, die von so großer Bedeutung für die Gesundheit ist, daß selbst dabei vorkommende kleine Schädigungen die Rückgängigmachung derselben ausschließen und daß wir in dem Reichsimpfgesetze eine hoch bedeutsame Maaßregel für die möglichst zweckmäßigste und umfangreichste Durchführung der Maaßregel besitzen."

Der VII. deutsche Aerztetag aber stellte durch Annahme einer besonderen These fest, daß im Verlaufe seiner eingehenden Verhandlungen gegen die Schutzkraft der sorgfältig geübten Vaccination nur von einer Seite**) ein persönlicher Zweifel konstatirt war, dessen Begründung jedoch erst „für später in Aussicht gestellt worden".

---

*) Aerztliches Vereinsblatt für Deutschland. Organ des deutschen Aerztevereinsbundes VI. Bd. Leipzig 1879.

**) Es war dies Dr. Betz, einer derjenigen Aerzte, welche später in der „Kommission zur Berathung der Impffrage" (Reichstags-Drucksache Nr. 287, I. Session 1884/85, 6. Legislaturperiode) den impfgegnerischen Standpunkt vertreten haben.

Die Hauptergebnisse der vorstehenden Erörterungen lassen sich folgendermaßen zusammenfassen:

1. Seit Einführung der Schutzpockenimpfung im Anfange dieses Jahrhunderts ist die Pockensterblichkeit Schwedens, verglichen mit derjenigen in den letzten Jahrzehnten des vorigen Jahrhunderts, dauernd eine außerordentlich geringe gewesen.

2. Es hat sich abgesehen von der Einführung der Schutzpockenimpfung kein Grund auffinden lassen, welcher jene ganz auffällige Abnahme der Pockensterblichkeit genügend zu erklären vermöchte.

3. Die von impfgegnerischer Seite aufgestellte Behauptung, das Datum der allgemeinen Einführung der Schutzpockenimpfung in Schweden in der Statistik des englischen Blaubuches sei gefälscht, hat sich als unbegründet erwiesen.

4. Die Pockenepidemie, von welcher Schweden in den 70er Jahren dieses Jahrhunderts heimgesucht wurde, ist bei näherer Betrachtung keineswegs geeignet, die Ueberzeugung von der Schutzkraft der Impfung zu erschüttern.

Abschnitt 5.

Die Regelung des Impfwesens in den neun älteren Provinzen Preußens bis zum Jahre 1874

nebst einem Anhange:

Die Entwickelung des Impfwesens in der Königlich preußischen Armee.

Die in Preußen seitens der Centralbehörde vom Anfange dieses Jahrhunderts an bis zum Jahre 1874 betreffs der Schutzpockenimpfung erlassenen generellen Bestimmungen und Verordnungen sind nach einer Mittheilung der Königlich preußischen Regierung sämmtlich in den Druckwerken*) von Augustin, Horn und Eulenberg über das preußische Medizinalwesen mitgetheilt und daher jedermann zugänglich. Unter diesen Umständen wird es genügen hier nur den Hauptinhalt jener Bestimmungen, soweit sie auf eine möglichst allgemeine Durchführung der Schutzpockenimpfung abzielen, kurz zu erörtern.

Schon unter dem 11. Juli 1801 wurde auf Königlichen Spezialbefehl ein Cirkular, die Impfungsversuche mit Kuhpocken betreffend, an alle Collegia medica et Sanitatis erlassen.**) Dasselbe ist insofern von besonderer Bedeutung, als es erkennen läßt, daß die neue Entdeckung seitens der maßgebenden technischen Behörde keineswegs sofort und ohne Prüfung mit Enthusiasmus aufgenommen worden ist.

„Gleichwohl", heißt es in dem Cirkular, „findet sich Unser Medicinaldepartement bis jetzt auf keine Weise veranlaßt, dieser oder jener Meinung über die Nützlichkeit oder Schädlichkeit des Einimpfens der Kuhpocken einen entschiedenen Vorzug zu geben. Nur einer unpartheiisch geprüften Erfahrung mehrerer Jahre ist diese Entscheidung vorbehalten. Vorläufig hat daher Unser Medicinaldepartement sich mit einer genauen Beobachtung und Sammlung der, hiesigen Orts und in der Nähe stattgehabten Impfungsversuche beruhigen müssen, um daraus, und aus den nächsten Folgen zu beurtheilen, ob und in wiefern Versuche dieser Art, ohne anschauliche Gefahr für Unsere Lande zu dulden seyn mögten."

Obgleich die bisherigen Versuche als günstig bezeichnet wurden, so bestimmte doch das Cirkular weiterhin, ganz dem obigen Standpunkte entsprechend, daß nur von Aerzten,

---

*) Augustin, die Königlich preußische Medicinalverfassung oder vollständige Darstellung aller, das Medicinalwesen und die medicinische Polizei in den Königlich preußischen Staaten betreffenden Gesetze, Verordnungen und Einrichtungen. Potsdam 1818/43.
Horn, das preußische Medicinalwesen. Aus amtlichen Quellen dargestellt. Berlin 1863.
Eulenberg, das Medizinalwesen in Preußen. Berlin 1874.
**) Augustin, Bd. II, S. 607.

bezw. unter Leitung solcher von approbirten Kreis=, Land= und Stadtchirurgen Versuche mit der Schutzpockenimpfung und zwar unter Beobachtung der größten Vorsicht angestellt werden dürften, sowie daß von den betreffenden Aerzten genaue Journale über die Impfungen zu führen und vorzulegen seien, in welchen insbesondere auch über die Folgen der Impfungen auf den Amtseid des Betreffenden Vermerke einzutragen seien. Kein Arzt aber solle sich unterfangen jemand zur Impfung zudringlich aufzufordern oder gar dergleichen Anerbieten öffentlich bekannt zu machen, „theils, weil es für jetzt noch nicht möglich ist, die Folgen dieser Impfung mit Gewißheit zu übersehen, theils weil überhaupt jeder Arzt bey solchen Versuchen äußerst behutsam zu Werke gehen muß, für deren Wirkung er selbst auf keine Weise Bürgschaft leisten kann." Nur beim Ausbruche natürlicher Pocken, und sofern die Einimpfung derselben (die sogenannte Inokulation) in Folge wichtiger Umstände bedenklich werden sollte, wurde empfohlen auch allenfalls die Einimpfung der Kuhpocken nicht zu versäumen, da durch die überwiegend größere Gefahr der bösartigen Pocken alle anderen Bedenklichkeiten aufgehoben würden. Ueber das Ergebniß etwa angestellter Versuche dem Publikum Mittheilung zu machen, wurde vorbehalten.

Schon im nächsten Jahre erfolgte die in Aussicht gestellte Mittheilung. Am 7. Juni 1802 erschien nämlich eine „Bekanntmachung des Resultats der, bisher blos geduldeten, nachher aber unter der Direktion des Ober=Coll. med. et Sanitatis von allen Provinzial=Collegiis et Sanitatis geleiteten und controllirten Kuhpockenimpfungsversuche,"*) in welcher es heißt: Se. Majestät habe versprochen, das Resultat der bezüglichen Erfahrungen dem Publikum mitzutheilen und glaube „diesen Endzweck nicht sicherer zu erreichen, als wenn Sie den über diesen Gegenstand von Dero Ober=Coll. med. et Sanitatis erstatteten Bericht öffentlich, wie hiedurch geschieht, bekannt machen." In diesem unter dem 2. Juni 1802 erstatteten Berichte glaubt das Ober=Collegium medicum et Sanitatis als Ergebnisse der angestellten Versuche folgende mit dem höchsten Grade der Wahrscheinlichkeit Sr. Majestät vorlegen zu können:

„1. Die Kuhpocken=Impfung bewirkt nur eine leichte gefahrlose und selbst durch Complicationen mit andern Uebeln nicht zu befürchtende Krankheit.

2. Sie schützt gegen die Ansteckung der natürlichen Pocken wenigstens ebenso sicher, als es die Impfung mit natürlichen Pocken thut.

3. Sie gewährt also ein der größten Empfehlung werthes Mittel, um Millionen Menschen vor den schrecklichen Folgen der natürlichen Pocken zu sichern und diese am Ende ganz zu vertilgen."

Wahrlich, es mußten entscheidende Versuche gewesen sein, welche die erfahrenen Mitglieder des Ober=Collegium medicum binnen eines Jahres aus ihrer kühlen Reserve herausgebracht und zu überzeugten Lobrednern der Schutzpockenimpfung gemacht hatten.

Ueber diese Versuche selbst spricht sich das Kollegium folgendermaßen aus:

„Obgleich in allem nur 71 Aerzte und 36 Regimentschirurgen ihre Erfahrungen unserm Collegio mitgetheilt haben, so sind wir doch dadurch hinlänglich in den Stand gesetzt worden, um über die Hauptfrage: ob die Impfung mit den Kuhpocken vor den

---
*) Augustin, Bd. II, S. 611.

gewöhnlichen Menschenblattern sichert, und ob sie keine sonstige, der Gesundheit nachtheilige Folgen veranlasset? urtheilen zu können. Ja es liegen 7445 einzelne Impfungsversuche vor uns, wobei an einer großen Menge der mit Kuhpocken geimpften Personen Versuche aller Art gemacht worden, um sich von dem Schutze Ueberzeugung zu verschaffen, welchen die Kuhpocken vor den Menschenpocken nach der problematischen Aufgabe gewähren sollten. Man hat nicht allein den mit Kuhpocken Geimpften die natürlichen ohne allen Erfolg der Ansteckung häufig nachgeimpft, sondern man hat auch die vaccinirten Kinder jeder anderen Art der Ansteckung, z. B. durch Anziehung der von natürlichem Pockeneiter besudelten Hemden, oder dadurch, daß sie in den Betten der natürlichen Pockenkranken schliefen u. s. w., ausgesetzt."

Nur vier Fälle seien vorgekommen, in welchen es nicht hinlänglich habe aufgeklärt werden können, ob die Vaccination vor den menschlichen Blattern schützte.

Auf Grund des vorstehend kurz wiedergegebenen Berichtes des Ober-Collegium medicum wurde noch am 7. Juni 1802 auf Spezialbefehl des Königs ein Cirkular an alle Collegia medica et Sanitatis erlassen,*) in welchem es einer jeden zur Impfung der Pocken autorisirten Medizinalperson zur Pflicht gemacht wurde, den Eltern, Vormündern und Vorstehern öffentlicher Waisenhäuser und ähnlicher Institute die Impfung mit Kuhpocken zu empfehlen und, wenn Eltern oder Vormünder auf die Impfung mit menschlichen Pocken beständen, wenigstens alle Fürsorge anzuwenden, daß sich dadurch keine Ansteckung verbreite, indem sie für dergleichen Folgen verantwortlich gemacht werden würden.

Am 31. Oktober 1803 wurde vom Könige ein „Reglement, nach welchem sich die Obrigkeit, Medicinal- und andere Personen bei Impfung der Schutzblattern richten sollen"**) erlassen, dessen Eingangssätze hier ebenfalls im Wortlaut mitgetheilt sein mögen, da in denselben der derzeitige Stand der Impffrage aufs deutlichste zum Ausdruck kommt:

„Wir F. W. thun kund und zu wissen. In der festen Ueberzeugung, daß neue Entdeckungen in dem Gebiet der medicinischen Wissenschaften nicht gleich einen Gegenstand der Regierung abgeben müssen, haben wir bisher die Impfung der Schutzblattern, die in Unsern Staaten, sowie im Auslande, seit ihrer im Jahre 1795 erfolgten zufälligen Erfindung so große Fortschritte gemacht hat, blos der Leitung Unserer Medicinalbehörde überlassen und nur insofern mitgewirkt, daß Wir, um stets ächten Impfungsstoff vorräthig zu haben, in Berlin, Königsberg und andern großen Städten Unserer Monarchie, besondere Impfungsinstitute auf Unsere Kosten haben etabliren lassen. Nachdem aber im Gefolge der aus Unserm Medicinaldepartement unterm 11. Juli 1801 und 7. Juni pr. ergangenen Cirkularien und Anweisungen für die Medicinalkollegien und die practischen Aerzte sich die Fragen:

1. schützet der ächte Kuhpockenstoff vor der Ansteckung der natürlichen Pocken?
2. ist die Impfung der erstern mit andern gefährlichen Folgen für die Gesundheit verbunden?

---
*) Augustin, Bd. II, S. 613.
**) Augustin, Bd. II, S. 614.

zum überwiegenden Ausschlag für die Vaccine entschieden haben, indem Unserm Ober-Coll. med. et Sanitatis innerhalb Jahr u. Tag von practischen Aerzten und Regimentschirurgen 17741 veranstaltete und sorgfältig beobachtete Impfungen einberichtet und dabei die erste Frage durch 8000 Ansteckungsversuche bestätigt, die zweite aber durch eine seit drei Jahren fortgesetzte pflichtmäßige Controlle zum Vortheil der Schutzblattern beseitigt worden; so finden Wir aus väterlicher Fürsorge für das Leben und die Gesundheit Unserer getreuen Unterthanen Uns veranlaßt, die Beförderung der Schutzblatternimpfung nunmehr zu einem besondern Augenmerk Unserer Staatsverwaltung in der Absicht zu machen, damit das menschliche Pockenübel, welches im Durchschnitt jährlich mehr als 40000 Menschen in Unsern Landen wegraffte, sobald als möglich vertilgt und ausgerottet werde."

Dementsprechend wurde in dem Reglement den Ortsobrigkeiten, Magistraten 2c. zur Pflicht gemacht, der Beförderung der Schutzpockenimpfung auf alle Art und Weise die Hand zu bieten, indem gleichzeitig die Berechtigung zur Vornahme von Impfungen unter gewissen Vorbehalten auf die Chirurgen, die Landgeistlichen, Landschullehrer und Landhebeammen ausgedehnt wurde. Andererseits wurde in dem Reglement die Erlaubniß, Impfungen mit dem Stoffe der natürlichen Pocken vornehmen zu dürfen, sehr beschränkt und an bestimmte genau festgesetzte Bedingungen geknüpft.

Am 13. Oktober 1804 erließ der König eine „Declaration und Erweiterung des Impfungsreglements vom 31. Oktober 1803".*) In dieser Verordnung wurde darauf hingewiesen, daß mehr als 80000 Impfungen in Preußen durch die Medizinalkollegien und Behörden kontrolirt seien, daß aber nicht ein Fall bemerkt worden sei, der an der schützenden Kraft der Kuhpocken und ihrer Unschädlichkeit zweifeln ließe. Mit Rücksicht hierauf wurden die Wundärzte ohne Vorbehalt zur Vornahme von Impfungen berechtigt erklärt, und die Geistlichen aufgefordert, bei schicklichen Gelegenheiten die Impfung den Gemeindemitgliedern als eine moralische Pflicht ans Herz zu legen und sonst gelegentlich in ihren Predigten auf dieselbe hinzuweisen.

Oeffentliche Bekanntmachungen, durch welche auf den Nutzen der Schutzpockenimpfung aufmerksam gemacht wurde, erschienen auch in der Folge mehrfach. Unter dem 4. Februar 1809**) erging ein Befehl des Königlichen Ministeriums des Innern an die Regierungen und Medizinalkollegien, welcher bestimmte, daß die Aerzte und Wundärzte zur unentgeltlichen Impfung der Schutzblattern an bestimmten Tagen jeder Woche und die Geistlichen zur Ermahnung des Volkes zu derselben aufzufordern seien.

Schon früh scheinen auch an denjenigen Orten, an welchen eine Pockenepidemie sich zu entwickeln begann, polizeilich Zwangsimpfungen angeordnet zu sein. In einem Ministerialrescript vom 13. August 1810***) heißt es nämlich unter anderem:

„Zugleich werdet Ihr angewiesen, bei vorkommenden Epidemieen natürlicher Pocken, d. h. wenn in einem Orte mehrere Pockenkranke in 2 bis 3 Häusern, in mittlern und großen Städten aber in 4 bis 8 Häusern zugleich vorkommen, zur Unterdrückung der-

---

*) Augustin, Bd. II, S. 617.
**) Augustin, Bd. II, S. 620/1.
***) Augustin, Bd. II, S. 622/3.

— 104 —

selben alle die Maaßregeln zu ergreifen, welche der Polizei zur Tilgung gefährlicher ansteckender Krankheiten zustehen. Nur ist dahin zu sehen, daß wenn Häusersperre, Zwangsimpfungen und dergleichen verfügt werden müssen, unschuldige Einwohner mit den dadurch verursachten Kosten nicht belästigt, sondern daß solche nur lediglich und allein den Widerspenstigen und Nachlässigen zur Last gelegt werden."

Durch Ministerial-Verfügung vom 21. August 1819*) wurde ein neues Schema für die Schutzpocken-Impfungstabellen vorgeschrieben, welche von den Impfärzten alljährlich an die Kreisphysiker und von diesen an die Königlichen Regierungen einzureichen waren. Dieses Schema enthielt auch die Rubrik „Ob und wieviel von den mit Erfolg Geimpften, um Versuche anzustellen, zum 2. oder 3. Male nachgeimpft sind."

In demselben Jahre, nämlich am 24. September 1819**), erschien ein bemerkenswerthes „Publicandum des Königl. Ministerii der geistlichen, Unterrichts- und Medicinalangelegenheiten über die Schutzkraft der Kuhpocken gegen die Ansteckung der Menschenblattern", welches durch den Umstand veranlaßt war, daß die Schutzkraft der Kuhpocken gegen Menschenblattern sich nicht mehr in allen Fällen bewährt hatte. Die Ursache dieser mehrfach beobachteten Mißerfolge wurde in dem Publikandum auf fehlerhafte Beschaffenheit der benutzten Lymphe und auf Störungen des Verlaufs der Schutzpocken durch vorzeitiges Oeffnen, Abkratzen ꝛc. derselben zurückgeführt. Auch wurde auf die Möglichkeit hingewiesen, daß mit der Impfung bei unvorsichtiger Vornahme andere Krankheiten übertragen werden könnten, und insbesondere ein in den Rheingegenden beobachteter Fall erwähnt, in welchem die durch einen unvorsichtigen Landwundarzt von einem infizirten Kinde entnommene unreine Lymphe zur Uebertragung von Syphilis auf mehrere Personen Veranlassung gegeben hatte. Solche Erfahrungen müßten, so heißt es in dem Publikandum, die Regierungen überall veranlassen, das Impfgeschäft ausschließend wissenschaftlich gebildeten, vorsichtigen und gewissenhaften Aerzten und Wundärzten anzuvertrauen. —

Im Laufe der 20er Jahre tritt mehr und mehr das Bestreben der Behörden hervor, die als nothwendig erkannte Impfung aller noch für Pocken empfänglichen Kinder allgemein und nöthigenfalls unter Anwendung von Zwangsmaßregeln zur Durchführung zu bringen. Daß diese Bestrebungen bei der Centralbehörde rückhaltlose Unterstützung fanden, wenn dieselbe auch davon absah, ein bezügliches einheitliches Gesetz zu befürworten, darüber läßt ein Reskript des Königlichen Ministerium der geistlichen, Unterrichts- und Medizinalangelegenheiten an sämmtliche Königliche Regierungen vom 1. Mai 1825***) keinen Zweifel. Das Reskript sei daher in seinem wesentlichen Theile nachstehend wörtlich mitgetheilt:

„Zwar ist schon seit längerer Zeit von verschiedenen Seiten her der Vorschlag gemacht worden, gesetzlich die Verpflichtung der Eltern oder der ihre Stelle vertretenden Personen, den Kindern die Schutzpocken einimpfen zu lassen, auszusprechen. Die Erlassung eines solchen förmlichen Gesetzes unterliegt jedoch theils manchen Schwierigkeiten, theils aber auch manchen Bedenken, und das Ministerium hat sich daher beschränken müssen,

---

*) Augustin, Bd. III, S. 678/9.
**) Augustin, Bd. III, S. 645.
***) Augustin, Bd. IV, S. 760 ff.

im gewöhnlichen administrativen Wege auf die möglichst allgemeine Verbreitung der Schutzpockenimpfung, durch welche allein den Ausbrüchen verheerender Pocken-Epidemieen vorgebeugt werden kann, hinzuwirken. Von mehreren Regierungen ist hierbei mit kräftigen, ja selbst mit mehr oder weniger directen Zwangsmaaßregeln gegen die etwanigen Widerspenstigen vorgeschritten, und ebenso ist die Belohnung der Impfärzte entweder durch Diäten aus den hierzu geeigneten Communalfonds oder durch Zahlung einer kleinen Gebühr für jeden Impfling von den Eltern und eventualiter aus der Armenkasse, nicht weniger auch ist die Stellung der zu den Impfreisen nöthigen Fuhren angeordnet worden, ohne daß hierdurch auch nur Eine zur Kenntniß des Ministerii gekommene Reclamation veranlaßt worden wäre. Es läßt sich sonach auch mit Bestimmtheit voraussetzen, daß die zur Ausführung der Schutzpockenimpfung getroffenen Einrichtungen nicht weiter als bloße polizeiliche, sondern vielmehr als solche Maaßregeln von den Unterthanen betrachtet werden, durch welche ihnen der Schutz ihrer Kinder gegen die natürlichen Pocken erleichtert wird.

Nach den vorliegenden Erfahrungen hat das Ministerium es daher für angemessen erachtet, nunmehr auf eine möglichst gleichmäßige Behandlung dieser Angelegenheit in der ganzen Monarchie hinzuarbeiten. Es wurde daher die Regierung zu Düsseldorf veranlaßt, durch ihren, unterdeß verstorbenen Reg. Med. Rath, den Dr. Ebermaier, welcher sich durch eine umsichtige Führung des Pockenimpfungs-Geschäfts besonders auszeichnete, ihre früher darüber erlassenen Vorschriften einer wiederholten Prüfung zu unterwerfen, und eine neue, diese ganze Angelegenheit vollständig umfassende Verordnung zu erlassen.

Dieß ist nunmehr in der Beilage zu Nr. 93 des Amtsblattes für 1824 unterm 12. Novbr. v. J. geschehen, wovon ein Abdruck hierbei erfolgt. — Gegenwärtig kommt es darauf an, daß die Königl. Regierung die betreffenden, in Ihrem Bezirke erlassenen Vorschriften einer ähnlichen sorgfältigen Revision, mit Hinsicht auf die anliegende, recht zweckmäßige Verordnung, unterwerfe und hiernach näher erwäge, ob und welche Maaßregeln Ihrer Seits zu ergreifen sein werden, um den Zweck vollständig zu erreichen, oder doch sich dem Ziele möglichst zu nähern. Von dem, was hierunter von der Königl. Regierung geschehen, erwartet das Ministerium baldige Anzeige, wobei es vorläufig bemerkt, daß die etwa für nöthig zu erachtenden Veränderungen mit dem Jahre 1826 in das Leben treten müssen. —"

Im Weiteren wird in dem Reskript die Frage erörtert, in welcher Weise die erforderlichen Geldmittel zu beschaffen, wie die Impfbezirke zu bilden und die Berichterstattung zu regeln seien. Zugleich wird verfügt, daß vom Jahre 1826 an eine General-impftabelle über die in jedem Regierungsbezirk vorgenommenen Impfungen nach umstehendem Schema einzureichen sei.

Daß die Vorschriften über die Vorkehrungen bei dem Ausbruche der natürlichen Menschenpocken durch den Inhalt des Reskripts nicht berührt werden sollen, wird ausdrücklich bemerkt und bekannt gegeben, daß dieser Gegenstand von dem Königlichen Ministerio des Innern und der Polizei ressortire.

Die „Bekanntmachung der Königl. Regierung zu Düsseldorf, die allgemeine Einführung der Schutzpockenimpfung betreffend" vom 12. November 1824, welche dem

Namen der Kreise	Es sind in die Impfliste für das Jahr 1826 aufgenommen				Davon sind in Abzug zu bringen			
	aus der Impfliste für das vorhergegangene Jahr übertragen	Neugeborene	neu angesiedelte Impflinge	Summe	die Todtgeborenen	die vor der Impfung Gestorbenen	die aus dem Kreise weggezogenen	Summe

Bleiben zu impfen	Es sind mit Erfolg geimpft worden	Es sind zum dritten Male ohne Erfolg geimpft worden	Es sind in die Impfliste für das Jahr 1827 übertragen worden		Von den Geimpften sind geimpft		
			ohne Erfolg oder mit unsicherm Erfolg Geimpfte	aus besonderen Ursachen ungeimpft Gebliebene	Summe	öffentlich	privatim	Summe

vorstehend auszugsweise mitgetheilten Ministerialreskript beigefügt ist, enthält im wesentlichen etwa folgende Bestimmungen:

1. Jährlich muß bis zum 1. Juli betreffs der im vorhergehenden Jahre geborenen Kinder von den Eltern ꝛc. bei dem Bürgermeisteramte durch ärztliches Attest der Nachweis geführt werden, daß die Kinder mit oder ohne Erfolg geimpft worden sind oder wegen speziell anzugebender Kränklichkeit nicht haben geimpft werden können.

2. Für alle seit dem 1. Januar 1811 (also innerhalb der letzten 13 Jahre) geborenen Kinder muß der Nachweis der überstandenen Menschenblattern oder Schutzpocken, bezw. der dreimal zu verschiedenen Zeiten ohne Erfolg ausgeführten Schutzpockenimpfung in näher bezeichneter Weise nachträglich erbracht werden.

3. Sämmtliche nach dem 1. Januar 1811 geborenen, in öffentlichen oder Privatversorgungs-, Erziehungs-, Schul-, Fabrik- und Arbeitsanstalten, Werkstätten und Privatdienst aller Art befindlichen oder in Zukunft aufzunehmenden Personen müssen mit einem den Bestimmungen unter 1 und 2 versehenen Scheine versehen sein.

4. Personen, welche Unterstützungen aus Staats- oder Gemeindekassen, Pensionen, Anstellungen ꝛc. nachsuchen, sind abzuweisen, so lange ihre Kinder oder Pflegebefohlenen noch ungeimpft sind.

5. Die Polizeibeamten haben über die genaue Befolgung der vorstehenden Bestimmungen zu wachen, und sollen in den von ihnen gehörig konstatirten Kontraventionsfällen die Schuldigen vor das gewöhnliche Polizeigericht gestellt und mit 1 bis 5 Thaler Geldstrafe oder nach Befinden der Umstände mit einer Gefängnißstrafe von 1 bis 5 Tagen belegt werden.

Im übrigen enthält die Bekanntmachung Vorschriften, welche eine sorgfältige Listenführung über alle öffentlichen und Privatimpfungen sicher zu stellen und eine leichte Kontrole zu ermöglichen bestimmt waren. Alle Kinder, welche im Laufe des Jahres ihrer Impfpflicht noch nicht oder noch nicht völlig genügt hätten, sollten auf das folgende Jahr übertragen werden. Im Falle des Verziehens Ungeimpfter sollte die Lokalbehörde des neuen Wohnortes auf dieselben aufmerksam gemacht werden.

Wie aus Vorstehendem sich ergiebt, unterliegt es keinem Zweifel, daß das Ministerialreskript vom 1. Mai 1825 thatsächlich auf die Herbeiführung der allgemeinen Impfung mittels Zwangsmaßregeln hinauslief. Der durch das Reskript geschaffene Rechtszustand hat indeß nur wenige Jahre bestanden und zwar aus dem Grunde, weil jene Maßregeln an Allerhöchster Stelle nicht gebilligt wurden. Unter dem 29. Januar 1829 erschien nämlich die nachstehende „Cirkularverfügung der Königl. Ministerien der geistlichen, Unterrichts= und Medicinal=Angelegenheiten, wie auch des Innern und der Polizei, an sämmtliche Königl. Regierungen, die Zwangsmaßregeln zur Schutzpockenimpfung betreffend":*)

„Des Königs Majestät haben bei einer neuern Veranlassung den direkten Impfungszwang wiederholt zu untersagen und namentlich in dieser Hinsicht die Wiederaufhebung der Verfügung der Regierung zu Düsseldorf vom 12. November 1824, so weit solche einen directen Impfzwang involvirt, zu befehlen geruhet. Der Königl. Regierung wird solches zur Nachricht und Achtung hierdurch bekannt gemacht.

Berlin, den 29. Januar 1829.

(gez.) v. Altenstein.   (gez.) v. Schuckmann."

War somit die allgemeine Zwangsimpfung wieder beseitigt, so blieb es fraglich, ob die Allerhöchste Willensmeinung auch auf diejenigen Zwangsimpfungen sich beziehe, welche bis dahin bei Ausbruch der Pocken an einem Orte von Fall zu Fall polizeilich angeordnet werden durften. Ein Reskript der beiden zuständigen Ministerien vom 13. Juli 1833**) an die Königliche Regierung zu Gumbinnen spricht sich hierüber folgendermaßen aus:

„Der Königl. Regierung wird in Bescheidung auf den Bericht vom 24. Januar c., die Kosten der Zwangs=Impfungen und bei dem Ausbruche einer Pocken=Epidemie betreffend, eröffnet, daß bei der durch die Verfügung des Ministerii des Innern vom 13. August 1810, als Mittel zur Unterdrückung einer bereits ausgebrochenen Menschen=blattern=Epidemie angeordneten Zwangs=Impfung, — auf welche sich die Allerhöchste Cabinetsordre vom 30. Mai 1826 nicht bezieht, und bei welchen es daher bis zur Emanirung anderweiter Bestimmungen sein Bewenden haben kann, wenn solche gleich nur mit großer Vorsicht anzuwenden sind, — den Widerspenstigen nur die von ihnen selbst veranlaßten Kosten, wie Häusersperre und Zwangs=Impfungen, zur Last gelegt werden können, nicht aber die Kosten für solche Maßregeln, die dem allgemeinen Besten zu statten kommen, wohin namentlich die Reisekosten der Impfärzte zu rechnen, welche auf die Diäten und Fuhrkosten=Fonds der Königl. Regierungen zu übernehmen sind."

In der Folge scheinen indeß betreffs der Zulässigkeit der in Frage stehenden von Fall zu Fall anzuordnenden Zwangsmaßregeln auch innerhalb der höchsten Behörden Zweifel entstanden zu sein; denn ein Reskript der beiden betheiligten Ministerien an die Königliche Regierung zu Gumbinnen vom 29. September 1834***) lautet folgendermaßen:

---

*) Augustin, Bd. V, S. 664/5.
**) Augustin, Bd. VI, S. 757.
***) Augustin, Bd. VI, S. 958.

"Der Königl. Regierung wird auf die in Ihrem Berichte vom 29. Juni c., in Betreff der Zwangs-Impfung der Schutzblattern beim Ausbruch der Menschenpocken gemachte Anfrage hierdurch eröffnet, daß des Königs Majestät sowohl in der frühern Allerhöchsten Cabinets-Ordre vom 30. Mai 1826, als auch in der spätern vom 13. December 1828, welche wegen des Verfahrens der Regierung zu Düsseldorf ergangen ist, sowie noch neuerdings sich einfach, und ohne irgend eine Ausnahme zu gestatten, dahin auszusprechen geruht haben, daß Allerhöchst Dieselben keinen directen Zwang bei der Impfung gestatten wollen. Ob daher zu Zeiten und an Orten, wo die Pocken als Seuche herrschen, Zwangs-Impfungen vorgenommen werden dürfen, ist in der That noch zweifelhaft, und nur von den Ministerien angenommen worden, daß der Allerhöchste Befehl sich auf den gewöhnlichen Lauf der Dinge beziehe, und in polizeilichen Maßregeln zur Zeit der Seuche, wohin denn auch die Zwangs-Impfungen zu rechnen sind, nichts habe ändern sollen. Diese ungewisse Lage muß wenigstens zur äußersten Vorsicht in Anwendung des gedachten Zwanges und zur Beschränkung desselben auf die dringendsten Fälle auffordern."

In einem Reskript, welches die beiden betheiligten Ministerien unter dem 7. November 1834 an die Königliche Regierung zu Trier erlassen haben, ist von diesen ausnahmsweise anzuordnenden Zwangsimpfungen überhaupt nicht die Rede, es wird vielmehr jeder direkte Impfzwang als unzulässig bezeichnet. Das Reskript lautet:[*]

"Die unterzeichneten Ministerien sind mit dem Verfahren der Königl. Regierung in sofern vollkommen einverstanden, als dieselbe zur Förderung der Schutzpocken-Impfung die Mittel der Vorstellung, der Ueberzeugung und des moralischen Zwanges in Anwendung gebracht, und hierbei die Mitwirkung der Ortsbehörden, Pfarrer u. s. w. in Anspruch genommen hat. Dagegen können dieselben die Anwendung der Geld- und Gefängnißstrafen, als dem directen Zwange angehörend .... nicht genehmigen, da des Königs Majestät sich zu verschiedenen Zeiten darüber bestimmt auszusprechen geruht haben, daß bei der Impfung der Schutzblattern jeder directe Zwang vermieden werden soll. Der Königl. Regierung kann daher, um dennoch möglichst zum Ziele zu gelangen, nur die Anwendung eines indirecten Zwanges, namentlich durch polizeiliche Erinnerung und Verfügung der lästigen Maßregeln, die in Folge der vernachlässigten Impfung in den Erkrankungsfällen an den natürlichen Blattern eintreten müssen, überlassen bleiben. Dies wird der Königl. Regierung auf Ihre in dieser Angelegenheit gemachte Anfrage vom 12. September c. hierdurch eröffnet."

Eine einheitliche Regelung des Impfwesens für den Bereich der Preußischen Monarchie erfolgte unter Aufhebung der bis dahin erlassenen bezüglichen Bestimmungen durch die „Sanitätspolizeilichen Vorschriften (Regulativ) bei ansteckenden Krankheiten" vom 8. August 1835, und zwar, soweit die Civilbevölkerung in Betracht kommt, durch §§ 50 bis 56 und § 58 dieses Regulativs.[**]

---
[*] Augustin, Bd. VI, S. 959.
[**] Gesetzsammlung für die Königlich preußischen Staaten 1835, S. 289.

Da jene Bestimmungen bis zum Inkrafttreten des Reichs-Impfgesetzes vom 8. April 1874 zu Recht bestanden haben, so möge ihr Inhalt hier wörtlich mitgetheilt sein:

„Sanitätspolizeiliche Vorschriften bei ansteckenden Krankheiten.
(In der zugehörigen Allerhöchsten Kabinetsordre als „Regulativ" bezeichnet.)

Einimpfung der Schutzpocken.

§ 50. Als das sicherste Schutzmittel gegen die Menschenpocken ist durch die Erfahrung die Einimpfung der Schutzpocken nachgewiesen.

Es ist daher einem Jeden dringend zu empfehlen, sich selbst, seine Kinder, Pflegebefohlenen und andere Angehörigen ohne zureichende, von Sachverständigen anerkannte Hinderungsgründe der Schutzpocken-Impfung nicht zu entziehen, vielmehr wird von allen Einsichtsvollen die Beförderung dieser Maaßregel durch Beispiel und Belehrung ihrer Mitbürger erwartet.

Die Beamten und insbesondere die Landräthe und Kreisphysiker, so wie alle mit der Verwaltung der Medizinalpolizei beauftragten Personen müssen es sich angelegen seyn lassen, bei jeder sich darbietenden Gelegenheit, der weiteren Verbreitung und allgemeinen Aufnahme dieses ebenso sicheren, als durchaus unschädlichen Schutzmittels förderlich zu seyn.

Ausübung des Impfgeschäfts.

§ 51. Das Schutzpocken-Impfgeschäft steht unter der Aufsicht und Kontrolle der betreffenden Polizeibehörde, und ist nur den zur bürgerlichen Praxis gehörig approbirten Aerzten und Wundärzten und zwar unter der Bedingung erlaubt, daß sie die in Betreff desselben erlassenen Vorschriften genau befolgen, wobei es ihnen insbesondere zur Pflicht gemacht wird, den Impfstoff nur von völlig gesunden Individuen zu entnehmen. Von den in ihrer Privatpraxis vorgenommenen Impfungen haben die Aerzte vierteljährlich genaue namentliche Listen an die Polizeibehörde einzusenden.

Oeffentliche Gesammtimpfungen.

§ 52. Behufs der Vakzination der sich hiernach als noch ungeimpft ausweisenden Individuen sollen alljährlich oder, wenn die Umstände es erforderlich machen, öfter in den verschiedenen landräthlichen Kreisen und überhaupt, wo solches nicht schon fortwährend geschieht, öffentliche Gesammt-Impfungen vorgenommen werden, wobei genau nach dem von den betreffenden Ministerien zu erlassenden Regulative zu verfahren ist.

Ausstellung von Impf-Scheinen.

§ 53. Ueber jede geschehene Impfung und deren Erfolg ist von dem Impfarzte ein Schein auszustellen.

Zwangsmaaßregeln.

§ 54. Sind Kinder dessen ungeachtet bis zum Ablauf ihres ersten Lebensjahres ohne erweislichen Grund ungeimpft geblieben, und werden demnächst von den natürlichen Blattern befallen, so sind deren Ältern und resp. Vormünder wegen der versäumten Impfung in Hinsicht der dadurch hervorgebrachten Gefahr der Ansteckung in polizeiliche Strafe zu nehmen.

Schulvorsteher, Handwerksmeister, andere Gewerbtreibende und Dienst-Herrschaften werden wohl thun, sich die Ueberzeugung zu verschaffen, daß die bei ihnen in Unterricht, Lehre oder Dienst tretenden Personen geimpft sind. Personen, welche für ihre Kinder oder Pflegebefohlenen die Aufnahme in öffentliche Anstalten des Staats, Stipendien oder andere Benefizien nachsuchen, sind abzuweisen, wenn sie den Nachweis über die geschehene Impfung nicht führen können. Vergl. auch § 56.

Beim Ausbruch von Pocken.

§ 55. Brechen in einem Hause die Pocken aus, so ist genau zu untersuchen, ob in demselben noch ansteckungsfähige Individuen vorhanden sind, deren Vakzination alsdann in der kürzesten Zeit vorgenommen werden muß.

Bei weiterer Verbreitung der Krankheit sind zugleich sämmtliche übrige Einwohner auf die drohende Gefahr aufmerksam zu machen, und aufzufordern, ihre noch ansteckungsfähigen Angehörigen schleunigst vakziniren zu lassen; zu welchem Ende von Seiten der Medizinalpolizei die nöthigen Veranstaltungen getroffen und erforderlichen Falls Zwangs-Impfungen bewirkt werden müssen.

Revakzination.

§ 56. Auch ist, wie überhaupt, so unter den genannten Umständen insbesondere, den schon vor längerer Zeit, wenn auch mit Erfolg geimpften Individuen, eine Revakzination, wegen der dadurch bewirkten größeren Sicherheit, zu empfehlen.

Eine Aufnahme in Pensionsanstalten, welche mit öffentlichen Unterrichts-Instituten verbunden sind, darf nicht eher stattfinden, als bis der aufzunehmende Zögling seine Vakzination oder Revakzination, als innerhalb der letzten zwei Jahre wirksam an ihm vollzogen, nachgewiesen hat.

. . . .

(Der § 57, Bestimmungen hinsichtlich des Militärs enthaltend, wird weiter unten mitgetheilt werden.)

Verbot des Einimpfens der Menschenpocken.

§ 58. Das Einimpfen der Menschenpocken ist bei dreimonatlicher Freiheitsstrafe verboten."

Ein Vergleich dieser Bestimmungen mit denjenigen des Reichs-Impfgesetzes zeigt, daß die Behauptung, in den Impfverhältnissen Preußens sei durch das Inkrafttreten des Reichs-Impfgesetzes vom 8. April 1874 nichts Wesentliches geändert worden, durchaus hinfällig ist. Diese Behauptung ist von Impfgegnern ausgesprochen worden, um zu beweisen, daß angeblich auch früher, trotz Impf- und Wiederimpfzwang, heftige Pockenepidemieen (z. B. 1871/72) vorgekommen seien.

Es steht fest, daß — abgesehen von der Militärbevölkerung, von welcher später noch die Rede sein wird — nach dem Regulativ von 1835 in pockenfreien Zeiten Niemand gesetzlich gezwungen war, sich oder seine Kinder impfen zu lassen. Zwar wird in dem Regulativ die Impfung einem Jeden dringend empfohlen und ihre Beförderung durch Beispiel und Belehrung von allen Einsichtsvollen erwartet. Auch werden die zuständigen Beamten angewiesen, der weiteren Verbreitung und allgemeinen Aufnahme der Impfung bei jeder sich darbietenden Gelegenheit förderlich zu sein (§ 50). Ein Zwang zur Impfung wird aber nur für den Fall vorgesehen, daß die Pocken in einem Hause ausbrechen, und zwar zunächst ausschließlich für die noch ansteckungsfähigen Hausbewohner. Erst bei weiterer Verbreitung der Krankheit sollen erforderlichen Falls auch für die übrige Bevölkerung des betreffenden Ortes Zwangsimpfungen angeordnet werden (§ 55). In pockenfreien Zeiten ist keinerlei gesetzliche oder polizeiliche Strafe für das Unterlassen der Impfung vorgesehen; eine solche soll nur über diejenigen Eltern ac. verhängt werden, deren ohne erweislichen Grund ungeimpft gebliebene Kinder demnächst von den Pocken befallen werden. Ein indirekter Zwang zur Impfung ist daneben insofern verfügt, als die Aufnahme in öffentliche Staatsanstalten und die Gewährung gewisser Benefizien (§ 54), sowie die Aufnahme in Pensionsanstalten, welche mit öffentlichen Unterrichts-Instituten verbunden sind (§ 56), von dem Nachweise der geschehenen Impfung bezw. Wiederimpfung abhängig gemacht werden.

Auf die Schulen im allgemeinen erstreckt sich die letztere Bestimmung nicht; die Schulvorsteher werden vielmehr nur darauf hingewiesen, daß sie wohl thun werden, sich die Ueberzeugung zu verschaffen, daß die bei ihnen in Unterricht tretenden Personen geimpft sind (§ 50).*)

Was die Wiederimpfung betrifft, so beschränkt sich das Regulativ darauf, dieselbe den schon vor längerer Zeit, wenn auch mit Erfolg geimpften Individuen wegen der dadurch bewirkten größeren Sicherheit zu empfehlen (§ 56). —

Von generellen Bestimmungen bezüglich des Impfwesens, welche nach dem Inkrafttreten des „Regulativs" vom 8. August 1835 ergangen sind, kommen hier zunächst zwei Cirkularverfügungen vom 9. Juli 1840**) und 28. Februar 1841***) in Betracht, welche

---

*) Eine Ministerialverfügung vom 13. August 1856 äußert sich über diesen Punkt folgendermaßen:
„Namentlich ist es nicht statthaft, von dem Nachweis der Impfung die Aufnahme schulpflichtiger Kinder in die öffentliche Schule abhängig zu machen oder garnicht geimpfte Kinder aus der Schule zu entfernen. Zwar sind die mit öffentlichen Unterrichts-Instituten verbundenen Pensions-Anstalten nach § 56 Alinea 2 des Regulativs vom 8. August 1835 verpflichtet, nur solche Zöglinge aufzunehmen, welche die innerhalb der letzten zwei Jahre wirksam an ihnen vollzogene Vakzination oder Revakzination nachgewiesen haben. Allein die von Alinea 2 des § 54 wesentlich verschiedene Fassung dieser Vorschrift zeigt deutlich die Absicht des Gesetzgebers, einen solchen Impfzwang für gewöhnliche öffentliche Schulen nicht eintreten zu lassen." (Horn ac. S. 308.)
Eine Erweiterung fand die in Frage stehende Bestimmung erst im Jahre 1871, indem damals die Aufnahme in öffentliche Schulen, deren Besuch nicht obligatorisch ist, allgemein von dem Nachweis der vollzogenen Impfung abhängig gemacht wurde. Die betreffende vom 31. Oktober 1871 datirte ministerielle Cirkularverfügung an sämmtliche Provinzial-Schulkollegien und Regierungen lautet:
„Die große Ausdehnung der Pockenepidemie in neuerer Zeit nöthigt mich dazu, in dieser Beziehung auf schützende Maßregeln für die die öffentlichen Schulen besuchende Jugend Bedacht zu nehmen. Ich finde mich deshalb in Bezug auf § 54 und § 56 des durch die Königliche Ordre vom 9. August 1835 bestätigten Regulativs, die sanitätspolizeilichen Vorschriften bei ansteckenden Krankheiten betreffend, veranlaßt, hiermit anzuordnen, daß von Seiten der Medizinal-Aufsichts-Behörden die Directoren und Rectoren der öffentlichen Schulen, deren Besuch nicht obligatorisch ist, angewiesen werden, hinfort die Aufnahme der Knaben, resp. Mädchen auch von der Beibringung eines Attestes über die stattgehabte Impfung, resp. Revakzination abhängig zu machen" (Eulenberg, Seite 215).

**) Augustin, Bd. VII. S. 474.
***) Eulenberg, S. 201.

sich auf die Generalberichte über die Impfungen beziehen. Von der Anordnung einer vollkommenen Gleichmäßigkeit in der Führung der Impflisten wurde abgesehen, weil, wie es in der letztgenannten Verfügung heißt, der Zweck der Impfeinrichtungen, nämlich eine so allgemeine Ausbreitung und so vollständige Ausführung der Schutz= pocken=Impfung, als **ohne** gesetzlichen Impfzwang zu erlangen sei, bereits überall erreicht werde, das Ministerium auch von dem Erfolge und dem Zustande der Impfangelegenheit in den verschiedenen Provinzen regelmäßige und möglichst zuver= lässige Nachrichten erhalte.

In einer Cirkularverfügung vom 28. Mai 1841*) hebt der Minister für 2c. Medi= zinal=Angelegenheiten hervor, daß die Regierungen mit Erfolg bemüht gewesen seien, durch Herbeiführung gut eingerichteter Gesammtimpfungen so viel als irgend möglich den Einzelnen der Zahlung für die Impfung zu überheben und so dieses hauptsäch= lichste Hinderniß des allgemeinen guten Fortganges der Impfungen zu beseitigen. Der Mangel einer strengen Verpflichtung zur Impfung würde auch kaum empfunden werden, wenn nicht in einzelnen Regierungsbezirken, in welchen das Impfwesen übrigens gut organisirt sei, einzelne Kreise, Bürgermeistereien oder andere Gemeinden sich fortwährend weigerten, die Impfung als eine Angelegenheit des Ganzen zu betrachten und durch Einigung mit bestimmten Impfärzten das Impfwesen mit dem Verfahren in den übrigen Bezirken übereinstimmend und den An= ordnungen der Regierung entsprechend einzurichten. Die nachtheilige Folge davon sei gewesen, daß in solchen Bezirken wegen der großen Zahl der un= geimpft Gebliebenen in gleichem Maße echte Menschenblattern und durch Uebertragung auf Geimpfte Varioliden überhand genommen und in die be= nachbarten Kreise sich verbreitet hätten. Die Bemühungen der Regierungen, diese Schwierigkeiten zu überwinden, seien öfters erfolglos gewesen, **weil kein gesetzlicher Zwang zur Impfung bestehe.** Der Minister ersucht sodann um Namhaftmachung der betreffenden Kreise 2c. und behält sich die Anordnung weiterer Maßnahmen vor.

In einer Ministerial=Verfügung vom 6. Juli 1842**) wird der Königlichen Regier= ung zu Königsberg eröffnet, daß die Kosten der beim Ausbruche von Pocken vorzu= nehmenden Zwangsimpfungen auf Staatsfonds zu übernehmen seien, da hier die Impfung den Charakter einer polizeilichen Maßregel trage, daß dagegen die Kosten der in den regelmäßigen Terminen erfolgenden Schutzblattern=Impfungen, welche als allge= meine Maßregeln zur Beförderung dieser Impfungen angeordnet seien, von den be= theiligten Privatpersonen und eventuell von den Kommunen zu tragen seien. —

Unter den generellen das Impfwesen betreffenden Bestimmungen möge hier auch eine Entscheidung aus dem Landtags=Abschied für die Provinzial=Stände der Provinz Sachsen, d. d. Berlin, den 30. Dezember 1843, erwähnt sein, wenn dieselbe vielleicht auch nur für die genannte Provinz in Betracht kommt. Sie ist in dem Landtags=

---

*) Horn, S. 305.
**) Augustin, Bd. VII. S. 478.

Abschiede unter „II. Auf die ständischen Petitionen" aufgeführt und lautet folgendermaßen:*)

„Einführung des Impfzwanges.

6. Wir müssen Bedenken tragen, durch weiteren Zwang auf die Ausführung einer Anordnung im Allgemeinen hinzuwirken, welcher bereits Unsere Unterthanen, nach der gewonnenen Ueberzeugung von der Nützlichkeit derselben, mit immer größerer Bereitwilligkeit entgegenkommen, und nehmen deßhalb Anstand, dem von Unseren getreuen Ständen gemachten Antrage, daß die Unterlassung der Schutzpocken-Impfung innerhalb des ersten Lebensjahres, von Seiten der Aeltern und Vormünder, mit einer Polizeistrafe belegt werde, im weiteren Umfange Folge zu geben.

Sollte sich wider Erwarten an einzelnen Orten ein auf Vorurtheilen oder äußeren Einflüssen beruhender hartnäckiger Widerstand in besorglichem Maaße kundgeben, so finden Wir nichts dagegen zu erinnern, daß dort vorübergehend durch locale Verordnungen Koerzitiv-Maaßregeln vermittelst Androhung von Polizei-Strafen, die jedoch die Höhe von 1 bis 5 Thlr. nicht übersteigen dürfen, getroffen werden.

Dem Vorschlage, daß von Seiten der Regierung eine Veranstaltung getroffen werde, um stets und überall gute Kuhpocken-Lymphe zum Impfen zu haben, stellt sich die Schwierigkeit entgegen, daß erfahrungsmäßig die Gelegenheit zur Erlangung echter Kuhpocken-Lymphe nur höchst selten sich darbietet, indessen wollen Wir, daß von Seiten der Verwaltung Alles geschehe, was zur Herbeischaffung echter Kuhpocken-Lymphe förderlich sein kann."

Daß die in Preußen bestehenden allgemeinen Bestimmungen nicht geeignet waren, die Impfung in widerstrebenden Gemeinden durchzuführen, wird auch in der Ministerialverfügung vom 13. August 1856**), aus welcher ein die Impfung der Schüler betreffender Absatz bereits auf Seite 111 mitgetheilt ist, direkt ausgesprochen. In dieser Verfügung heißt es wörtlich:

„Auf die Berichte vom .... erwidere ich der Königlichen Regierung, daß, so wünschenswerth es auch erscheinen mag, die Schutzpocken-Impfung in der Gemeinde N., woselbst dieselbe ein befriedigendes Resultat immer noch nicht gewährt, möglichst zu fördern, doch die bestehenden Bestimmungen hierzu, so lange keine Pocken-Epidemie ausgebrochen ist, ein ausreichendes Mittel an die Hand zu geben, nicht geeignet sind. . . . .

Sollte aber in N. eine Pocken-Epidemie ausbrechen, so wird unnachsichtlich und mit Energie nach Maaßgabe der §§ 54 und 55 des Regulativs vom 8. August 1835 zu verfahren sein."

Bemerkenswerth ist noch eine Cirkularverfügung vom 7. August 1863, welche folgenden Wortlaut hat:***)

„Um den regelmäßigen Gang des Impfgeschäftes und die Erfolge der Impfung selbst möglichst sicher zu stellen, ist Seitens einer Königlichen Regierung durch Polizei-

---

*) Gesetz-Sammlung für die Königlich preußischen Staaten 1843.
**) Horn, Seite 308.
***) Eulenberg, Seite 197.

verordnung gegen diejenigen, welche die prompte Gestellung der Impflinge und Vaccinirten zur Revision ohne triftigen Grund versäumen, eine Geldstrafe von 15 Sgr. bis 1 Thlr., event. eine Gefängnißstrafe für den Unvermögensfall angedroht worden. Diese Maßregel hat sich bewährt.

Indem ich den betreffenden § der Verordnung abschriftlich beifüge, überlasse ich es der näheren Erwägung der Königl. Regierung, ob die dortigen Verhältnisse den Erlaß einer ähnlichen Verordnung angemessen erscheinen lassen."

Die in Frage stehende Maßregel schließt zwar ebenfalls keinen Zwang zur Impfung, sondern nur einen solchen zur Gestellung der Impflinge zu den Impfterminen ein, wo die Eltern ꝛc. die Impfung der Kinder nach wie vor verweigern konnten, ohne in Strafe zu verfallen, sofern nicht etwa die Kinder später an den Pocken erkrankten, jedoch bot die Verpflichtung der Gestellung ein Mittel, um wenigstens den Folgen der in der Bevölkerung herrschenden Indolenz entgegen zu wirken. — Wie übrigens aus der mitgetheilten Cirkularverfügung hervorgeht, blieb es den Regierungen überlassen, ob sie jene Maßregel einführen wollten oder nicht.

Eine Cirkularverfügung vom 9. Februar 1871*) an sämmtliche Regierungen und Landdrosteien wurde durch die Wahrnehmung veranlaßt, daß in der Generalimpftabelle mehrerer Regierungen eine große Zahl von ungeimpften Kindern figurirte, welche seit einer langen Reihe von Jahren fortgeführt war. Um dieser Belastung der Tabellen abzuhelfen, wurde bestimmt, daß in Zukunft die aus irgend einem Grunde ungeimpft gebliebenen Kinder nur bis zum Abschlusse ihres dritten Lebensjahres in den Tabellen geführt, dann aber nach bis dahin fruchtlos erfolgter Aufforderung der betreffenden Eltern zur Impfung aus den Listen gelöscht werden sollten.

Hierbei setzte indeß der Minister für ꝛc. Medizinalangelegenheiten voraus, daß die Regierungen nicht unterlassen würden, die Gestellung der zu impfenden Kinder zum öffentlich angezeigten Impftermin mit Strenge zu befördern, um möglichst wenig Impfreste aufkommen zu lassen. Den Kreisphysikern wurde es zur Pflicht gemacht, die Führung der Spezial=Impflisten sorgfältig zu überwachen und für Abhülfe der etwaigen Mängel in denselben Sorge zu tragen.

Der Ministerialverfügung, durch welche anläßlich der epidemischen Verbreitung der Pocken im Anfange der 70er Jahre die Aufnahme von Kindern in öffentliche Schulen, deren Besuch nicht obligatorisch ist, von dem Nachweise der geschehenen Impfung bezw. Wiederimpfung abhängig gemacht wurde, ist oben bereits Erwähnung gethan. Im übrigen bleibt hier von generellen Verordnungen nur noch einer Cirkularverfügung vom 10. Mai 1871**) zu gedenken, durch welche die Verwendung der neuen, aber damals bereits bewährten Glycerinlymphe sowohl für die anläßlich der Epidemie auszuführenden Revaccinationen, wie für die öffentliche Vaccination angeordnet wurde, „deren mangelhafte Ausführung keine Entschuldigung mehr in der fehlenden Lymphe finden kann."

---

*) Eulenberg, Seite 208.
**) Eulenberg, Seite 209.

Aus dem vorstehenden Ueberblick ergiebt sich, daß in den neun älteren Provinzen Preußens in der Zeit vor Erlaß des Reichs-Impfgesetzes vom 8. April 1874 ein allgemeiner direkter Impfzwang für die Civilbevölkerung nicht bestanden hat. So sehr auch die Behörden bestrebt gewesen sind die Impfung zur allgemeinen Durchführung zu bringen, so verfügten sie doch in pockenfreien Zeiten und Orten über keine gesetzlichen Maßregeln, welche gestattet hätten, auf nachlässige oder der Impfung abgeneigte Eltern einen Zwang auszuüben, ihre Kinder impfen zu lassen. Ein indirekter Zwang bestand allerdings insofern, als Eltern, welche die Impfung ihrer Kinder versäumt hatten, in dem Falle, daß die letzteren demnächst von den natürlichen Pocken befallen wurden, „in Hinsicht auf die dadurch hervorgebrachte Gefahr der Ansteckung" in polizeiliche Strafe zu nehmen waren. Erst beim Ausbruch der Pocken durfte und mußte nach den geltenden Bestimmungen zu Zwangsimpfungen geschritten werden.

Eine allgemeine Revaccinationspflicht der Kinder im schulpflichtigen Alter ist ebenfalls vor Erlaß des Reichs-Impfgesetzes in den neun älteren Provinzen Preußens nicht eingeführt gewesen.

Um nun auch darüber ein Urtheil zu gewinnen, ob nicht etwa in einzelnen Theilen der Monarchie von den Behörden weitergehende, auf eine zwangsweise allgemeine Durchführung der Impfung abzielende Verordnungen erlassen worden seien, hat die Reichsverwaltung durch Vermittelung der Königlich preußischen Regierung die in den einzelnen Regierungsbezirken erlassenen bezüglichen Bestimmungen sich zugänglich zu machen gesucht. Eine Durchsicht der in Folge dessen eingegangenen Bestimmungen ergiebt, daß dieselben, wie nicht anders zu erwarten war, sich in der That auf dem Boden der in den generellen Erlassen festgestellten Grundsätze bewegen. Jedoch schließt das nicht aus, daß die Behörden in den einzelnen Bezirken die möglichst allgemeine Durchführung der Impfung sich in mehr oder weniger hohem Grade haben angelegen sein lassen. Nirgends aber findet sich unter den in den verschiedenen Regierungsbezirken seit Erlaß des Regulativs vom 8. August 1835 erschienenen Verordnungen eine solche, welche entgegen dem bestehenden Recht einen allgemeinen direkten Zwang zur Impfung vorgeschrieben hätte.

Wie sich der Impfzustand der Bevölkerung unter dem Einflusse der vorstehend erörterten Regelung des Impfwesens in den älteren Provinzen Preußens gestaltet hat, darüber geben die in Abschnitt 6 enthaltenen Mittheilungen manche Anhaltspunkte. Gerade die Unzulänglichkeit des in Preußen bestehenden Rechtszustandes und vor allem die Erkenntniß, daß zu einer wirksamen Bekämpfung der Pocken neben einer allgemein durchgeführten Impfung der Kinder in der ersten Jugend die obligatorische Wiederimpfung im schulpflichtigen Alter erforderlich sei, haben zum Erlaß des Reichs-Impfgesetzes vom 8. April 1874 geführt. Erst durch dieses Gesetz ist in den neun älteren Provinzen Preußens der allgemeine direkte Zwang zur Impfung, sowie derjenige zur Wiederimpfung der Schulkinder eingeführt.

Anhang.

Die Entwickelung des Impfwesens in der Königlich preußischen Armee.

Im VI. Bande des Sanitätsberichtes über die Deutschen Heere im Kriege gegen Frankreich 1870/71,*) herausgegeben von der Militär-Medizinalabtheilung des Königlich preußischen Kriegsministeriums unter Mitwirkung der zuständigen Königlich bayerischen, Königlich sächsischen und Königlich württembergischen Behörden, findet sich u. a. auch eine eingehende Darstellung der Entwickelung des Impfwesens bei den einzelnen Kontingenten der deutschen Armee. Bezüglich des preußischen Kontingents ist dieser auf amtlichen Quellen beruhenden Darstellung auszugsweise Folgendes zu entnehmen:

Nachdem die Impfung in der Civilbevölkerung des Landes seit 1802 Eingang und seit 1810 allgemeinere Verbreitung gefunden hatte, scheint die Armee zunächst relativ frei von Blatternerkrankungen gewesen zu sein. Im Jahre 1819 wurde in Folge des Todes zweier ungeimpfter Landwehrmänner an den Pocken die Ermittelung und nachträgliche Impfung derjenigen Mannschaften, welche bisher weder geimpft noch geblattert waren, angeordnet.

Die Verfügung des Generalstabsarztes der Armee vom 10. April 1820 machte diese einmalige Maßnahme zur dauernden Einrichtung, doch war ihre Durchführung zunächst fakultativ, und erst durch die Allerhöchste Kabinetsordre vom 30. Mai 1826 wurden diese bisher von der Einwilligung der Mannschaften abhängigen Erstimpfungen obligatorisch.**)

Trotz alledem nahmen die Blattern von Jahr zu Jahr zu, und zwar erkrankten auch Leute, welche unzweifelhafte Zeichen erfolgreicher Vaccination aus der Kindheit an sich trugen.

Der bis dahin unerschütterlich festgehaltene Glaube an die dauernde Schutzkraft der Impfung gerieth unter dem Drucke der sich mehrenden Pockenepidemien ins Wanken, doch sträubte man sich, das Vertrauen auf dieses Schutzmittel aufzugeben, suchte es

---

*) „Die Pocken bei den deutschen Heeren im Kriege gegen Frankreich 1870/71 unter Berücksichtigung der entsprechenden Verhältnisse bei den französischen Armeen, bei den kriegsgefangenen Franzosen und bei der Civilbevölkerung der kriegführenden Staaten." Berlin 1885.

**) Diejenigen zu kurzen Uebungen eingezogenen Landwehr- bezw. Kriegsreserve-Rekruten, welche bei ihrer Einstellung als weder geblattert noch geimpft und demnach noch pockenfähig befunden waren, wurden zufolge Verordnungen vom Jahre 1825 den Civilbehörden bezeichnet, um nach Beendigung der Uebung geimpft zu werden (vgl. Augustin, Bd. IV, Seite 758).

Die Allerhöchste Kabinetsordre vom 30. Mai 1826, die Zwangsimpfung der Kriegsreserve- und Landwehr-Rekruten betreffend, lautet:

„Auf Ihren gemeinschaftlichen Bericht vom 12. d. M. setze Ich hierdurch fest: daß die Civilbehörden verpflichtet sein sollen, die Schutzblatternimpfung der zum Militärverbande gehörenden Leute, namentlich der Kriegsreserve und Landwehr-Rekruten, die ihnen von den Militärbehörden als noch nicht geimpft namhaft gemacht werden, sofort, und nöthigenfalls durch Anwendung eines directen Zwanges, zu veranlassen. Ich trage Ihnen auf, diese Bestimmung öffentlich bekannt zu machen und die betreffenden Behörden mit näherer Anweisung zu versehen, auch Sorge zu tragen, daß demgemäß überall verfahren werde.

Berlin, den 30. Mai 1826.

(gez.) Friedrich Wilhelm.

An die Staatsminister Frhr. v. Altenstein, v. Schuckmann und General der Infanterie v. Hake."

(Vgl. Augustin, Bd. IV, Seite 830.)

vielmehr zunächst noch durch die Annahme zu stützen, daß Fehlern in der Handhabung der Maßregel und ungünstigen äußeren Verhältnissen der Mißerfolg zuzuschreiben sei.

Der Generalstabsarzt der Armee selbst schrieb im Jahre 1831, es sei in der That besorgnißerregend, daß von allen Armeekorps Nachrichten über die Ausbreitung der Pockenkrankheit eingingen, welche, wie die Erfahrung längst gelehrt habe, sich beim Militär jedesmal mit Truppenbewegungen und der dadurch gebotenen Gelegenheit zur Infektion einstelle, auch durch die Einberufung der Rekruten unterhalten werde, von denen gewöhnlich Einige unterwegs in den Lazarethen an den Blattern liegen blieben.

Keine Maßregel steuerte der Verbreitung, trotzdem man es an Energie in der Handhabung der Sicherheitsvorrichtungen nicht fehlen ließ; hierfür möge als Beispiel der von einer Regierungsbehörde gemachte Vorschlag dienen, zur Unterdrückung der Verschleppung des Kontagiums die Krankenstuben außer der gewöhnlichen Absperrung noch unter Siegel zu legen. Die Seuche fand den Weg zu ihren Opfern. In Berlin hatten die Truppen vom August 1831 bis September 1832 180 Pockenkranke mit 9 Todten. Während die Krankheit aber hier wie anderwärts immer weitere Kreise zog, war das Werkzeug schon gefunden, welches ihr Halt gebieten sollte.

Die Thatsache, daß die Pocken allmählich wieder häufiger, wenn auch weniger bösartig als früher auftraten, und daß auch Vaccinirte gar nicht selten in den Bereich der Epidemieen gezogen wurden, hatte zu der Anfangs der zwanziger Jahre auch experimentell begründeten Erkenntniß geführt, daß die Impfung nicht für die ganze Lebenszeit vor der Erkrankung an Pocken in gleicher Weise Schutz gewährt, sondern in ihrer Wirkung eine allmähliche Abnahme erfährt. Man hatte aber auch ferner erkannt, daß der Impfschutz durch Wiederholung der Vaccination der Erneuerung fähig und, um dauernd zu werden, auch bedürftig ist.

„Allmählich fand diese experimentell erwiesene Thatsache unter den Aerzten Verbreitung, zu einer praktischen und staatlich geregelten Verwerthung für größere Bevölkerungsschichten gab sie jedoch noch keine Veranlassung; nur die Militärverwaltungen sicherten sich ihren Einfluß zur Förderung der Gesundheitspflege in den Armeen.

Am 26. März 1831 empfahl der Generalstabsarzt der Preußischen Armee den Generalärzten, bei ihren Korpskommandos dahin vorstellig zu werden, daß alle Rekruten — gleichviel ob geimpft oder nicht — bald nach der Einstellung wieder geimpft würden. Hier und da angestellte Versuche nach dieser Richtung hatten ergeben, daß Leute mit deutlichen Impfnarben und mit Zeugnissen über erfolgreiche Kinderimpfung wieder empfänglich für die Vakzine seien, und zwar, daß bei einem Drittel der Revakzinirten und darüber echte Vakzinepusteln erzielt werden konnten. Im III. Armeekorps waren auf besondere Initiative seines Kommandeurs, des Prinzen Wilhelm von Preußen, welcher die Bedeutung der prophylaktischen Revakzination schon damals würdigte und 40 Jahre später als Allerhöchster Kriegsherr der im Kampfe mit Frankreich stehenden Heere unter den schwierigsten Verhältnissen bestätigt finden sollte, der allgemeinen Anwendung der Wiederimpfung auf die Truppen frühzeitig die Wege geebnet worden. Gerade die in diesem Armeekorps erzielten Resultate sollten bahnbrechend für die baldige obligatorische Einführung der Revakzination in der ganzen Armee werden; denn die gelegentlich der Erfurter Epidemie gemachte Erfahrung, daß keiner von denjenigen Mannschaften des Füsilier-Bataillons Regiments 20 (III. Armeekorps), welche vor ihrem Ausrücken von Brandenburg nach Erfurt geimpft worden waren, erkrankte, hatte für das Heer den auf anderem Wege gewonnenen Satz zuerst praktisch bestätigt, daß eine wiederholte Vakzination das beste Mittel zur Abwendung um sich greifender Pockengefahr sei. Der Generalstabsarzt folgerte aus den Ergebnissen der Revakzinationen das Vorhandensein einer großen Anzahl pockenempfänglicher Leute in der Armee. Dieser Umstand aber und die Förderung, welche die Ausbreitung der Blattern durch das enge Zusammenleben der Soldaten finde, mache es klar, welche Verlegenheiten im Kriege, wo größere Massen zusammengedrängt seien, für die Kriegsoperationen entstehen könnten, wenn der Armee eine große Anzahl von Soldaten durch die Blattern entzogen würde (Verfügung vom 15. März 1833). Unter dieser dem militärischen Gesichtspunkt besonders Rechnung tragenden Motivirung wurde die Wiederimpfung aller neu Eingestellten nochmals empfohlen. Die Allerhöchste Kabinetsordre vom 16. Juni 1834*) erhob sie zum Gesetz und sanktionirte zugleich die bereits unter dem 6. April 1834 zusammengestellte „Vorschrift über die Maaßregeln zur Verhütung der Menschenpocken in der Armee".**) Weitere Ausführungsbestimmungen gab der Erlaß vom 3. August desselben Jahres. Wenn die vor der Hand getroffene Anordnung, für die Militärimpfungen im Allgemeinen nur Lymphe von zum ersten Male geimpften jugendlichen Individuen zu verwenden, der ausreichenden Beschaffung von Impfstoff Schwierigkeiten und der Durchführung des Impfgeschäfts zum Theil erhebliche Verzögerungen bereitete, so wurde diesem Uebelstande, der in wiederholten Blatternerkrankungen noch nicht revakzinirter Rekruten Ausdruck fand, in den nächsten beiden Jahren durch die immer mehr Platz greifende Benutzung der Revakzinationslymphe begegnet, deren vorzugsweisen Gebrauch die Cirkularverfügung vom 12. Mai 1837 gestattete. Die Revakzination wurde nunmehr regelmäßig und mit steter Vervollkommnung der Impftechnik durchgeführt, so daß die Zahl der Impferfolge von 39,5 % im Jahre 1834 sich allmählich auf 70 % und darüber in den sechziger Jahren steigerte."

---

*) Dieselbe lautet: „Ich bin mit der Maßregel einverstanden, welche Sie nach der zurückfolgenden Vorschrift vom 6. April b. J. wegen Verhütung der Menschenpocken bei der Armee zu treffen beabsichtigen, da es im öffentlichen Interesse geboten wird, mit der Revaccination nicht allein fortzufahren, sondern selbige auch als eine durch sanitätspolizeiliche Gründe gebotene Zwangsmaaßregel auf die ganze Armee in der vorgeschlagenen Art auszudehnen. Ich autorisire Sie daher, die Vorschrift vom 6. April b. J. nebst diesem Erlaß durch die Gesetz-Sammlung und die Amtsblätter der einzelnen Regierungen für die gesammte Monarchie bekannt zu machen.

Berlin, den 16. Juni 1834.

gez. Friedrich Wilhelm.

An die Staatsminister Frhr. v. Altenstein, v. Witzleben und v. Rochow." (Vgl. Ges. Samml. S. 119.)

**) In dieser Vorschrift heißt es unter III.: „Die sämmtlichen Rekruten müssen in den ersten sechs Monaten nach ihrer Einstellung bei den Truppen von den Militär-Aerzten, oder unter spezieller Aufsicht und Leitung derselben von den Chirurgen, durch wenigstens zehn Impfstiche auf jedem Arm revaccinirt werden.

Ausgenommen hiervon sind jedoch diejenigen, bei welchen unverkennbare Narben der schon überstandenen Menschenpocken vorhanden sind, oder welche durch Impf-Atteste darthun können, daß sie bereits vor ihrer Einstellung, jedoch nicht länger als zwei Jahre vor derselben, mit Erfolg revaccinirt worden sind rc." (Vgl. Ges.-Samml. S. 120, Augustin, Bd. VI, S. 945).

Der Vollständigkeit wegen mögen an dieser Stelle noch die bezüglichen Bestimmungen des Regulativs vom 8. August 1835, soweit dieselben das Militär betreffen, wörtlich mitgetheilt sein. Dieselben sind enthalten im § 57 des Regulativs und lauten folgendermaßen:

„Was das Militair betrifft, so müssen sowohl die Soldaten des stehenden Heeres als auch die zur Landwehr und Reserve gehörenden Personen, hinsichtlich der bei ihnen geschehenen Schutzpocken-Impfung bei ihrer Einstellung genau untersucht werden, und sollen diejenigen, welche sich als noch nicht geimpft und der Impfung bedürftig ausweisen, wenn sie in das stehende Heer eintreten, nach Allerhöchster Kabinetsorder vom 30ten Mai 1826 — Gesetzsammlung pro 1826 Nr. 18 — sofort geimpft, die zur Landwehr und Reserve gehörenden aber den Zivilbehörden angezeigt werden, damit dieselben ungesäumt, und wenn das Individuum renitent seyn sollte, mit Anwendung von Zwangsmitteln die Impfung bewirken lassen. Bei der nächsten Einberufung haben sich dieselben durch einen Schein über die wirklich geschehene Impfung auszuweisen.

Diejenigen Rekruten, bei welchen unverkennbare Narben der schon überstandenen Menschenpocken nicht vorhanden sind, und welche, obschon früher geimpft, durch Impf-Atteste nicht darthun können, daß sie bereits vor ihrer Einstellung, jedoch nicht länger als 2 Jahre vor derselben, mit Erfolg revakzinirt worden sind, sollen in den ersten 6 Monaten ihrer Einstellung, in Gemäßheit der durch die Kabinetsorder vom 16ten Juni 1834 bestätigten Verordnung vom 6ten April 1834 (Gesetzsammlung Seite 119) revakzinirt werden." —

In wie hohem Maße der erhoffte Erfolg der im Jahre 1834 in der Armee eingeführten obligatorischen Impfung und Wiederimpfung eingetreten ist, lassen die anliegenden Tafeln 4 und 5 und die zugehörige Tabelle auf Seite 23 und 24 erkennen. Vor allem aber hat sich auch der durch jene Maßregel gewährte Schutz gegen das Erkranken und Sterben an Pocken unter den schwierigen Verhältnissen des Feldzuges von 1870/71 aufs trefflichste bewährt, wie in dem oben citirten Bande des Kriegs-Sanitätsberichtes im Einzelnen in überzeugender Weise dargelegt wird. „Mitten in dem Seuchenherde aber stand" — so äußert sich der Bericht (Seite 1) — „die Deutsche Armee, nur wenig berührt von der ringsum wüthenden Krankheit, wehrhaft auch diesem Feinde gegenüber, welchem das Heimatland leider ebenso wie Frankreich und dessen Heer unterlag."

Abschnitt 6.

Die Ergebnisse der Bearbeitung sogenannter „Ur-Pockenlisten".

Inhalt.

Vorwort.
1. Prüfung des Materials mit Rücksicht auf die Frage, ob das einmalige Ueberstehen der Pocken gegen eine neue Pockenerkrankung Schutz gewährt.
2. Prüfung des Materials mit Rücksicht auf die Frage, ob die Schutzpockenimpfung gegen das Erkranken an Pocken Schutz gewährt.
3. Prüfung des Materials mit Rücksicht auf die Frage, ob die Schutzpockenimpfung gegen das Sterben an Pocken Schutz gewährt.

Schlußbemerkungen.

Vorwort.

Bereits im Jahre 1883 hat der Reichstag gelegentlich seiner Verhandlungen über die Petitionen zum Impfgesetz mit den sogenannten Ur-Pockenlisten sich beschäftigt, d. h. denjenigen namentlichen Listen, welche über die an den Pocken erkrankten bezw. gestorbenen Personen auf Grund der vorgeschriebenen Meldungen von Polizeibehörden geführt worden sind. Es war damals unter dem 7. April 1883 von den Abgeordneten Reiniger, Kutschbach, Dr. Papellier und Genossen zu dem siebenten Bericht der Kommission für die Petitionen — Nr. 164 der Drucksachen — folgender Abänderungsantrag gestellt (Reichstagsdrucksache Nr. 231 2. Session 1882/83 5. Legislaturperiode):

„Der Reichstag wolle beschließen: den Herrn Reichskanzler zu ersuchen:

1. die ursprünglichen Motive des Reichsimpfgesetzes vom April 1874 durch eine gemischte Kommission von Verfechtern und Gegnern der Impfung, bestehend aus vom Referenten und Korreferenten gleichmäßig zum Vorschlage gebrachten Aerzten, Statistikern und Juristen, unter Berücksichtigung aller seit 1874 beigebrachten Thatsachen und Belege einer streng wissenschaftlichen Prüfung zu unterziehen;

2. dieser Kommission durch Vermittelung der Bundesregierungen die Ur-Pockenlisten einer größeren Anzahl deutscher Stadt- und Landgemeinden von den Polizeiämtern, resp. von den Gemeindeverwaltungen zustellen zu lassen;

3. die sämmtlichen Verhandlungen dieser Kommission nach den stenographischen Aufnahmen in Druck zu geben und dieselben mit thunlichster Beschleunigung dem Reichstage vorzulegen."

Dieser Antrag wurde indeß in der 97. Sitzung des Reichstages vom 6. Juni 1883 abgelehnt, nachdem im Verlaufe der Verhandlungen u. a. von dem Berichterstatter der

Kommission für die Petitionen bezüglich der Ur-Pockenlisten geltend gemacht war, sie entbehrten der genügenden Zuverlässigkeit und Vollständigkeit, die man verlangen müsse, wenn man unzweifelhaft begründete, wissenschaftliche Schlüsse darauf bauen wolle (Stenogr. Bericht 1882/83 Seite 2858).

Als im Jahre 1884 die Kommission zur Berathung der Impffrage ihre Verhandlungen begonnen hatte, traten diejenigen ärztlichen Mitglieder der Kommission, welche in der Absicht berufen waren, auch die Einwendungen der Impfgegner, soweit sie auf wissenschaftlicher Grundlage beruhen, zu entsprechender Würdigung gelangen zu lassen, alsbald von Neuem mit dem Verlangen nach Vorlegung sogenannter Ur-Pockenlisten hervor.

Schon bei der Berathung über die Frage, ob das einmalige Ueberstehen der Pockenkrankheit Schutz gegen ein nochmaliges Befallenwerden von derselben verleiht, wurde der Antrag gestellt: „es sei die Königliche Polizeidirektion in Aachen aufzufordern, die amtlichen Akten über die seit 1881 in Aachen und Burtscheid vorgekommenen Pockenfälle der Impfkommission schleunigst einzusenden." (Seite 33 Reichstagsdrucksache Nr. 287 1. Session 1884/85 6. Legislaturperiode.)

Aus diesen Akten sollte nämlich nach den Angaben eines der Minorität angehörenden Kommissionsmitgliedes entgegen der von den Aerzten ganz allgemein gehegten Ueberzeugung hervorgehen, daß das wiederholte Befallenwerden einer und derselben Person von den Pocken keineswegs zu den Seltenheiten gehöre, da während der Epidemie in Aachen von 215 Fällen im Beginne der Epidemie bereits dreizehn zum zweiten Male befallen worden seien.

Die Kommission lehnte indeß jenen Antrag ab, sprach sich vielmehr nach eingehenden Verhandlungen mit 12 gegen 3 Stimmen dahin aus, daß „das einmalige Ueberstehen der Pockenkrankheit mit seltenen Ausnahmen Schutz gegen ein nochmaliges Befallenwerden von derselben verleiht."

Bei der Berathung über die Frage, ob die Impfung mit Vaccine im Stande sei, einen ähnlichen Schutz zu bewirken, äußerte sich einer derjenigen Aerzte, welche den impfgegnerischen Standpunkt in der Kommission vertraten, über die sogenannten Ur-Pockenlisten folgendermaßen (Dr. Weber, a. a. O. S. 42):

„Wir richten an dieser Stelle Ihre Aufmerksamkeit darauf, daß zur aktenmäßigen Kontrole der bekannt gewordenen persönlichen Erfahrungen der Aerzte Deutschlands Urkunden vorliegen, in welchen die Thatsachen zu den Erfahrungen und Schlüssen, die die Aerzte für oder gegen den Impfschutz gewonnen haben, von Fall zu Fall niedergelegt sind. Meine Herren, wir haben 1870, 1871 und 1872 in Preußen eine dreijährige Epidemie gehabt, die im Jahre 1870 2000 Todte, im Jahre 1871 60 000 Todte und 1872 64 000 Todte für Preußen allein geliefert hat. Es entspricht diese Anzahl von Todten ungefähr einem Morbilitätszustande von etwa 800 000 Individuen. Diese Fälle sind registrirt in den Urpockenlisten der Städte und Landgemeinden, und diese Urpockenlisten sind bis jetzt noch größtentheils ein unaufgeschlossenes Material. Diejenigen Pockenlisten nun, welche bis jetzt zur Kenntniß und zum Auszuge gekommen sind, und von denen wohl noch öfter die Rede sein soll, ergeben zur Evidenz, daß der behauptete Schutz vor Erkranken und Sterben an den Blattern nicht vorhanden ist, wenigstens sich in sehr vielen Fällen nicht sogar nicht einmal auf ein einziges Jahr behaupten läßt."

Im weiteren Verlauf der Verhandlungen wurde von einem Mitgliede der impfgegnerischen Minorität der Antrag gestellt (Dr. Böing, a. a. O. Seite 125):

„Vor der Entscheidung der Frage nach dem Impfschutze mögen die auf den Polizei= resp. Standesämtern vorhandenen Ur=Pockenlisten statistisch bearbeitet werden, insoweit sie Angaben über den Impfzustand und das Alter der Erkrankten und Gestorbenen enthalten."

Der Antrag wurde indeß von der Kommission ebenfalls abgelehnt und zwar mit 14 gegen 2 Stimmen.

Ueber die Gründe, welche die Majorität bestimmt haben, von einer statistischen Bearbeitung der Ur=Pockenlisten abzusehen, lassen die Verhandlungen keinen Zweifel. Das Material wurde als unzuverlässig bezeichnet, weil es meistens von Familienvorständen und denjenigen, welche sonst zur Anzeige verpflichtet sind, geliefert, und weil aus diesem Grunde die Angaben über den Impfzustand der Erkrankten nicht zu verwerthen seien. Es wurde hervorgehoben, daß in den Listen viele Personen als geimpft eingetragen wären, welche es höchst wahrscheinlich nicht gewesen seien, zumal in Preußen die Bestimmung bestanden habe, daß jeder, dessen Kind von den Blattern befallen werde, ohne geimpft zu sein, in Strafe zu nehmen sei. Aber auch in denjenigen Fällen, in welchen die in den Listen enthaltenen Angaben über den Impfzustand der Erkrankten von Aerzten herrühren sollten, erfahre man nichts darüber, wann und wie der Erkrankte geimpft sei. In vielen Fällen würden, wenn die Blattern ins Haus kämen, die Kinder schleunigst geimpft, und wenn sie nachher doch erkrankten, so würden sie als Geimpfte angegeben. Geimpft seien sie schon, aber nicht rechtzeitig. Die Impfung im Stadium der Inkubation (d. h. zu einer Zeit, wo das betreffende Individuum bereits das Pockengift in sich aufgenommen hat) sei etwas ganz außerordentlich häufiges. So wurde von einem Mitgliede der Kommission mitgetheilt, daß sich bei den bezüglichen Erhebungen in Hessen das merkwürdige Resultat herausgestellt habe, daß in der That selbst von den unterjährigen Kindern, welche die Blattern bekommen hätten, ein Drittel geimpft gewesen sei; es habe aber nachgewiesen werden können, wann sie geimpft worden wären, und daß das zu spät geschehen sei. Eine Bearbeitung der Ur=Pockenlisten sei demnach eine nutzlose Mühe, weil dieselben keine genügende Auskunft über den Impfzustand der Erkrankten zu geben vermöchten.

Die Berechtigung der vorstehend berührten Bedenken bedarf für den Sachverständigen keiner weiteren Erörterung. Auch der nicht ärztlich Gebildete wird bei einer Durchsicht des Abschnittes 3 dieser Denkschrift unschwer erkennen, daß in der That eine Pockenstatistik, welche den Impfzustand der Erkrankten und Gestorbenen in den Kreis der Betrachtung zieht, nur dann brauchbare Ergebnisse liefern kann, wenn auch über den zwischen Impfung und Erkrankung liegenden Zeitraum und über den Erfolg der Impfung zuverlässige Angaben vorliegen. Es kommt hinzu, daß in den Ur=Pockenlisten anscheinend unter der Bezeichnung Pocken nicht selten auch Erkrankungen an Varicellen, d. h. den sogenannten Wasserpocken, Schafpocken und dgl. mit aufgeführt worden sind, einer fast ausschließlich bei Kindern vorkommenden Krankheit, welche ihrer Ursache und ihrem Wesen nach von den echten Pocken durchaus getrennt werden muß.

Wenn nun auch aus den bereits erörterten Gründen eine statistische Bearbeitung sogenannter Ur=Pockenlisten von der Kommission zur Berathung der Impffrage abgelehnt war, so schien es doch der Reichsverwaltung erwünscht, über die Beschaffenheit jener Listen selbst ein Urtheil sich zu bilden, und weiteren Kreisen eine Würdigung derselben zu ermöglichen. Der Herr Reichskanzler (Staatssekretär des Innern) richtete daher nach Abschluß der Kommissionsverhandlungen an die Königlich preußische Regierung das Ersuchen, ihm eine Anzahl von Ur=Pockenlisten, namentlich aus solchen Städten, in welchen umfangreichere Pockenepidemien geherrscht hätten, zur Einsicht übersenden zu wollen. Das hierauf eingegangene Aktenmaterial rc. aus den preußischen Regierungsbezirken Magdeburg, Merseburg, Erfurt, Köln, Düsseldorf und Aachen wurde dem Kaiserlichen Gesundheitsamte zur Kenntnißnahme überwiesen, und später, einem von dem Direktor des genannten Amtes geäußerten Wunsche entsprechend, noch weiteres Material aus Berlin, Breslau, Lübeck und Liegnitz hinzugefügt.

Bevor in eine Besprechung der zur Bearbeitung gelangten Listen eingetreten wird, muß bemerkt werden, daß polizeilich geführte namentliche Verzeichnisse der an den Pocken erkrankten Personen mit Angabe des Alters und Impfzustandes der Erkrankten aus der Zeit vor dem Inkrafttreten des Reichs=Impfgesetzes nicht in so großer Anzahl zur Verfügung stehen, wie nach den erwähnten Aeußerungen in der Kommission zur Berathung der Impffrage angenommen werden konnte.

So theilt der Regierungspräsident zu Königsberg mit, daß daselbst nur summarische Angaben über Pockenerkrankungen ohne Angabe des Alters und Impfzustandes der Erkrankten vorhanden seien, ein Material, welches für die in Frage stehende statistische Bearbeitung nicht verwerthbar ist. Der Regierungspräsident zu Danzig äußert sich dahin, daß amtliche Listen und Aufzeichnungen über das Vorkommen von Pockenerkrankungen aus der Zeit vor Inkrafttreten des Reichs=Impfgesetzes dort nicht vorhanden seien, und daß derartiges Aktenmaterial auch bei der Königlichen Polizei=Direktion zu Danzig, bei der Polizeiverwaltung in Elbing und den Kreislandräthen nach den angestellten Ermittelungen nicht mehr habe aufgefunden werden können. Der Polizeipräsident von Berlin schreibt, daß über Pockenerkrankungen aus der Zeit vor Inkrafttreten des Impfgesetzes beim Polizeipräsidium nur die Anzeigen vom Jahre 1841 bis 1865 ermittelt, andere polizeiamtliche Listen und Aufzeichnungen über das Vorkommen der Pockenerkrankungen in dieser und der Vorzeit trotz der sorgfältigsten Nachforschungen nicht mehr aufzufinden gewesen sind, übersendet aber gleichzeitig sechs Bände Pockenjournale von 1864—1874, welche im Bureau der Sanitätskommission verwahrt gewesen sind. Der Regierungspräsident zu Stettin hat ebenfalls dem Ersuchen um Uebersendung polizeiamtlicher Listen nicht entsprechen, sondern nur eine summarische Nachweisung der in der Zeit vom 1. Januar 1871 bis 6. August 1886 im Stettiner Polizeibezirk an den Pocken erkrankten bezw. gestorbenen Personen aus den Akten der Polizeidirektion übersenden können.

Nebenbei sei bemerkt, daß diesem Material zufolge seit dem Inkrafttreten des Reichs-Impfgesetzes in Stettin überhaupt nur noch acht Erkrankungen an Pocken vorgekommen sind. In der Stadt Breslau sind nach der Aeußerung des dortigen Regierungspräsidenten nur vier vom Jahre 1872 ab geführte Listen des Polizeipräsidiums über Pockenerkrankungen vorhanden, aus denen das Alter und der Impfzustand der Erkrankten ersichtlich ist. Aus früherer Zeit sind im Regierungsbezirk Breslau Listen über Pockenkranke nicht ermittelt worden. Der Regierungspräsident zu Liegnitz übersendet die von dem dortigen Magistrat erforderten Listen über Pockenerkrankungen in der genannten Stadt vom Jahre 1855 bis zum Jahre 1885 mit dem Bemerken, daß leider die Angabe über den Impfzustand der Erkrankten in den Listen fehle. Der Regierungspräsident zu Hannover schreibt, daß daselbst irgend welches Aktenmaterial über Pockenerkrankungen, aus dem das Alter und der Impfzustand der Erkrankten ersehen werden könne, aus der Zeit vor Inkrafttreten des Reichs-Impfgesetzes nicht vorhanden sei. Der Regierungspräsident zu Wiesbaden hat auf das Ersuchen um Einreichung polizeiamtlicher Listen nur die von dem Polizeipräsidenten zu Frankfurt a. M. vorgelegten Privatnotizen des Chefarztes des dortigen städtischen Krankenhauses übersenden können. Auch das von dem Senate der freien und Hansestadt Lübeck übermittelte Material besteht ausschließlich aus dem Personenregister des Blatternhospitals zu St. Annen in Lübeck. Bezüglich des aus den Regierungsbezirken Magdeburg, Merseburg, Erfurt, Düsseldorf, Köln und Aachen eingesandten Materials ergiebt sich das Weitere aus der nachstehenden Bearbeitung. Auch hier haben sich weit weniger zahlreiche sogenannte Ur-Pockenlisten auffinden lassen, als man nach den in der Kommission zur Berathung der Impffrage seitens der impfgegnerischen Minorität gemachten Aeußerungen erwarten durfte; beispielsweise hat aus dem Regierungsbezirk Merseburg nur eine einzige (dreißig Erkrankungen enthaltende) Liste eingesandt werden können, aus welcher das Alter und der Impfzustand der Erkrankten zu ersehen sind.

Trotzdem ist immerhin das dem Gesundheitsamte zugänglich gemachte Material noch ein umfangreiches gewesen. Es sei gleich hier hervorgehoben, daß sich bei demselben auch die nachgelassenen Aufzeichnungen des verstorbenen Dr. Debey in Aachen, sowie die polizeiamtlichen Listen der Städte Duisburg und Essen befunden haben, und daß demnach die oben erwähnten, in der Kommission zur Berathung der Impffrage gemachten Angaben an der Hand der angeführten Quellen einer eingehenden Prüfung haben unterzogen werden können.

Schon bei der ersten Durchsicht des Materials stellte sich heraus, daß dasselbe ein in hohem Grade ungleichwerthiges war.

Die vollständigsten Listen enthielten folgende Rubriken: Laufende Nummer, Name, Alter, Stand, Wohnung und Impfzustand des Erkrankten (ob geimpft, ob revaccinirt), Name des behandelnden Arztes, Datum der Erkrankung, Datum der Meldung, Krankheitsform (Variola, Variolois ꝛc.) und Datum der Genesung bezw. des Todes. Ferner fanden sich in manchen Listen Bemerkungen über muthmaßliche Art der Ansteckung, über etwa stattgehabte Desinfektion, über Aufnahme ins Krankenhaus, Anbringung der Pockentafel, Bestrafung wegen unterlassener Impfung u. dgl. m.

In zahlreichen Listen fehlten andererseits entweder durchweg oder bei einem großen Theil der aufgeführten Erkrankungen selbst diejenigen Angaben, ohne welche eine statistische Bearbeitung überhaupt nicht oder nur in beschränktem Maße möglich war, nämlich in erster Linie die Angaben über das Lebensalter und den Impfzustand der Erkrankten, in zweiter Linie über den Ausgang der Krankheit.

Wie mangelhaft vielfach die Listen geführt sind, mögen die in der nachstehenden Uebersicht aufgeführten Beispiele darthun. Von der Liste Liegnitz ist bereits oben erwähnt, daß überhaupt jede Angabe über den Impfzustand fehlt; hinzugefügt sei, daß in derselben bei 45 von 229 Pockenkranken, welche in den Jahren 1855 bis 1863 aufgeführt sind, auch die Altersangabe nicht eingetragen worden ist.

Regierungs-Bezirk	Ort ꝛc.	Zeit	Zahl der Erkrankungen	Bemerkungen
Magdeburg	Magdeburg	1851—1874	1998	Impfzustand überhaupt nicht, Lebensalter nur sehr vereinzelt angegeben.
"	Salzwedel	1871—1873	310	Impfzustand nicht angegeben; nur einigen Namen ist ein g, r oder u beigefügt. Altersangabe fehlt für das Jahr 1871 ganz, für 1872/73 fast ganz.
"	Hornburg	1871/1872	127	Impfzustand gar nicht, das Lebensalter in 24 Fällen nicht angegeben.
"	Osterwieck	1871/1872	44	Der Impfzustand ist zwar angegeben, bezüglich des Alters ist aber nur zwischen Kindern unter 15 Jahren und Erwachsenen unterschieden.
"	Neuhaldensleben	1858—1872	240	In 33 Fällen fehlt die Angabe über das Alter, in 58 Fällen über den Ausgang der Krankheit. Der Impfzustand ist nur in 3 Fällen angegeben.
Erfurt	Nordhausen	1869—1872	916	Angabe des Impfzustandes fehlt in 637, des Alters in 9, des Ausgangs der Krankheit in 8 Fällen.
"	Langensalza	1869—1872	135	Impfzustand 1869 und 1872 nur vereinzelt angegeben. Bezüglich des Alters ist nur zwischen Kindern unter 15 Jahren und Erwachsenen unterschieden.
"	Sömmerda	1871/1872	203	In mehr als der Hälfte der Fälle fehlt die Altersangabe; Impfzustand nur vereinzelt angegeben.
Düsseldorf	Wesel	1870—1873	523	In 474 Fällen fehlt die Angabe über den Ausgang der Krankheit.
"	Hüls	1871/1872	291	Angabe über den Impfzustand fehlt in 281, über das Alter in 31 Fällen.
"	Süchteln	1871/1872	77	Alter und Impfzustand nicht ersichtlich.
"	Oedt	1872	154	Alter und Impfzustand nicht ersichtlich.
Köln	Köln	1849—1873	4721	Angabe des Impfzustandes fehlt in 2191, Angabe des Ausgangs der Krankheit in 768 Fällen.
Aachen	Görrenzig	1871/1872	209	Angaben über den Impfzustand fehlen.
"	Jülich	1871	71	Angabe des Alters fehlt in 7, des Impfzustandes in 68 Fällen.

Angesichts der Unvollständigkeit zahlreicher Listen mußte die Frage in Erwägung gezogen werden, ob die Bearbeitung nicht auf diejenigen Pockenepidemien zu beschränken sei, bezüglich derer die amtlich geführten Listen für alle oder doch nahezu alle Erkrankten Angaben über das Alter und den Impfzustand enthielten. Dadurch wäre indeß, da nur

verhältnißmäßig wenige Listen dieser Anforderung entsprachen, die Zahl der Krankheits=
fälle in den einzelnen Altersklassen für die statistische Verwerthung eine zu geringe
geworden. Es blieb daher nur übrig so zu verfahren, daß bei den Erörterungen über
das Lebensalter der Erkrankten auch solche Listen noch berücksichtigt wurden, in welchen
die Angaben über den Impfzustand fehlten. Für diejenige Bearbeitung, bei welcher
der Einfluß der Impfung auf das Sterben an Pocken in Betracht kam, mußten dagegen
wieder manche sonst brauchbaren Listen aus dem Grunde ausgeschieden werden, weil
sie keine oder ganz unzureichende Aufzeichnungen über den Ausgang der Krankheit ent=
hielten. Daß die Arbeit durch diese Umstände sehr erschwert wurde, liegt auf der Hand.
Es kam hinzu, daß die Listen vielfach auch äußerlich als wenig ordentlich geführt
sich erwiesen, und daß viele Angaben in ihnen unleserlich waren.

Unter den geschilderten Verhältnissen war es erforderlich, zunächst aus den Listen
Zählkarten auszuschreiben, weil sonst häufige Rechenfehler unvermeidlich gewesen wären.
Es bot diese Art der Bearbeitung überdies den Vortheil, daß auch nach erfolgter
Rückgabe des Aktenmaterials stets auf den einzelnen Fall zurückgegriffen werden konnte.
Den Zählkarten wurde folgendes Schema zu Grunde gelegt:

Ur-Pockenliste von ....
              Jahr ....
Nr. der Liste: ....
Vor- u. Zuname: ....
Geschlecht: männlich, weiblich.
Alter: .... Jahre .... Monate.
    Nach der Liste geboren am ....
Datum der Erkrankung: ....
Impfzustand: ....
    geimpft .... wiedergeimpft ....
    ungeimpft, unleserlich, ohne Angabe ....
    geblattert .... wann ....
Genesen: am ....
Gestorben: am ....
Behandelt: im Krankenhause, in der Familie.
Bemerkungen: ....

Im ganzen sind 55 279 Zählkarten ausgeschrieben worden, von denen allerdings ein
großer Theil wegen unzureichender Angaben nachher nicht hat benutzt werden können.

Aus der Stadt Barmen war für die Jahre 1871 bis 1873 in 5 umfangreichen
Aktenstücken des dortigen Oberbürgermeisteramtes dasjenige Material eingesandt, welches
eventuell einer polizeilichen Pockenliste hätte zu Grunde gelegt werden können. Der
Inhalt dieser Akten bestand aus ärztlichen Meldekarten theils über Pockenerkrankungen,
theils über den Ausgang früher gemeldeter derartiger Erkrankungen, aus den Spitals=
nachweisungen, aus Anzeigen der Standesbeamten über Pockentodesfälle u. dgl. m.
Es ist der Versuch gemacht worden, auch dieses Material zu bearbeiten. Nachdem
indeß die Zählkarten ausgeschrieben waren, stellte sich heraus, daß unter 2042 aus den
Akten ermittelten Pockenkranken nur für 1793 das Alter verzeichnet war, und daß für
mehr als 30% ein Vermerk über den Impfzustand fehlte. Von den 567 Pockentodten,

welche ausweislich der Akten während jener Epidemie auf den Begräbnißplätzen Barmens beigesetzt sind, ließen sich nur für 474 Angaben über das Alter und für 383 solche über den Impfzustand ermitteln. Es mußte daher von einer statistischen Verwerthung dieses Materials Abstand genommen werden.

Eine Bearbeitung der von dem Polizeipräsidenten zu Berlin eingesandten Pocken-Journale der dortigen Sanitätskommission hat stattgefunden, obgleich es sich in diesem Falle nicht eigentlich um polizeiamtlich geführte Listen handelte. Theils mit Rücksicht hierauf, theils wegen des Umstandes, daß, wie später noch nachgewiesen wird, ein großer Theil der Erkrankten in diesen Listen überhaupt nicht verzeichnet ist, sind sie getrennt von den übrigen amtlichen Listen verwerthet.

Die aus Breslau eingesandte Liste hat im Nachstehenden keine Berücksichtigung gefunden, weil erst nach dem Ausschreiben der Zählkarten (3612) bemerkt wurde, daß zahlreiche Erkrankungen an Varicellen in dieser Liste mit enthalten sind. Da in den Zählkarten, um sie nicht zu umfangreich zu machen, eine Rubrik für die Krankheits-diagnose nicht vorgesehen war, so würde zunächst ihre Vervollständigung nach dieser Richtung hin erforderlich gewesen sein. Unter solchen Umständen schien es zweckmäßiger, um den Abschluß dieser Arbeit nicht zu verzögern, von einer Verwerthung jener Liste vorerst noch Abstand zu nehmen.

Im übrigen wird weiter unten bei der Besprechung der durch die statistische Be-arbeitung gewonnenen Ergebnisse noch genauer angegeben werden, welche Listen den einzelnen Uebersichten zu Grunde gelegt sind.

---

1. **Prüfung des Materials mit Rücksicht auf die Frage, ob das einmalige Ueberstehen der Pocken gegen eine neue Pockenerkrankung Schutz gewährt.**

Die Thatsache, daß das einmalige Ueberstehen der Pocken gegen eine nochmalige Erkrankung an denselben Schutz gewährt, wird unter den Aerzten aller Länder als feststehend angesehen. Mit dieser Thatsache wurde bereits als mit einer regel-mäßigen Erfahrung gerechnet zu einer Zeit, zu welcher von der Kuhpockenimpfung noch nicht die Rede war. Die Pocken waren damals eine außerordentlich verbreitete und in der Regel in Zwischenräumen von wenigen Jahren epidemisch auftretende Krankheit, welche überwiegend Kinder befiel, und welche daher vielfach mit dem Namen „Kinder-Blattern" bezeichnet wurde. Man mußte, daß, wer die Krankheit als Kind glücklich überstanden hatte, für den Rest seines Lebens vor ihr fast sicher geschützt war. Dem-entsprechend begegnet man in älteren Schriften auch nicht selten der Mittheilung, daß nach einer Pockenepidemie so und so viele „pockenfähige" Einwohner verblieben seien, welche dann zusammen mit den in den folgenden Jahren geborenen Kindern das Material für die nächste Epidemie lieferten. Daß in Ausnahmefällen eine und dieselbe für den Krankheitsstoff besonders empfängliche Person zweimal, ja selbst dreimal von den Pocken heimgesucht werden konnte, war gleichfalls bekannt.

Es verhielt sich in früheren Zeiten, d. h. bevor die Schutzpockenimpfung Eingang gefunden hatte, mit den Pocken ähnlich, wie es sich noch heute mit den allerdings bei weitem weniger bösartigen Masern verhält. Die größere Mehrzahl der für die letztere Krankheit überhaupt Empfänglichen macht sie in der Jugend durch und ist dann für den Rest des Lebens gegen eine neue Infektion fast sicher geschützt. Nur da, wo die Masern überhaupt unbekannt sind, werden bei einer ersten Einschleppung des Krankheitsstoffes Erwachsene ebenso wie Kinder befallen.

Gelegentlich der Verhandlungen der Kommission zur Berathung der Impffrage ist nun, wie bereits erwähnt wurde, von einem, der impfgegnerischen Minorität angehörenden Arzte behauptet worden, das zweimalige Befallenwerden von Pocken sei keineswegs eine seltene Ausnahme. Er habe die Epidemie in Duisburg studirt und habe konstatiren können, daß viele Leute, die die Pocken gehabt hätten und revaccinirt gewesen seien, in der allergefährlichsten Weise von den Pocken wieder befallen wären. Er habe die Essener Pockenepidemie studirt und dort eben solche Beispiele gefunden. Ferner habe im Jahre 1882 in Aachen eine Epidemie geherrscht, wo von 215 Fällen im Beginne der Epidemie bereits dreizehn zum zweiten Male befallen worden seien. Diese Leute seien aus dem Krankenhause entlassen, desinfizirt, gewaschen, mit reinen Kleidern versehen und seien dann nach ca. 4 Wochen, aufs neue erkrankt, in das Krankenhaus zurückgekommen.*)

Bezüglich der erwähnten Vorkommnisse in Aachen sagte derselbe Arzt weiter:**)

„Das Material ist aber zusammengestellt worden von einem der eifrigsten Impffreunde, von Dr. de Bey, einem außerordentlich exakten Manne, der Rubriken gemacht hat, an die ein Statistiker nicht einmal denkt, und nach diesem statistischen Material waren unter den 215 Erkrankten 13 sogenannte Recidive. Es ist in der Literatur Sitte, namentlich unter den Herren, die den Impfzwang energisch vertreten, diese Recidiven nicht als neue Erkrankungen gelten zu lassen, sondern zu sagen, das sei gerade so, als wenn einer Typhus hat, und er kommt nach acht Tagen wieder ins Spital, so ist das kein zweiter Typhus, sondern eine Recidive. Ich halte das für verkehrt. Wenn die Leute aus dem Krankenhause einmal gesund entlassen sind und nach vier oder sechs Wochen zurückkommen, so haben sie sich einer neuen Infektion ausgesetzt und sind zum zweiten Male erkrankt."

Bei der im Gesundheitsamte vorgenommenen Prüfung dieser Behauptungen an der Hand des aus Aachen eingesandten Materials hat sich nun folgendes ergeben:

Aus der von Dr. Debey in Aachen während der Pockenepidemie des Jahres 1881***) geführten Spitalliste, welche im Gesundheitsamte vorgelegen hat, erhellt, daß in der That in dem genannten Jahre 9 Personen und zwar ausschließlich Kinder mit der Diagnose Pocken dem Krankenhause zugegangen sind, nachdem sie kurz zuvor als von den Pocken geheilt aus demselben entlassen waren. Ein zehntes Kind war wegen Masern in Behandlung gewesen, dann geheilt entlassen und wurde 8 Tage später als an Pocken leidend wieder aufgenommen. Um einem Jeden die Möglichkeit zu ge-

---

*) Dr. Böing auf Seite 23 der Reichstagsdrucksache Nr. 287 I. Session (1884/85) 6. Legislaturperiode.

**) Seite 27 a. a. O.

***) Nicht 1882, wie an der angeführten Stelle Seite 23 von Dr. Böing wohl versehentlich angegeben ist. Daß das Jahr 1881 gemeint ist, erhellt unter anderem auch aus dem weiteren Verlauf der Kommissionsverhandlungen.

währen, über die Natur dieser zweimaligen Erkrankungen sich selbst ein Urtheil zu bilden, sind die in der Liste enthaltenen Angaben über die bezüglichen Kranken (einschl. des erst an den Masern und danach an den Pocken erkrankten Kindes) auf S. 130 u. 131 wörtlich wiedergegeben. Zur leichteren Uebersicht sind die denselben Kranken betreffenden, während der zweiten Krankenhausbehandlung gemachten Aufzeichnungen mit denjenigen zusammengestellt, welche bei der erstmaligen Behandlung gemacht sind. In der Liste vorgefundene Bleistiftnotizen sind durch kleineren Druck kenntlich gemacht.

Aus der Zusammenstellung ergiebt sich, daß die Zeit, welche zwischen der Entlassung aus dem Spital und der Wiederaufnahme in dasselbe bei den neun zweimal als pockenkrank geführten Kindern verstrichen ist, zwischen fünf und fünfzehn Tagen geschwankt hat. In der Mehrzahl der Fälle hat das Kind weniger als zehn Tage außerhalb des Spitals verbracht, je einmal zehn, elf, zwölf und fünfzehn Tage. Die in der Impfkommission von Dr. Böing aufgestellten, oben wiedergegebenen Behauptungen, wonach in der Aachener Epidemie dreizehn Personen ca. vier oder gar sechs Wochen nach ihrer Entlassung aus dem Krankenhause zum zweiten Male an den Pocken erkrankt in das Spital zurückgekommen sein sollen, werden somit durch das entscheidende Material, nämlich die Spitalsliste des Dr. Debey, widerlegt.

Wenn man die Annahme gelten läßt, daß Irrthümer in der Diagnose ausgeschlossen sind, und daß in der That die aufgeführten Kinder während der ersten sowohl, als auch während der zweiten Krankenhausbehandlung an den Pocken gelitten haben, so kann es sich bei der zweiten Aufnahme nur um ein sogenanntes Recidiv, d. h. um ein Wiederaufflackern des noch nicht erloschenen Krankheitsprozesses gehandelt haben. Besonders bemerkenswerth ist in dieser Beziehung noch, daß in dem Falle Erkens das Kind bereits am Tage der zweiten Aufnahme und in dem Falle Weingarts nur einen Tag nach der zweiten Aufnahme gestorben ist. — Bei der Annahme zweier selbstständiger Erkrankungen müßte ja die zweite Infektion bereits während der ersten Erkrankung erfolgt sein; denn zwischen der Infektion und dem Ausbruch der Krankheit vergeht ein Zeitraum von etwa 12 Tagen. Das Unzulässige einer derartigen Auffassung liegt auf der Hand.

Ob es sich in den fraglichen Fällen um sogenannte Recidive oder um irrthümliche Diagnosen bei der ersten oder zweiten Aufnahme gehandelt hat, kann füglich hier unerörtert bleiben. Daß die letztere Möglichkeit nicht ausgeschlossen ist, beweist der am Schlusse der Uebersicht mit aufgeführte Fall des Kindes Philipp Mörs.

Außer den vorerwähnten Kranken, welche ins Spital wieder aufgenommen worden sind, nachdem sie kurz zuvor aus demselben entlassen waren, sind im Jahre 1881 in der Spitalsliste des Dr. Debey noch neun Fälle aufgeführt, bei welchen sich der Vermerk Variola bezw. Variolois recidiva findet, welche also nach den Aufzeichnungen Dr. Debey's noch während ihres Aufenthaltes im Spital einen Rückfall der Krankheit durchgemacht haben. Ein weiteres Eingehen auf diese Fälle ist nach den vorstehenden Ausführungen nicht erforderlich.

9

Fortlauf. Nr.	Benennung der Armenbehörde, welche den Kranken zugewiesen hat	Vor- und Zuname des Kranken	Alter Jahre	Gewerbe	Wohnung und Nummer	Krankheit
52	Dr. Kaufmann	Erkens Karl (Nr. 88)	1	.	Judengasse 7	Varolois
88	Dr. Dreßen	Erkens Karl (f. 52)	1	.	Judengasse 7	Variola confl. petech. in agonia
74	Dr. Kaufmann	Winands Johann (Nr. 134)	4¹⁰/₁₂	Kind	Krugenofen 72	Variola
134	Dr. Debey	Winands Johann (f. 74)	4¹⁰/₁₂	.	Krugenofen 72	Variolois (f Nr. 74)
166	Dr. Debey	Weingarts Engelbert (186)	14 Wochen	.	St. Paulusstr. 13	Variolois
186	Dr. Debey	Weingarts Engelbert (166)	14 Wochen	.	St. Paulusstr. 13	Variola
172	Dr. Debey	Roßkopf Joseph (197)	³/₁₂	Vtr. Fabrikarbt.	Franzstr. 95	Variolois
197	Dr. Sträter	Roßkopf Joseph (172)	³/₁₂	.	Franzstr. 95	Variola confluens
173	Dr. Greve	Schmidt Peter (191)	⁸/₁₂	Vater Musiker	Rudolphstr. 11	Variolois
191	Dr. Greve	Schmidt Peter (173)	⁸/₁₂	.	Rudolphstr. 11	Variola
238	Dr. Oidtmann	Roderburg Arnold (f. 263)	7	.	Sandkaul 70	Variolois
263	Dr. Oidtmann	Roderburg Arnold (f. 238)	8 ?	.	Sandkaul 70	Variola confluens
31	Dr. Kaufmann	Plum Robert (60)	3	ohne Gewerbe	Mühlenberg 9	Variola (mitis)
60	Dr. Kaufmann	Plum Robert (f. 31)	3	.	Mühlenberg 9	Variola confl.
177	Dr. Kaufmann	Wagemann Ludwig (f. 216)	1⁴/₁₂	.	Franzstr. 3	Variolois stad. desiccationis
216	Dr. Debey	Wagemann Ludwig	1⁴/₁₂	.	Franzstr. 3	Variola
299	G.R.Dr.Scherwier	Künzeler Theresia	2½		Büchel 8	Variolois
306	Dr. Debey	Künzeler Theresia	3	f. Nr. 299	Büchel 8	Variola recidiva
83	Dr. Debey	Mörs Philipp	5		Annuntiatenbach 13	Morbilli
106	Dr. Dreßen	Mörs Philipp	5	Mtr. Taglöhnerin	Annuntiatenbach 13	Variola

Wie Dr. Debey über diese vermeintlichen zweimaligen Erkrankungen an den Pocken innerhalb derselben Epidemie gedacht hat, ergiebt sich aus einer in seinem Nachlasse gefundenen schriftlichen Aeußerung, welche folgendermaßen lautet:

„Es ist, wiederhole ich, unter meinen acuten Recidiven bei mir kein einziger Fall aufgezählt, der nicht unter etwa zwei Wochen recidiv befallen wurde. Bei den meisten war es noch vor Abheilung während des Aufenthaltes im Spital."

Schluß der Behandlung			Angaben über Impfung	Datum der Aufnahme	Bemerkungen
geheilt Datum	ungeheilt Datum	gestorben Datum			
III.11.	18 Tage 8 Stnd.	—	0 gi	III. 2	Am III.11. von Variola geheilt entlassen. — Am III.20. (nach 9 Tg.) mit heftgr. Var. confl. petechialis in Agonie wieder ins Spital gebracht.
—	—	März 20 Ab 8.	0 gi	März 20.	
IV. 3	20 Tg	—	ohne Erf. 1 gi	März 14	
IV. 28.	19 Tg	—	ohne Erf. 1 gi	April 9	
IV. 26.	6 Tg	—	Nicht geimpft	IV. 20	
—	—	V. 4 N. 3	nicht geimpft	V. 3.	
IV 27	5 Tg	—	nicht geimpft	IV. 22	Am IV. 27 nach geheilt. Variolois entlassen.
—	—	7 Tg. V 14 8½	nicht geimpft	Mai 7	
IV. 30	8 Tg	—	nicht geimpft	IV. 22.	
V. 20.	14	—	nicht geimpft	Mai 6.	
VI 2	3 Tg	—	nicht geimpft (s. 268 war 1 Mal ohne Erf. gi im Alter von 9 Monaten)	Mai 30	Ausbr. V. 28.
VII 20.		—	Im Alter von 9 Monaten 1 mal ohne Erf. gi; bei der Impf. im Spital 4 Vacc. stark ausgebildet	Juni 14.	Ausbr. VI. 11. s. Nr. 238.
III.1.	9 Tg	—	1 gi	Febr. 20	Ausbr. II. 16 mit Mundaffektion u. hohem Fieber.
—	— 6 Tg	III. 12 N. 6.	1 gi	März 6.	
V. 4	7 Tg	—	Nicht geimpft	IV. 27	
VI 2	14 Tg	—		Mai 19	
VIII 18	8 Tg	—	1 mal geimpft	VIII 11	
IX 24	27 Tg	—	1 mal geimpft	Aug. 29	
III. 21	4 Tg	—	im Alter von 4 Mon. ohne Erf. 1 gi.	März 17	Ausbr. III. 16. Schwester seit III 14 mit Var. petech. im Spital — das Ex. bei Philipp M. noch nicht deutlich entwickelt, aber Spitalaufnahme aus Vorsicht angeordnet.
V 25	57 Tg	—	1 gi (s. Nr 83) (ohne Erfolg)	„ 29	

Der vorstehend gegebene Auszug der Aachener Spitalsliste ist, wie nebenbei bemerkt sei, noch in anderer Beziehung lehrreich. Von den zehn Kranken sind fünf als ungeimpft aufgeführt, von den übrigen fünf sind zwei als einmal geimpft und drei als einmal ohne Erfolg geimpft bezeichnet. Die letzteren ohne weiteres als „geimpft" zu zählen, wie das wohl mit seltenen Ausnahmen in den sogenannten Ur-Pockenlisten bezüglich der ohne Erfolg geimpften Personen geschehen ist, würde unrichtig sein.

9*

— 132 —

Wie aus der Aachener Spitalsliste sich ergiebt, sind auch während der Pocken=
epidemie, von welcher die Stadt in den Jahren 1866 und 1867 heimgesucht wurde, an=
scheinend einige Kinder von Neuem als an Pocken leidend zur Aufnahme gelangt, nach=
dem sie bereits vorher aus demselben Anlaß und während derselben Epidemie im
Krankenhause behandelt waren. Auf eine wörtliche Wiedergabe dieser Fälle kann
nach den vorstehend gegebenen Ausführungen indeß um so eher verzichtet werden, als
die bezüglichen Rubriken der Liste zum Theil unvollständig ausgefüllt sind, ja über
das Datum der Aufnahme der Kranken ins Spital mit einer einzigen
Ausnahme überhaupt jeder Vermerk fehlt. Das Lebensalter, das „angebliche"
Datum der ersten und der zweiten Erkrankung und der Ausgang derselben, sowie der
zwischen Genesung und Neuerkrankung verflossene Zeitraum sind, soweit die Liste die An=
gaben enthält, nachstehend ersichtlich gemacht (vgl. hierzu außerdem noch den Fall
Wassenberg aus dem Jahre 1866 in der Uebersicht auf Seite 140):

Alter des Kranken in Jahren zur Zeit der ersten Erkrankung:	3	9	9/12	10	2	11	1 6/12	12	6	9/12 [1]
„Angeblicher" Beginn der ersten Erkrankung:	25./7. 1866	11./12. 1866	9./4. 1866	20./8. 1866	16./1. 1867	5./11. 1866	14./9. 1866	12./1. 1867	16./1. 1867	10./4. 1867
Ausgang der ersten Erkrankung:	Genesen 6./9. 1866	?	?	Genesen 34. 8.[2] 1866	?	Genesen 24./11. 1866	?	?	?	? (58 Tage)
„Angeblicher" Beginn der zweiten Erkrankung:	13./9. 1866	23./2. 1867	30./4. 1866	18./2. 1867	24./2. 1867	26./11. 1866	13./1 1867	6./2 1867	28./1 1867	
Ausgang der zweiten Erkrankung:	Gestorben 16./9. 1866	Genesen 29./3. 1867	?	?	Gestorben 24./2 1867	?	Gestorben 18./1. 1867	? (19 Tage)	Genesen 15./2. 1867	
Zeitraum zwischen Genesung und Neuerkrankung:	7 Tage	?	?	? 5½ Monate	?	2 Tage	?	?	?	

[1] Zu diesem Falle ist bemerkt: „Wurde vor 6 Wochen geimpft, ohne Erfolg. — Hatte eine mäßige Zahl von Pusteln und wurde am 4. Mai geheilt entlassen. Am 9. Mai kam er mit einem neuen Ausbruch von Pocken in's Spital zurück und wurde am 1. Juni geheilt entlassen."
[2] Steht so in der Liste.

Als Diagnose ist in allen diesen Fällen theils Variola, theils Variolois ange=
geben. Auffällig ist es jedenfalls, daß es sich auch hier wieder ausschließlich um Kin=
der gehandelt hat. Es legt das den Verdacht nahe, daß Dr. Debey, wie es seitens
mancher Aerzte noch heute geschieht, Varicellen und echte Pocken nicht genügend aus=
einander gehalten hat. Keinenfalls aber gestatten derartige unvollständige Aufzeichnun=
gen irgend welche zuverlässige Schlüsse.

Es sind auch die dem Gesundheitsamte zugänglich gemachten polizeilichen Listen
über die in der Stadt Essen in den Jahren 1881/82, sowie über die in der Stadt
Duisburg in den Jahren 1871/72 und 1873/74 an den Pocken erkrankten Personen an=
läßlich der in der Impfkommission gemachten Mittheilungen (s. oben) daraufhin ge=

prüft, ob eine und dieselbe Person mehr als einmal aufgeführt ist.*) Wie bei der Aachener Spitalsliste**), so waren auch hier im Gesundheitsamte über alle Erkrankten Zählkarten ausgeschrieben, so daß etwaige zweimalige Erkrankungen leicht und mit Sicherheit ermittelt werden konnten. Das Ergebniß dieser Arbeit war folgendes:

In der Essener Liste, welche 436 an den Pocken erkrankte Personen umfaßt, ist überhaupt keine Person zweimal aufgeführt, und sonach den amtlichen Aufzeichnungen zufolge eine erneute Erkrankung derselben Person im Verlaufe der genannten Epidemie nicht vorgekommen.

Eine eingehendere Besprechung erfordert die Duisburger Epidemie von 1871/72, in welcher nach Ausweis der amtlichen Liste 3011 Personen an den Pocken erkrankt sind.

In dieser Liste finden sich 19 Personen zweimal aufgeführt, bei welchen die Angaben über Namen, Stand, Alter ꝛc. entweder völlig übereinstimmen oder doch nur geringe Abweichungen zeigen, bei welchen aber die Angaben über die Erkrankungsdauer erkennen lassen, daß es sich entweder um zwei verschiedene Personen, oder um die zweimalige, auf verschiedenen Meldungen beruhende Aufführung einer und derselben Erkrankung handelt, da sonst das Datum der zweiten Erkrankung noch in die erste Krankheit hineinfallen würde. Da diese anscheinend doppelten Eintragungen zugleich für die Beurtheilung der Zuverlässigkeit der Listen überhaupt in Betracht kommen — die Duisburger Liste ist noch dazu eine der am sorgfältigsten geführten — so sind die sämmtlichen Fälle in der Uebersicht A. auf S. 134 und 135 wörtlich aus der Liste abgedruckt einschließlich derjenigen, in welchen das Datum des Ausgangs der Krankheit bei beiden Eintragungen übereinstimmt. Auch hier sind wieder zur Erleichterung des Vergleichs die beiden Eintragungen neben einander gestellt worden.***)

---

*) Bemerkt sei, daß von Dr. Böing bestimmte Jahre, auf welche jene Mittheilungen sich beziehen, nicht angegeben sind.

**) In Aachen liegen nach einer Mittheilung des dortigen Polizeipräsidiums amtliche Listen über Pockenkranke überhaupt nicht vor. Das noch vorhandene Material, welches vorstehend theilweise verwerthet ist, befindet sich ausschließlich in den nachgelassenen Papieren des Dr. Debey, darunter auch eine von dem Polizeisekretär Dohlen offenbar ohne amtlichen Auftrag gefertigte unvollständige Liste über die Pockenkranken des Jahres 1881.

***) Das Jahr der Erkrankung ist der besseren Uebersicht wegen jedem einzelnen Falle in Klammern beigefügt. Die durch kleineren Druck kenntlich gemachten Zahlen sind in der Originalliste mit rother Tinte oder mit Bleistift eingetragen.

— 134 —

Uebersicht A.

Laufende No.	Vor- und Zunamen	Alter	Religion	Stand	Wohnung	Tag der Aufnahme ins Pockenhaus	Angemeldet am
551	Stinn Elise	5 J.	kth	Kind	Hundsgasse V 68		23/4
575	Stinn, Louise	5 J	kth	Kind	Hundsgasse V 68		24/4
555	Geuer, Marg.	2 .	kth	Kind	IX 136		23/4
617	Geuer, Gretchen . . .	1½ J.	kth.	Kind	IX 136		26/4
698	Weinhaus Bertha . .	8 J.	kth.	Kind	IV 184		30/4
710	Weinhaus, Bertha . .	8 J	kth	Kind	Klosterstr. No. 184		1/5
1090	Hellmann, Anna . . .	17 J.	kath.	ohne	X 23		13/5
1097	Hellmann, Anna . . .	16 J.	kath	ohne	X 23		14/5
1154	Klapdor, Marie . . .	1½ J.	ev	ohne	IV 134		16/5
1553	Klapdor, Marie . . .	2 J.		Kind	IV 134		28/5
1294	Kreyenbruck, Elise . .	1 J.	ev	Kind	IV 233		21/5
1417	Kreyenbruck Elise . .	1 J.	ev	Kind	IV 280? 279		24/5
1328	Peters August	3 J.	kath.	Kind	IX 161		22/5
1925	Peters, August	3 J.	kath	Kind	IX 161		8/6
1335	Aldenhof, Henriette . .	8 J.	kth.	Kind	I 143		22/5
1552	Aldenhof, Henriette . .	8 J	kth	Kind	I 143		28/5
1353	Wehling, Marie . . .	1 J.	kath	Kind	IV 238		23/5
1461 cfr. 1353	Weling, Marie . . .	6 M.	kath	Kind	IV (238) "		25/5
1373	Ludwigs Ehefr. . . .	41 J.	Evgl.	ohne	X 46		23/5
1595	Ludwig Ehefr. . . .	40 "	luth.	ohne	X 46		29/5
1669	Halfmann, Heinrich . .	¾ J.	kath	Kind	I 52		31/5
1728	Halfmann, Heinrich . .	¾ J.	kath	Kind	I 52		2/6
1798	Meier, Jacob . . .	17 J.	kath.	Schneiderlehrl.	— 16	4/6	4/6
1894	Meier, Jacob . . .	16 J.	kth.	Schneider-Lehrling	Buchholz	4/6	7/6
1897	Maas, Robert	16 J.	kath	ohne	VI 214		7/6
2113	Maass, Robert	16½ J.	ev	—	VI 214		14/6
2016	Kempkes Ehefr. . . .	21 J.	kath.	ohne	II 50		11/6
2074	Kempkes, Frau . . .	20	kth.	ohne	X 15⅛?		13/6
1662	Höffken, Theob. Ehefr. .	42 J.	kath.	ohne	XVII 46	4/6	31/5
1794	Höffken Ehefr. . . .	42	kathl.	ohne	XVII 46	4/6	4/6
1663	Höffken, Wilhelm . .	3½ J	kath	Kind	XVII 46	8/6	31/5
1954	Höffken, Wilhelm . .	3 J	kath	Kind	XVII 46	8/6	8/6
2267	Heinrichs, Hermann . .	30 J.	ev.	Fab. Arb	XV 7	24/6	21/6
2387	Heinrichs, Wilhelm . .	30 J.	ev	Fab Arb	XV 7		28/6
2572	Ley J.	¾ J.	kath	Kind	X 4⅓		12/7 (71)
2610	Ley, Anna	¾ J.	kth	—	X 4⅓		15/7 (71)
2432	Winten, Math. cfr. 2493.	40 J.	kath	ohne	XIII 36		1/7
2493 [1]	Winten, Mathias . . .	40 J	kath	Fab Arb	XIII 36		5/7

Tag der Erkrankung	Krankheit	Namen des Arztes	Genesen am	Gestorben am	Sind geimpft	revaccinirt	Bemerkungen
22/4 (71)	Varioloiden	Dr. Rönsberg	4/5	—	ja	—	
21/4 (71)	Pocken	Dr. Rönsberg	4/5	—	ja	.	
22/4 (71)	Varioloiden	Dr. Rönsberg	1/5	—	nein		
24/4 (71)	Varioloiden	Dr. Rönsberg		4/5	nein		
30/4 (71)	Varioloibi	D. Nieten	11/5	—	ja	.	
1/5 (71)	Varioloib	D Nieten	11/5	—	ja	.	
12/5 (71)	(Pocken)	(Dr. Cossmann)	19/5	—	ja	—	
14/5 (71)	"	Dr. Brockerhoff	19/5	—	ja	—	
15/5 (71)	Pocken			27/5	ja	nein	
27/5 (71)	"	Dr. Cossmann	13/6	—	nein		
24/5 (71)	Varioloiden			27/5	nein		
	Pocken	Dr. Rönsberg	10/6	—	nein		
21/5 (71)	Pocken	Dr. Rönsberg	8/6	—	nein		
6/6 (71)	"	"	—	9/6	nein		
21/5 (71)	Pocken	Dr. Rönsberg		28/5	ja	.	
			13/6	—	ja	.	
22/5 (71)	Pocken	Dr Cossmann	12/6		nein		
24/5 (71)	"	Dr Brockerhoff	12/6		nein		
22/5 (71)	Pocken	Dr Rönsberg	6/6	—	ja	.	
24/5 (71)	"	"	15/6	—	ja	—	
30/5 (71)	Pocken	Dr. Rönsberg	12/6	—	nein		
	"	"	17/6	—	nein		
28/5 (71)	Pocken		7/6	—	ja		
5/6 (71)	"	Dr. Rönsberg		—	ja		
5/6 (71)	Pocken	Dr Cossmann	—	13/6	nein		
13/6 (71)	"	"		13/6	nein		
10/6 (71)	Pocken	Dr. Nieten	25/6	—	ja	(nein) "	
13/6 (71)		Dr. Nieten	27/6	—	ja	.	
31/5 (71)	Pocken	Dr. Nieten			ja	nein	starb an Darmtuberculose, nachdem die Blattern geheilt.
4/6 (71)	"	"	—	22/6	ja	.	
31/5 (71)	Pocken	Dr Nieten			ja	—	
7/6 (71)	"	Dr. Cossmann	8/7		ja	.	
20/6 (71)	"	Dr. Cossmann	10/7	—	ja	—	
26/6 (71)	"	"	11/7	—	ja	—	
	Pocken	Dr Rönsberg	22/7	—	nein	.	
	"	"	22/7	—	nein	—	
30/6 (71)	"	"	10/7	—	ja	.	
4/7 (71)	"	"	11/7	—	ja	—	

In zweiter Linie sind diejenigen doppelt aufgeführten Personen in Betracht zu ziehen, bei welchen unter der Annahme, daß es sich um eine und dieselbe Person gehandelt haben kann, die zweite Erkrankung von der ersten nur durch wenige Tage

Uebersicht B.

Laufende No.	Vor- und Zunamen	Alter	Religion	Stand	Wohnung	Tag der Aufnahme ins Pockenhaus	Angemeldet am
1045	Derichs, Jacob	21 J.	lth.	Sattler	III 44	12/5	12/5
896	Derichs, Jacob	21 J	lth.	Sattler	III 44	17/5	17/5
653	Krings	8 M.			XIII 39¼		28/4
1233	Krings, Johann	8 M.	kath	Kind	XIII 39¼		19/5
391	Felder, Minna	6 J.	ev.	Kind	Unterstr. IV 139		15/4
773	dto., Kind	6 J.	dto	Kind	Dörrgasse IV 239		3/5
1108	Becker Ehefrau	36	e	ohne	XIII 31		14/5
1569	Becker, Ludw. Ehefr.	36 J.	ev	„	IX 91		29/5

Uebersicht C.

Laufende No.	Vor- und Zunamen	Alter	Religion	Stand	Wohnung	Tag der Aufnahme ins Pockenhaus	Angemeldet am
287 (1872) 112	Brans Heinrich Ehefrau.	32	lth	Wirth	Oberstraße I		10/4
2981	Brans, Frau	32	Ev	ohne	I 64½		18/5
288	Becker Ehefrau Cath.	26	lth	Mann Arbeiter	Unterstraße IV 280		10/4
1814	Becker, Ehefr.	26 J.	kath.	ohne	XI 170½	10/6	5/6
385	Conrads, Johann	22	ev	Küfer	Unterm.str VI 246	15/4	15/4
1920	Conrads, Johann	22	kath.	Arbeiter	XII 1ᵃ		8/6

Uebersicht D.

Laufende No.	Vor- und Zunamen	Alter	Religion	Stand	Wohnung	Tag der Aufnahme ins Pockenhaus	Angemeldet am
2226	Lixenfeld, Franz	1 J	kath	Kind	XII 57¹/₇		19/6
2682	Lixenfeld, Franz	14 M	kath.	Kind	XII 57¹/₇		25/7

Uebersicht E.

Laufende No.	Vor- und Zunamen	Alter	Religion	Stand	Wohnung	Tag der Aufnahme ins Pockenhaus	Angemeldet am
34	Kreienberg Johann	⅓ J	lth	Kind	X 69	—	10/3
64	Kreyenberg Johann	½ J	lth	Kind	VI 16	.	5/6

(höchstens 10 Tage) getrennt gewesen sein würde, wo mit anderen Worten wohl ein Recidiv der Krankheit, nicht aber eine Neuerkrankung angenommen werden dürfte.

Es sind dies die in der nachstehenden Uebersicht B. zusammengestellten vier Fälle.

Tag der Erkrankung	Krankheit	Namen des Arztes	Genesen am	Gestorben am	Sind geimpft	revaccinirt	Bemerkungen
10/5 (71)	Pocken	Dr. Nieten	15/5	—	ja	.	
16/5 (71)	—		31/5	—	ja	.	zum 2ten Male
28/4 (71)	Pocken	Dr Rönsberg	8/5	—	nein		
18/5 (71)	„	Dr Rönsberg		22/5	nein		
13/4 (71)	Varioloid	D. Cossmann	25/4	—	nein		
2/5 (71)	Varioloid	dto	15/5	—	nein		
13/5 (71)	Pocken	Dr Rönsberg	28/5	—	ja		
27/5 (71)	„	Dr Nieten	10/6	—	ja	nein	

Tag der Erkrankung	Krankheit	Namen des Arztes	Genesen am	Gestorben am	Sind geimpft	revaccinirt	Bemerkungen
8/4 (71)	Varioloid	Dr Nieten	21/4	—	ja	—	
18/5 (72)	Pocken	Dr. Lange	5/6		ja		
8/4 (71)	Varioloid	Dr. Nieten	22/4	—	ja	—	
5/6 (71)	Pocken	Dr. Cossmann	—	14/6	ja	nein	
15/4 (71)	Varioloid	Dr. Nieten	27/4	—	ja	.	
6/6 (71)	Pocken	Dr Weber	14/6	—	ja	.	

Tag der Erkrankung	Krankheit	Namen des Arztes	Genesen am	Gestorben am	Sind geimpft	revaccinirt	Bemerkungen
18/6 (71)	Pocken	Dr. Cossmann	24/6	—	nein		
22/7 (71)	„	Dr. Brockerhoff	—	25/7	nein		vide Nr. 2226, zum 2. mal erkrankt mit Scharlach

Tag der Erkrankung	Krankheit	Namen des Arztes	Genesen am	Gestorben am	Sind geimpft	revaccinirt	Bemerkungen
10/3 (74)	Pocken	ohne	16/3		nein		
5/6 (74)		Stratmann		6/6	nein		hatte bereits vor 3 Monat die Pocken.

— 138 —

Wird nunmehr noch ein Fall abgezählt, in welchem es sich offenbar bei der zweiten Erkrankung gar nicht um Pocken, sondern um Scharlach gehandelt hat, so bleiben nur drei Fälle übrig, bei welchen die Möglichkeit einer zweimaligen Erkrankung innerhalb der Epidemie von 1870/71 vorliegt. Die Angaben, welche die Liste bezüglich dieser drei Fälle enthält, sind aus der Uebersicht C. (S. 136 und 137) ersichtlich.

Eine nähere Betrachtung ergiebt aber, daß in keinem dieser Fälle die Angaben über die Person (Religion, Stand, Wohnung) völlig übereinstimmen. Es ist daher sehr wohl möglich, daß die zweite Eintragung sich auf eine andere Person desselben Namens bezieht.

Der bereits erwähnte Fall, in welchem es sich bei der zweiten Erkrankung um Scharlach gehandelt hat, ist nach den Angaben der Liste in der Uebersicht D. (S. 136 und 137) mitgetheilt.

Die Duisburger Liste von 1871/72 mit ihren 3011 an den Pocken erkrankten Personen kann demnach als eine Bestätigung für die Behauptung, daß innerhalb einer und derselben Epidemie Personen häufig zweimal an den Pocken erkranken, nicht angeführt werden; denn in der Liste ist nicht ein einziger einwandsfreier derartiger Fall zu finden.

Für die Duisburger Epidemie von 1873/74, welche in derselben Weise geprüft worden ist, wie diejenige von 1871/72, hat sich ergeben, daß unter 113 überhaupt Erkrankten allerdings ein Kind sich befunden hat, welches innerhalb der Epidemie und zwar 3 Monate nach der ersten Erkrankung zum zweiten Male erkrankt ist. Die bezüglichen Angaben der Liste sind in der Uebersicht E. (auf S. 136 und 137) ersichtlich gemacht. Bei näherer Betrachtung ergiebt sich, daß in diesem Falle die erste angebliche Erkrankung an den Pocken schon nach sechs Tagen mit Genesung geendet hat. Es kann sonach wohl kaum bezweifelt werden, daß hier ein Irrthum in der Diagnose untergelaufen ist. Sonst findet sich in der Liste keine Person doppelt aufgeführt. —

Zur Ergänzung der vorstehend besprochenen Ermittelungen sind dann noch einige andere Epidemien an der Hand der amtlichen Listen darauf hin geprüft, ob ein und dieselbe Person als innerhalb einer und derselben Epidemie aufs neue an Pocken erkrankt aufgeführt ist. Was sich hierbei ergeben hat, ist in der Uebersicht auf Seite 139 zusammengefaßt.

Die beiden in der Uebersicht aufgeführten Fälle, in welchen möglicherweise eine zweimalige Erkrankung vorgelegen hat, sind folgende: 1) In der Liste von Hornburg ist unter Nr. 43 eine Ehefrau Borchers aufgeführt, über welche nur angegeben ist, daß sie am 29./1. 72 genesen sei, während bezüglich des Datums der Erkrankung die Eintragung fehlt. Auch Alter und Wohnung ist nicht angegeben. Unter Nr. 73 folgt dann eine 32 Jahre alte Ehefrau Borchers, welche am 20./2. 72 erkrankt und am 28./3. 72 genesen ist. Bei den unvollständigen Angaben über die zuerst erkrankte Ehefrau Borchers ist es nicht ausgeschlossen, daß es sich hier um zwei verschiedene Personen gehandelt hat. 2) Der Fall in der Liste von Erfurt betrifft ein Kind im ersten Lebensjahre, welches nach Ausweis der Liste (Nr 431 und Nr. 851) vom

Ort	Zeitdauer der Epidemie	Zahl der überhaupt in dem angegebenen Zeitraum Erkrankten	Zahl der innerhalb des betr. Zeitraums zweimal Erkrankten
Liegnitz	1865—1869	78	Keine.
"	1870—1872	912	Keine.
Arneburg	1872/1873	12	Keine.
Bregenstedt	1834	25	Keine.
Calbe	1834—1871	644	Keine.
Hornburg	1871/1872	127	1.
Neuhaldensleben	1833—1872	291	Keine.
Groß-Salze	1834—1872	112	Keine.
Groß-Santersleben	1834	14	Keine.
Schönebeck	1834—48, 1851 u. 1865	158	Keine.
	1871—1873	262	Keine.
Süplingen	1833	25	Keine.
Zörbig	1871	30	Keine.
Erfurt	1833—1872	2223	1.
Nordhausen	1869—1872	916	Keine.
Treffurt	1856—1872	15	Keine.
Bracht, Bürgermeisterei	1857—1872	28	Keine.
Brüggen, "	1872	16	Keine.
Essen, Stadt	1881/1882	436	Keine.
Gerresheim, Stadt und Land, Bürgermeisterei	1870—1872	302	Keine.
Grefrath, Bürgermeisterei	1858—1872	15	Keine.
Kaiserswerth, Stadt und Land, Bürgermeisterei	1865—1874	216	Keine.
Kempen, Stadt	1871/1872	88	Keine.
Krefeld, Land	1871/1872	118	Keine.
Neuß, Stadt	1871/1872	185	Keine.
Wesel	1870—1873	523	Keine.
Ort ohne Angabe	1871/1872	48	Keine.
Bonn, Stadt	1870—1872	117	Keine.
Köln, "	1858—1870	1212	Keine.
	1871—1873	2361	Keine.
Mülheim a. Rh., Stadt	1871/72	183	Keine.
Bäsweiler, Bürgermeisterei	1866—1872	41	Keine.
Cörrenzig, "	1871/1872	209	Keine.
Montjoie, "	1849—1851	78	Keine.
Sträten, Ortschaft	1881	20	Keine.

1./4. 71 bis 26./4. 71 an Varioloiden und vom 24./6. 71 bis 16./7. 71 wiederum an Varioloiden gelitten hat. Bei der zweiten Eintragung ist in der Liste bemerkt „ist scheinbar identisch mit Nr. 431." Unberücksichtigt geblieben sind in dieser Zusammenstellung 3 Fälle, in welchen zwischen der ersten und zweiten Erkrankung 3 bezw. 5 bezw. 8 Tage verflossen sind, in welchen es sich also, die Identität der Personen vorausgesetzt, nur um ein Recidiv der Krankheit gehandelt haben kann. Von diesen 3 Fällen ist je einer in den Listen von Liegnitz, Krefeld (Land) und Köln ermittelt.

Die Behauptung, daß sogar innerhalb einer und derselben Epidemie Personen nicht selten zum zweiten Male von den Pocken befallen würden, hat sonach in dem vorliegenden Material eine Stütze nicht gefunden. Die Bearbeitung desselben hat vielmehr ergeben, daß ein solches Vorkommniß selbst dann noch als ein außerordentlich seltenes bezeichnet werden muß, wenn man die nicht einwandsfreien Fälle als thatsächlich nachgewiesene zweimalige Erkrankungen gelten läßt.

Es bleiben nun diejenigen Fälle zu erörtern, welche in der Liste über die betreffende Epidemie zwar nur einmal aufgeführt sind, bei welchen sich aber der Vermerk findet, daß die erkrankte Person bereits früher die Pocken überstanden hatte.

Was zunächst die Spitalsliste des Dr. Debey in Aachen betrifft, so findet sich unter den 371 Pockenkranken des Jahres 1881 ein derartiger Fall überhaupt nicht. Aus der Liste des Jahres 1866 sind vier Fälle und des Jahres 1867 fünf Fälle ermittelt worden, bei welchen Notizen über frühere Erkrankungen an Pocken eingetragen sind, und zwar sollen zwei dieser Kranken sogar zum dritten Male von den Pocken befallen sein (1866: Fall Waffenberg und 1867: Fall Ehlen). Um auch hier eine objektive Prüfung darüber zu ermöglichen, ob und inwieweit diesen Aufzeichnungen Werth beizulegen ist, mögen sie hier ebenfalls wörtlich mitgetheilt sein:

Auszug aus der Spitalsliste des Dr. Debey in Aachen.

1866.

Angeblicher Tag der Erkrankung	Name und Vornamen	Alter	Verheir. Ledig	Stand oder Gewerbe	Straße	Haus Nr.	Genesen	Gestorben	Todesstunde	Vaccinirt oder nicht	Spital	Diagnose und Bemerkungen
III 15	Breuer Maria[1]	25	—		Burtscheit	—				?	"	Variolois.
VII 10	Keller Leonard	28		Weber	Franzstr.	105	VII 18			2 v	"	Variolois. 2 Mal Pocken.
V 17	Baschet Hermann[2]	62		Tagl.	Reih	12				0	"	Variola.
II 27	Waffenberg Anna[3]	47			St. Annastr.	46				?	"	Variolois.

[1]) Schon ein Mal als Kind die Pocken gehabt, litt zugleich an Gehirntuberkulose und starb daran 1867.
[2]) Leidet zum 2. Mal an Pocken.
[3]) Hat schon früher ein Mal Pocken gehabt und wurde im Spital (im Mai) aufs Neue befallen.

1867.

Angeblicher Tag der Erkrankung	Name und Vornamen	Alter	Verheir. Ledig	Stand oder Gewerbe	Straße	Haus Nr.	Genesen	Gestorben	Todesstunde	Vaccinirt oder nicht	Spital	Diagnose und Bemerkungen
IV 5	Wachten Leonard	10			Rehmstr.	4	—			—	—	Va. f. o. 1865 L. W. 9 Jahr Varicella.
X 21	Ehlen Maria[1]	18	l	Tucharbtr.	Königstr.	44	28 T.			1	D	Variola.
I 24	Spiertz Gertrud[2]	20			Schilbstr.	6	II. 11			v	Mh	Variola.
III 10	Rentmeister Gertrud[3]	24	l	Magd	Coccarell	21				2	D	Va. confluens
IV 30	Pauls Peter[4]	42	l	Orgler	Stollberg		37 T.			3	D	Variola confluens.

[1]) Ist zum 8. Mal pockenkrank; die Narben der früheren Pusteln noch im Gesicht erkennbar.
[2]) Hat im 7. Lebensjahr zuerst Pocken gehabt.
[3]) Hat bereits in der Jugend ein Mal Pocken gehabt.
[4]) Zu Aachen im Quartier Borngasse 45, schon 1 Mal Pocken gehabt, 8 Mal geimpft, zuletzt vor 20 Jahren.

Wie der vorstehende Auszug zeigt, fehlt unter den 9 Kranken bei 5 die Eintragung über den Ausgang der Krankheit, und es ist in diesen Fällen sonach nicht möglich, über die Dauer der Krankheit Aufschluß zu erhalten. Ueberdies ist in den meisten Fällen nicht ersichtlich, worauf die Angabe des früheren Ueberstehens der Pocken sich stützt. Der Umstand, daß nur in einem einzigen Falle, nämlich bei der im Jahre 1867 erkrankten Maria Ehlen, ausdrücklich bemerkt ist, die Narben der früheren Pusteln seien noch im Gesicht erkennbar gewesen, schließt jedenfalls die Annahme nicht aus, daß es sich bei einem Theile der Erkrankten lediglich um von diesen selbst herrührende Aussagen gehandelt hat. Ganz auszuscheiden ist der im Jahre 1867 erkrankte Leonard Wachten, da hier ausdrücklich vermerkt ist, daß die Erkrankung im Jahre 1865 Varicellen gewesen sind. Der Vollständigkeit wegen möge die bezügliche Eintragung aus dem Jahre 1865 hier ebenfalls mitgetheilt sein. Auch bei diesem Falle fehlt, wie nebenbei bemerkt sei, die Angabe über den Ausgang der Krankheit.

1865.

Angeblicher Tag der Erkrankung	Name und Vornamen	Alter	Verheir.	Ledig	Stand oder Gewerbe	Straße	Haus Nr.	Genesen	Gestorben	Todesstunde	Vaccinirt oder nicht	Spital	Diagnose und Bemerkungen
XII.14	Wachten Leonard	9				Rehmstr.	4					—	Varicella

Wie viele Personen in den Jahren 1866 und 1867 zu Aachen überhaupt an den Pocken erkrankt sind, ist aus dem noch vorhandenen Aktenmaterial nicht festzustellen. Die Spitalsliste des Dr. Debey führt für 1866 439 und für 1867 865 an den Pocken behandelte Personen auf.

Was die übrigen im Gesundheitsamte bearbeiteten Listen betrifft, so ist unter den 28 903 Pockenkranken, welche in den Krankenjournalen der Berliner Sanitätskommission in den Jahren 1865 bis 1874 verzeichnet sind, nicht ein einziger gefunden worden, bei welchem ein Vermerk über eine frühere Erkrankung an Pocken eingetragen wäre.

Unter den 16 195 Erkrankten, welche in den übrigen bearbeiteten amtlichen Listen aufgeführt sind (s. die Uebersicht derselben auf Seite 155), haben sich im ganzen nur zehn derartige Fälle ermitteln lassen. Die bezüglich derselben hauptsächlich in Betracht kommenden Angaben der Listen sind folgende:

Stadt bezw. Gemeinde, in welcher die Liste geführt ist	Alter der erkrankten Person	Datum der Erkrankung	Dauer der in der Liste aufgeführten Erkrankung	Ausgang der in der Liste aufgeführten Erkrankung	Vermerk der Liste über die frühere Erkrankung an Pocken
Süplingen	36 Jahre	23./11. 33	?	?	„hat die natürlichen Pocken schon einmal gehabt."
Erfurt	61 Jahre	21./4. 55	12 Tage	genesen	„hat früher die natürlichen Pocken gehabt."
"	60 Jahre	25./6. 55	21 Tage	genesen	„hat früher die natürlichen Pocken gehabt."
"	12 Jahre	9./3. 58	14 Tage	genesen	„hat die wirklichen Blattern gehabt."
Nordhausen	4 Jahre	1./7. 71	18 Tage	genesen	„hat die natürlichen Blattern im 1. Lebensjahre gehabt."
"	4½ Jahre	11./9. 71	21 Tage	genesen	„hat die natürlichen Pocken gehabt."
Duisburg	4 Jahre	2./8. 74	24 Tage	genesen	„im Jahre 1871 Pocken gehabt."[1]
Essen	38 Jahre	19./4. 81	?	genesen	„war bereits vor 8 Jahren an den Pocken erkrankt gewesen"
"	46 Jahre	30./1. 82	16 Tage	genesen	„hat bereits 1mal vor 25 Jahren die Pocken gehabt."
Krefeld (Land)	56 Jahre	27./11. 71	3 Tage	gestorben	„soll im Alter von 12 Jahren die natürlichen Pocken gehabt haben."

---

[1] Dieser Fall hat bei der im Gesundheitsamte stattgehabten Prüfung der amtlichen Liste für das Jahr 1871 in derselben nicht aufgefunden werden können.

— 142 —

Schließlich ist noch zu erwähnen, daß in dem von der Stadt Barmen eingesandten Material, welches, wie im Eingange bemerkt ist, im übrigen wegen seiner großen Unvollständigkeit nicht hat bearbeitet werden können, unter 2042 an den Pocken erkrankten Personen 5 gefunden worden sind, bei welchen vermerkt ist, daß sie bereits früher die Pocken überstanden hätten. Die näheren Angaben betreffs dieser Personen ergeben sich aus folgendem:

Alter der erkrankten Person	Datum der Erkrankung	Dauer der in der Meldekarte 2c. aufgeführten Erkrankung	Ausgang der in der Meldekarte 2c. aufgeführten Erkrankung	Vermerk in der Meldekarte 2c. über die frühere Erkrankung an Pocken
?	7./6. 1871	?	Gestorben	„Geimpft und die ächten Pocken gehabt."
70 Jahre	26./4. 1872	?	?	„Hat vor 20 Jahren die Pocken schon gehabt."
?	27./4. 1872	?	?	„Erkrankte einmal beim Militär an Variola."
7½ Jahre	20./6. 1872	4 Tage	Gestorben	„Vor 6 Jahren Variola überstanden."
30 Jahre	22./7. 1872	?	?	„Soll als Kind Menschenpocken gehabt haben. Narben nicht sichtbar."

Um über die verhältnißmäßige Häufigkeit des zweimaligen Erkrankens an den Pocken ziffermäßige Angaben machen zu können, müßte man vor allem wissen, wie viele bereits früher gepockte Personen zur Zeit der Epidemien an den betreffenden Orten überhaupt vorhanden gewesen sind. Da sich das nicht feststellen läßt, so muß man sich damit begnügen, die vorstehend mitgetheilten Fälle in Beziehung zu setzen zu den übrigen an den Pocken erkrankten Personen.

Nun hat sich ergeben, daß unter 28 903 Kranken der Berliner Listen kein einziger und unter 18 237*) Kranken der sonst darauf geprüften Listen (einschl. Barmen) nur 15 Kranke sich gefunden haben, bei welchen eine Angabe über eine frühere Erkrankung an Pocken gemacht ist. Wie groß die Zahl derjenigen gewesen ist, bei welchen die Eintragung eines bezüglichen Vermerks in die Listen unterlassen worden ist, entzieht sich, wie kaum erwähnt zu werden braucht, der Beurtheilung. Auf Grund der Prüfung der sogenannten Ur-Pockenlisten muß jedenfalls eine zweimalige Erkrankung einer und derselben Person an den Pocken in Uebereinstimmung mit den überall gemachten ärztlichen Erfahrungen als ein seltenes Vorkommniß bezeichnet werden.

2. **Prüfung des Materials mit Rücksicht auf die Frage, ob die Schutzpockenimpfung gegen das Erkranken an Pocken Schutz gewährt.**

Von impfgegnerischer Seite ist bereits eine Anzahl von sogenannten Ur-Pockenlisten veröffentlicht worden, aus welchen hervorgehen sollte, daß entgegen der allgemeinen Ansicht gerade die ungeimpften Individuen und in erster Linie die ungeimpften Säuglinge, in auffälliger Weise von den Pocken verschont blieben, während Geimpfte und Wiedergeimpfte in großer Zahl von der Krankheit befallen würden.

---

*) Von den Fällen der Aachener Spitalliste wird hier abgesehen, weil die Zahl der in den betreffenden Epidemien überhaupt erkrankten Personen nicht bekannt ist.

Eine derartige Liste, auf welche in impfgegnerischen Schriften mit besonderem Nachdruck hingewiesen wird, ist beispielsweise die „amtliche Pockenliste der Stadt Bonn" aus den Jahren 1870, 1871 und 1872. Gerade auf diese Liste hier etwas näher einzugehen empfiehlt sich um so mehr, als das Original derselben bei dem im Gesundheitsamte bearbeiteten Material sich befunden hat, und demnach die Möglichkeit einer Kontrole der impfgegnerischen Angaben vorliegt. Die genannte Liste eignet sich ferner deswegen besonders zu einer einleitenden Besprechung, weil sie einen sehr lehrreichen Beweis dafür abgiebt, daß die einfache Angabe „geimpft" oder „revaccinirt" statistisch nicht verwerthbar ist. — Ein von „Adolf Graf Zedtwitz als Mitglied des Internationalen Impfgegner-Vereins" unterzeichnetes Flugblatt*) „Zur Illustration der Impfschutzlehre. Amtliche Pockenliste der Stadt Bonn" führt im Ganzen 116 in der Zeit vom 9. December 1870 bis 19. Juli 1872 in Bonn an den Pocken erkrankte Personen auf und zwar in einem Auszuge, welcher über das Alter der Erkrankten, den Zeitpunkt der Erkrankung, den Ausgang der Krankheit und den Impfzustand der Erkrankten Auskunft giebt. Bei der überwiegenden Zahl der Kranken (69) findet sich der Vermerk „geimpft und revaccinirt", bei den meisten übrigen (42) der Vermerk „geimpft", bei einem Kranken ist der Impfzustand nicht angegeben, und nur vier Erkrankte (2 Kinder im ersten und 2 Kinder im zweiten Lebensjahre) sind als nicht geimpft bezeichnet.

Nicht weniger als 41 geimpfte bezw. wiedergeimpfte Personen sind nach Ausweis dieser Liste an den Pocken erkrankt, bevor das erste ungeimpfte Kind befallen worden ist. — Die Bevölkerung Bonns wird am Kopf der Liste auf „25 000 Einwohner, worunter über 1000 ungeimpfte Individuen!" angegeben.

In der That muß eine derartige Liste zunächst den Eindruck erwecken, als blieben gerade die ungeimpften Individuen auffallend von den Pocken verschont. Bei näherer Betrachtung ergiebt sich aber bald das Unberechtigte einer solchen Schlußfolgerung.

Vorweg muß bemerkt werden, daß nach Ausweis der Originalliste der erste Pockenfall einen am 8. November 1870 erkrankten französischen Premier-Lieutenant betroffen hat, über dessen Impfzustand jeder Vermerk fehlt. Dieser Kranke ist in der dem Impfzwanggegner entnommenen Liste nicht mit aufgeführt. Der in der letzteren Liste unter Nr. 1 verzeichnete Kranke, welcher in der Originalliste unter Nr. 2 eingetragen ist, war ein 48jähriger, als Kind geimpfter**) Mann, bei welchem in der Originalliste als muthmaßliche Veranlassung der Krankheit angegeben ist: „Zusammenkommen mit einem kranken Soldaten auf der Eisenbahn".

Der erste während der Epidemie Erkrankte ist demnach eine Person gewesen, über deren Impfzustand überhaupt nichts zu erfahren ist, der zweite eine ältere Person, bei welcher von einem genügenden Impfschutz wegen mangelnder Wiederimpfung kaum mehr die Rede sein konnte. Wenn unter den 117 Kranken nur 4 (ungeimpfte) Kinder im Alter bis zu zwei Jahren sich befunden haben, so erscheint dieser Umstand nicht gerade sehr

---

*) Am Kopfe des Flugblattes findet sich der Vermerk: „Aus dem Impfzwanggegner", herausgegeben und redigirt von Dr. K. Oidtmann, Linnich, Rheinpreußen, viertelj. 75 Pf."

**) Der Zusatz „als Kind" ist in der dem Impfzwanggegner entnommenen Liste bei diesem wie bei zwei anderen Kranken fortgelassen. Ferner ist unter Nr. 40 eine 32jährige Kranke als geimpft und revaccinirt aufgeführt, bei welcher in der Originalliste jeder Vermerk über den Impfzustand fehlt.

auffällig. Wie die Originalliste mittheilt, befanden sich unter den Kranken drei Zugewanderte (ein Schönfärber, ein Metzger und ein Orgeldreher) im Alter von 22 bis 25 Jahren, ferner eine zugereiste Dienstmagd, welche „bis vor einigen Tagen" in Düsseldorf gewohnt hatte. Diese vier Personen werden vermuthlich ebensowenig wie vier im städtischen Noth- und Hülfsspital und eine in der medizinischen Klinik an den Pocken erkrankte Personen Gelegenheit gehabt haben Säuglinge zu infiziren. Erwägt man ferner, daß von den 117 Kranken nicht weniger als 70 im „Contagienhause" behandelt worden sind, wie die Originalliste ausweist, so wird man in der Annahme nicht fehl gehen, daß Säuglinge verhältnißmäßig selten mit dem Infektionsstoff in Berührung gekommen sind und demgemäß überhaupt auch nicht erkranken konnten.

Die unter solchen Verhältnissen und in einer so unbedeutenden Epidemie gemachten Erfahrungen können uns kein Urtheil gestatten über die Empfänglichkeit der ungeimpften Säuglinge für die Pocken. Dazu bedarf es größerer Zahlen, welche denn auch in dieser Beziehung in der That etwas ganz anderes lehren, als die kleine Bonner Epidemie.

Was die als „geimpft" bezw. als „geimpft und revaccinirt" aufgeführten Personen betrifft, so ist in der dem Impfzwanggegner entnommenen Liste eine oben schon angedeutete für die Beurtheilung des Werthes jener Angaben sehr lehrreiche aus der Originalliste sich ergebende Thatsache nicht berücksichtigt worden.

Am 4. Februar 1871 erkrankte in dem Hause „Sürstraße 2" der 9jährige Knabe Lenger an den Pocken (Nr. 35 der Originalliste). Der Knabe wurde ins Contagienhaus gebracht, wo er am folgenden Tage verstarb. In demselben Hause „Sürstraße 2" erkrankten dann am 16. Februar, also 12 Tage nach der Erkrankung jenes Kindes Lenger, gleichzeitig nicht weniger als dreizehn Personen an den Pocken (Nr. 44 bis 56 der Originalliste). Bei allen diesen dreizehn Personen findet sich in der Rubrik „Muthmaßliche Veranlassung der Krankheit" eingetragen: „Erkrankung des Kindes Lenger in demselben Hause"; und in der Rubrik: „Ob geimpft und revaccinirt" ist bei allen dreizehn Personen verzeichnet „geimpft und revaccinirt nach der Erkrankung des Kindes Lenger".

Die dem Impfzwanggegner entnommene Liste führt diese dreizehn Personen ohne weiteren Zusatz als „geimpft und revaccinirt" auf. Da aber zwischen der Infektion und dem Ausbruch der Krankheit ein Zeitraum von etwa 12 Tagen vergeht, so ist es klar, daß jene dreizehn Personen bereits das Pockengift in sich aufgenommen hatten, als sie anläßlich der Erkrankung des Knaben L. geimpft bezw. wiedergeimpft wurden, und daß demgemäß diese Impfungen zu spät kamen, als daß sie die Erkrankungen hätten verhüten können. — Die vorstehende Mittheilung aus der Bonner Liste zeigt in überzeugender Weise, ein wie geringer Werth der einfachen Angabe „geimpft", wie sie sich in den „Ur-Pockenlisten" fast ausnahmslos findet, schon allein aus dem Grunde beizulegen ist, weil man den Zeitpunkt der Impfung nicht kennt.

Wieviel geimpfte und wieviel ungeimpfte Personen Anfangs der 70er Jahre in Bonn überhaupt gelebt haben, ist nicht festzustellen; man wird indeß nicht fehl gehen, wenn man annimmt, daß die genannte Universitätsstadt zu denjenigen Orten in Preußen gehört, wo die Impfung auch vor Erlaß des Reichs-Impfgesetzes verhältnißmäßig gut durchgeführt gewesen ist. Dem entspricht in der That auch der Verlauf der Epidemie. Es ist ja bekannt, daß der durch die Impfung bedingte Schutz mit den Jahren eine allmähliche Abnahme erfährt, und man wird daher, da die Impfung bezw. Wiederimpfung in pockenfreien Zeiten — abgesehen von der Armee — fast ausschließlich bei Kindern vorgenommen wurde und noch heute vorgenommen wird, vor Allem die Altersklasse bis etwa zum 20. Lebensjahre ins Auge fassen müssen, wenn man über den Impfschutz ein Urtheil gewinnen will. In dieser Altersklasse sind nun in Bonn bei einer Gesammtbevölkerung von ca. 26 000 Personen in der Epidemie von 1870/72, welche sich länger als 20 Monate hingezogen hat, 22 geimpfte bezw. wiedergeimpfte Personen an den Pocken erkrankt, und es ist von diesen nur eine einzige Person an den Pocken gestorben. Erst nach dem 20. Lebensjahre, wo der Impfschutz mehr und mehr abzunehmen beginnt, sind die Erkrankungen etwas zahlreicher gewesen, und von den 14 an den Pocken gestorbenen geimpften bezw. wiedergeimpften Personen haben 10 oder 71,5 Procent im Alter von mehr als 32 Jahren gestanden.

Die nachstehende auf Grund der Originalliste angefertigte graphische Darstellung veranschaulicht diese Verhältnisse im Einzelnen.

Nach Ausweis der amtlichen Liste in **Bonn** in den Jahren 1870—72 an den Pocken erkrankte bezw. gestorbene Personen.

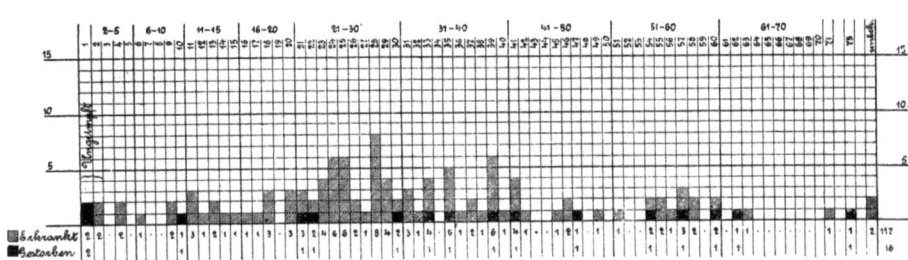

Bei einer Bevölkerung von ca. 26 000 Personen sind in Bonn im Jahre 1870 nur eine Person, im Jahre 1871 (nach Abzug der beiden ungeimpften Säuglinge) elf und im Jahre 1872 zwei Personen an den Pocken gestorben, zu einer Zeit, wo die Krankheit fast überall mit ungewohnter Heftigkeit auftrat, und wo der Ansteckungsstoff ohne Zweifel in zahlreichen Fällen in die Stadt eingeschleppt wurde.

Wahrlich, die Bevölkerung Bonns konnte mit dem in erster Linie durch die Impfung ihr gewährten Schutze zufrieden sein.

Von einem impfgegnerischen Arzte*) ist unter anderen auch eine „Statistische Zusammenstellung der Zahlen aus der Pockenliste der Stadt Lübeck" veröffentlicht worden, welche aus dem Jahre 1881, d. h. aus einer Zeit stammt, in der das Reichs-Impfgesetz bereits 6 Jahre hindurch in Kraft gewesen war. Von dieser Liste heißt es in dem Flugblatte: Sie

---

*) Dr. H. Oidtmann (J. A. des internationalen Comités der Impfgegner). Das bezügliche Flugblatt ist überschrieben: „XXV. Leumundszeugniß zur Freisprechung der ungeimpften Wickelkindchen von der Beschuldigung, die Ursache der Pockenepidemien zu sein."

„zeigt das Verschontbleiben der vom Gesetze verfolgten „nicht geimpften Individuen" und der ganzen Altersklasse der noch nicht Geimpften (0—1½ Jahr) in Pockenepidemieen. Die Listen aller deutschen Städte und Dörfer lauten bezüglich des Verhaltens der Ungeimpften ähnlich wie die von Lübeck!!!" — Es sind hier im Ganzen 48 Erkrankte aufgeführt, darunter (als Nr. 17) ein einziges ungeimpftes Kind; die übrigen 47 sind als „geimpft" bezeichnet. — Da diese Liste in einer Petition vom 16. Juni 1881 auch dem Reichstage vorgelegt worden ist, so möge zur Klarlegung ihres Werthes eine graphische Darstellung hier beigefügt sein, aus welcher sich das Alter der Erkrankten bezw. Gestorbenen ergiebt:

Ausweislich einer von impfgegnerischer Seite veröffentlichten Liste in **Lübeck** im Jahre 1881 an den Pocken erkrankte bezw. gestorbene Personen.

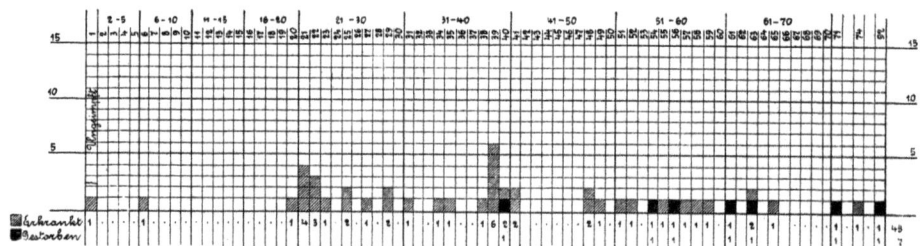

Die Darstellung zeigt in noch höherem Grade, als es 1870/72 in Bonn der Fall gewesen ist, das Verschontbleiben der jüngeren unter dem Impfschutze stehenden Bevölkerung. Bis zum 20. Lebensjahre sind nämlich nur zwei als geimpft angegebene Personen an den Pocken erkrankt, nicht eine einzige gestorben. Ueberhaupt entfallen die sämmtlichen Todesfälle, sieben an der Zahl, auf Personen im 40. Lebensjahre und darüber. Wenn demnach die Schutzkraft der Impfung gegen das Erkranken und Sterben an Pocken hätte veranschaulicht werden sollen, so hätte sich kaum eine besser hierzu geeignete Liste finden lassen als gerade diejenige von Lübeck.

In der erwähnten Veröffentlichung wird auch bezüglich dieser Liste großes Gewicht darauf gelegt, daß unter den 48 Erkrankten nur ein einziges ungeimpftes Kind sich befunden habe, und daß demnach gerade die ungeimpften Kinder, deren Zahl in Lübeck einschl. der Vorstädte auf 1427 angegeben wird, auffällig verschont geblieben seien. In dieser Beziehung kann auf die bei der Bonner Liste gegebenen Ausführungen verwiesen werden. Es müßte doch erst nachgewiesen sein, daß abgesehen von dem erkrankten auch sonst noch ungeimpfte Säuglinge überhaupt mit dem Ansteckungsstoff in Berührung gekommen sind. Es ist das nicht gerade wahrscheinlich, wenn man bedenkt, daß die Zahl der erkrankten Personen bei einer Bevölkerung von ca. 51000 Einwohnern überhaupt nur eine sehr geringe gewesen ist. — Uebrigens wird die große Empfänglichkeit der ungeimpften Säuglinge für die Pocken noch zur Genüge an der Hand der sogenannten Ur-Pockenlisten nachgewiesen werden.

Inwieweit die Angaben über den Impfzustand der 48 in der erwähnten Lübecker Liste aufgeführten Kranken auf Zuverlässigkeit Anspruch machen können, ist nicht zu entscheiden gewesen. Das Gesundheitsamt hat sich zwar bemüht, das Original der polizeilichen Liste zu erhalten, eine solche scheint aber nicht vorhanden zu sein. Denn auf ein bezügliches Ersuchen des Herrn Reichskanzlers ist von dem Senate der freien und Hansestadt Lübeck nur ein „Personenregister des Blattern=Hospitals zu St. Annen" zur Einsichtnahme übersandt worden. Nach diesem Register sind im Jahre 1881 im ganzen 65 Personen in jenem Hospitale behandelt worden, darunter anscheinend fast alle in der besprochenen Liste verzeichneten. Ueber den Impfzustand der Erkrankten enthält das Register indeß nur unvollständige Angaben.

In der vorerwähnten Petition an den Reichstag sind ferner über Pockenerkrankungen in der Stadt Liegnitz aus den Jahren 1871 und 1872 auszugsweise Listen mitgetheilt, nach welchen daselbst fast ausschließlich geimpfte Personen erkrankt sein sollen. Auch diese Listen sprechen keineswegs zu Ungunsten der Impfung; auf ihre eingehendere Besprechung kann indeß um so eher verzichtet werden, als, wie bereits erwähnt wurde, die dem Gesundheitsamte vorliegenden Original=Listen über Pockenerkrankungen in der Stadt Liegnitz vom Jahre 1855 bis zum Jahre 1885 überhaupt keinerlei Aufzeichnungen über den Impfzustand der Erkrankten enthalten, und somit jede Möglichkeit fehlt, die bezüglichen impfgegnerischen Angaben auf ihre Zuverlässigkeit zu prüfen.

Um nun zu zeigen, daß keineswegs, wie von impfgegnerischer Seite behauptet ist, die Listen aller deutschen Städte und Dörfer ähnlich lauten, wie die von Lübeck, sollen im Nachstehenden zunächst einige zu ganz anderen Ergebnissen führende amtliche Listen besprochen werden.

In Nordhausen sind in den Jahren 1869 bis 1872 bei einer Einwohnerzahl von ca. 21 000*) Personen ausweislich der im Gesundheitsamte bearbeiteten amtlichen Liste im ganzen 916 Personen an den Pocken erkrankt, von denen 181 der Krankheit erlegen sind. Die Vertheilung dieser Fälle auf die verschiedenen Altersklassen ergiebt sich aus der folgenden Zusammenstellung (der Vollständigkeit wegen sind hier die Gestorbenen mit aufgeführt):

	Es standen im										Summa
	1.	2.—5.	6.—10.	11.—15.	16.—20.	21.—30.	31.—40.	41.—60.	61.—80.	?	
	Lebensjahre										
Erkrankte	90	192	24	29	35	133	185	172	47	9	916
Gestorbene . . .	47	59	2	—	1	3	19	32	17	1	181

Demnach standen 90 oder nahezu der zehnte Theil sämmtlicher Erkrankten im ersten Lebensjahre. Auf die Altersklasse bis einschließlich des fünften Lebensjahres entfielen im Ganzen 282 Erkrankte und 106 Gestorbene, d. h. fast der dritte Theil sämmtlicher Erkrankten und weit über die Hälfte sämmtlicher Gestorbenen.

---

*) Nach der Volkszählung vom 1. Dezember 1871: 21 254 Civilpersonen.

— 148 —

Für je ein Lebensjahr der verschiedenen Altersklassen ergeben sich durchschnittlich folgende Zahlen:

1. Lebensjahr 90 Erkrankte
2.—5.   „   48   „
6.—10. „   5   „
11.—15. „   6   „
16.—20. „   7   „
21.—30. „   13   „
31.—40. „   19   „
41.—60. „   9   „
61.—80. „   2   „

Daß eine derartig hohe Betheiligung der im 1. bezw. 2.—5. Lebensjahre Stehenden nicht durch die größere Zahl der auf diese Altersklassen entfallenden überhaupt Lebenden zu erklären ist, liegt auf der Hand. Entweder müssen die Säuglinge und die jüngeren Kinder für die Pocken besonders empfänglich gewesen, oder die höheren Altersklassen müssen verhältnißmäßig unempfänglich gewesen sein.

Was den Impfzustand der Erkrankten betrifft, so sind von den 90 im ersten Lebensjahre Stehenden 46 als ungeimpft bezeichnet, während bei den übrigen 44 jede bezügliche Angabe fehlt. Von den 192 im 2.—5. Lebensjahre Stehenden sind 146 als ungeimpft und nur 32 als geimpft aufgeführt; bei 12 fehlt die Angabe über den Impfzustand. Die auffallend hohe Zahl der in dieser Altersklasse erkrankten Kinder mußte von vornherein den Verdacht erwecken, daß in den 60er Jahren in Nordhausen die Impfung höchst mangelhaft durchgeführt gewesen ist, und es haben daher weitere Ermittelungen hierüber stattgefunden. Dieselben haben ergeben, daß dort in den 60er Jahren eine ebenso eifrige wie erfolgreiche Agitation gegen die Impfung hervorgetreten ist. Wie amtlich mitgetheilt wird, haben sich damals die Impfgegner in Nordhausen von Jahr zu Jahr vermehrt und sogar in den gebildeten Kreisen immer mehr Anhang gewonnen, zumal das minder gebildete Publikum, in Folge des immer seltener vorkommenden Auftretens der Menschenpocken sorgloser gemacht, an eine Abschwächung dieser Krankheit überhaupt zu glauben begann. In Folge dessen wurden mehr und mehr Impflinge der öffentlichen und privaten Impfung entzogen. Bis zu welchem Grade dies und zwar vorzugsweise in den Jahren 1868—1874 im ganzen Kreise Nordhausen geschehen ist, darüber geben die nachstehenden, den Akten der Königlichen Regierung entnommenen Zahlen Auskunft:

Im Jahre	1860	1861	1862	1863	1864	1865	1866	1867	1868	1869	1870	1871	1872	1873	1874
Blieben im Kreise Nordhausen aus dem Vorjahre zu impfen (nach Abzug der Gestorbenen, Weggezogenen und der bereits Gepockten)	2248	2163	2134	2258	2290	2243	2124	2230	2100	2302	2705	28 2	2355	2731	2693
Davon wurden mit Erfolg geimpft	2028	1899	1742	1744	1825	1995	1888	1991	1662	1485	1457	1792	1490	1984	1970
In die Impfliste des nächsten Jahres waren als ungeimpft zu übertragen	220	264	392	514	464	248	236	239	438	817	1248	1020	865	747	723
Zahl der Restanten nach Prozent	9,8 %	12,2 %	18,4 %	23,2 %	20,3 %	11,1 %	11,1 %	10,7 %	20,9 %	35,5 %	46,1 %	36,3 %	36,7 %	27,4 %	26,7 %

Der größte Theil der Restanten fiel auf die Stadt Nordhausen, woselbst nach Mittheilung der Königlichen Regierung vom Jahre 1865—1874 = 11,6%, 16,3%, 14,7%, 32,0%, 67,4%, 81,8%, 61,2%, 56,6%, 54,0% und 49,1% der Impflinge ungeimpft blieben. Der in diesen Zahlen genügend gekennzeichneten mangelhaften Durchführung der Impfung konnte, wie seitens der Königlichen Regierung hervorgehoben wird, aus dem Grunde nicht abgeholfen werden, weil ein wirklicher direkter Zwang zur Impfung nur bei einer progressiven Pockenepidemie in Folge des Regulativs von 1835 durchführbar war.

In der Stadt Nordhausen sind nun aber, wie bereits gezeigt wurde, während der Jahre 1869 bis 1872 Kinder im Alter bis zum 6. Lebensjahre in auffallend großer Zahl an den Pocken erkrankt, nämlich im 1. Lebensjahre 90, im 2. 45, im 3. 55, im 4. 61, im 5. 31 und im 6. 13, demnach zusammen 295, während vom 7. bis einschl. 30. Lebensjahre nur 208 Personen erkrankt sind. Diese Thatsache steht in vollem Einklange damit, daß von den seit der Mitte der sechziger Jahre geborenen Kindern in einzelnen Jahren mehr als die Hälfte ungeimpft geblieben war.

Vergleicht man diese Ergebnisse mit den von impfgegnerischer Seite an die Listen von Bonn und Lübeck geknüpften Behauptungen von der auffallend geringen Betheiligung der ungeimpften Kinder an den Pockenerkrankungen, so wird man jene Behauptungen keineswegs begründet finden.

Noch besser geeignet als die Liste von Nordhausen ist für eine derartige Betrachtung diejenige von Duisburg aus den Jahren 1871/72, weil es sich hier um eine sehr große Zahl von Erkrankungen (3011) handelt, und außerdem die Angaben über den Impfzustand der Erkrankten nahezu vollständig eingetragen sind. Das Nähere ergiebt die folgende Uebersicht (die Gestorbenen sind auch hier mit aufgeführt).

Auszug aus der Liste von Duisburg für die Jahre 1871/72.

	\multicolumn{10}{c}{Im}	
	1.	2.—5.	6.—10.	11—15.	16. 20.	21.—30	31.—40	41.—60	61.—80.	?	Summe
	\multicolumn{10}{c}{Lebensjahre}	
	\multicolumn{10}{c}{erkrankten:}	
Ueberhaupt	192	430	265	257	300	559	482	461	62	3	3 011
darunter:											
geimpft	10	96	173	233	283	509	445	415	53	—	2 217
revaccinirt	—	—	2	8	11	29	29	39	8	—	126
ungeimpft	182	333	90	16	6	20	7	7	1	—	662
	\multicolumn{10}{c}{starben:*)}	
Ueberhaupt	93	150	51	16	13	51	67	108	23	—	572
darunter:											
geimpft	3	25	29	11	10	40	63	101	21	—	303
revaccinirt	—	—	—	2	—	3	2	5	2	—	14
ungeimpft	90	124	22	3	3	8	2	2	—	—	254

*) Bei 23 Erkrankten fehlt die Angabe über den Ausgang der Krankheit.

— 150 —

Die Uebersicht zeigt zunächst, daß weit mehr als der fünfte Theil der sämmtlichen 3011 Kranken ungeimpft gewesen ist. In der Altersklasse vom 2. bis 5. Lebensjahre sind **333** ungeimpfte und nur **96** geimpfte Kinder erkrankt. Auch in der Altersklasse vom 6.—10. Lebensjahre betragen die ungeimpften Erkrankten noch mehr als ein Drittel der in dieser Altersklasse überhaupt Erkrankten.

Um die Betheiligung der ungeimpften Kinder an den Erkrankungen noch deutlicher hervortreten zu lassen, mögen die auf die ersten 10 Lebensjahre entfallenden Kranken besonders aufgeführt sein:

Von den Erkrankten standen im	1.	2.	3.	4.	5.	6.	7.	8.	9.	10.
					Lebensjahre					
Ueberhaupt	192*)	160	111	88	71	76	46	45	54	44
Darunter Ungeimpfte	182	140	88	66	39	38	18	11	14	9

Was die Geimpften betrifft, so nimmt, entsprechend der mit der Zeit eintretenden Abnahme des Impfschutzes, die Zahl der Erkrankten mit dem höheren Lebensalter zu. — Besonders bemerkenswerth ist noch, daß trotz der Heftigkeit der Epidemie im Alter bis zu 20 Jahren nur 21 Wiedergeimpfte erkrankt sind.

Im Uebrigen ist den Uebersichten kaum noch etwas hinzuzufügen; sie weisen auf den ersten Blick nach, in wie hohem Grade die ungeimpften Kinder der Ansteckung durch Pocken unterliegen.

Man vergleiche hiermit die folgenden Aeußerungen von impfgegnerischer Seite zu der oben besprochenen „Statistischen Zusammenstellung der Zahlen aus der Pockenliste der Stadt Lübeck von 1881" (Diese Aeußerungen finden sich in dem Seite 145 bezeichneten Flugblatte.):

„Aehnlich wie in Lübeck liegen die Verhältnisse in anderen Städten und Dörfern. „Ueberall waren es, sowohl in den Seuchenjahren 1870/73 wie in den Epidemien der „neuesten Zeit, nicht die Ungeimpften, sondern stets die Geimpften und die Wiederge„impften, welche zuerst, welche absolut und relativ am zahlreichsten und am schwersten „von den Pocken heimgesucht wurden. Es ist unbegreiflich, wie die Aerzte und Gesetzgeber „vor dieser statistischen Thatsache, welche ausnahmslos aus den Urpockenlisten aller „Städte und Dörfer des Deutschen Reiches mit Lapidarschrift herausspricht, Aug' und Ohr „verschließen konnten, als sie 1874 gegen die schuldlosen ungeimpften Kindchen, ohne „Widerspruch zu dulden, die schwere Anklage erhoben, sie, die ungeimpften Kleinen seien „es, die die Pockenepidemien verursachten und daraufhin den Impfzwang schufen.

„Von 30 Städten liegen bereits ähnlich lautende, zum Himmel schreiende amtliche „Leumundszeugnisse für die absolute Unschuld der ungeimpften Kindchen an dem Zu„standekommen der Pocken vor. Wenn von den vielen amtlichen Leumundslisten auch „nur eine einzige umgekehrt lautete, als sie lauten, wenn z. B. in Lübeck, statt 47 Ge„impfte 47 Ungeimpfte und nur ein Geimpfter erkrankt und dieser genesen wäre, dann

---

*) Darunter 56 im Alter bis zu 3 Monaten.

„würden alle ärztlichen Blätter einen solchen Ausnahmefall als „unanfechtbaren Beweis
„für den Segen der Impfung ausposaunen, und selbst die politischen Tagesblätter würden
„diesen Fund, — wenn irgend eine ärztliche „Autorität" ihren Namen liehe, triumphirend
„weiter tragen. Nun aber, da alle amtlichen Pockenlisten ohne Ausnahme ein Hohn
„auf die allherrschende Impfschutztheorie sind und dieselbe als den dummsten Aberglauben
„lächerlich machen, nun schweigt sowohl die bevormundende ärztliche Presse, wie die bevor=
„mundete Tagespresse die Leumundsatteste der verfolgten Kindchen todt und hilft so die
„Wahrheit unterdrücken. Und dies alles geschieht im Dienste der öffentlichen Volksver=
„dummung. —

„Möchten alle Kinderfreunde, möchten aber namentlich die Mitglieder des Reichs=
„tages, denn diese werden bald über Pockenschuld oder Schuldlosigkeit der armen Kleinen,
„über Fortbestand oder Abschaffung des Impfzwanges zu entscheiden haben — bei ihren
„Herren Bürgermeistern in Städten und Dörfern nach Schema Lübeck sich die Urpocken=
„listen aus früheren Pockenjahren, besonders aus den Jahren 1870—1872 wörtlich kopiren
„lassen. Jede solche Urpockenliste dient ja dazu, vor dem hohen deutschen Reichstage
„für die Wahrheit und gegen Aberglauben und Volksverdummung laut Zeugniß abzu=
„legen; jede Liste ist ein sprechender Zeuge, daß die Zwangsverfolgung der ungeimpften
„Kindchen mit der vergifteten Impfnadel eine eben so sinnlose und abergläubische wie vor
„der Moral, der Religion und der Wissenschaft ungerechtfertigte Maaßregel ist. —"

Der Umstand, daß in Duisburg in den Jahren 1871/72 eine so große Zahl von
ungeimpften Kindern erkrankt ist, ließ darauf schließen, daß auch hier die Impfung in
den Jahren vor Ausbruch der Epidemie mangelhaft durchgeführt gewesen ist. In der
That ist das (zum Theil in Folge von impfgegnerischer Agitation) der Fall gewesen,
wie aus der nachstehenden auf amtlichen Mittheilungen beruhenden Uebersicht erhellt:

Nachweisung der in der Stadt Duisburg in den Jahren 1860—1874 geborenen und geimpften Kinder.

Im Jahre	sind geboren	sind geimpft	Auf je 100 im Vor= jahre geborene Kin= der entfallen geimpfte
1861	760	772	
1862	843	802	106
1863	981	820	97
1864	1026	822	84
1865	1105	849	83
1866	1203	691	63
1867	1117	860	71
1868	1306	1033	92
1869	1354	846	65
1870	1492	359	27
1871	1366	1334	89
1872	1855	993	73
1873	1909	1332	72
1874	2080	1137	60

— 152 —

Im Anschluß an die Listen von Nordhausen und Duisburg möge hier noch ein Auszug aus einer anderen sehr umfangreichen Liste mitgetheilt werden, in welcher die Zahl der ungeimpften Erkrankten gegenüber derjenigen der geimpften Erkrankten eine sehr geringe, und demnach anzunehmen ist, daß es sich um eine Bevölkerung gehandelt hat, in welcher die Impfung ziemlich allgemein durchgeführt war. Es ist das die Liste von Köln, in welcher für die Jahre 1871 bis 1873 2361 Erkrankte aufgeführt sind. Unter diesen 2361 finden sich nur 34 als ungeimpft Bezeichnete. Das Weitere enthält die folgende Uebersicht, in welche wiederum die Gestorbenen mit aufgenommen sind:

Auszug aus der Liste von Köln für die Jahre 1871—1873.

	Im											Summe
	1.	2.—5.	6.—10.	11.—15.	16.—20.	21.—30.	31.—40.	41.—60.	61.—80.	81. und mehr	?	
	Lebensjahr											
erkrankten:												
Ueberhaupt . .	44	34	62	79	201	743	515	576	91	1	15	2 361
darunter:												
geimpft . .	15	26	56	67	169	678	478	530	83	—	5	2 107
revaccinirt .	—	—	4	11	27	40	27	29	3	—	—	141
ungeimpft .	22	5	2	—	—	2	—	3	—	—	—	34
starben[1]:												
Ueberhaupt . .	27	12	5	4	4	58	74	151	39	1	2	377
darunter:												
geimpft . .	7	6	5	4	4	52	70	142	37	—	1	328
revaccinirt .	—	—	—	—	2	4	6	—	—	—	—	12
ungeimpft .	17	4	—	—	—	—	—	1	—	—	—	22

[1] Bei 112 Erkrankten fehlt die Angabe über den Ausgang der Krankheit.

Eine eingehendere Besprechung der Uebersicht ist nach dem bereits Gesagten nicht erforderlich. Es genügt darauf hinzuweisen, daß unter den 2361 erkrankten Personen nur 164 geimpfte Kinder im Alter bis zu 15 Jahren und nur 42 wiedergeimpfte Personen im Alter bis zu 20 Jahren sich befunden haben. Nebenbei sei bemerkt, daß von den 377 Todesfällen nur 26 auf geimpfte Personen im Alter bis zu 20 Jahren und nur 2 auf wiedergeimpfte Personen im Alter bis zu 30 Jahren entfallen.

Da in dieser Epidemie sowohl die Thatsache, daß die Impfung einen beträchtlichen Schutz vor dem Erkranken an Pocken gewährt, wie andererseits auch die Erfahrung, daß dieser Schutz mit der Zeit eine Abnahme erfährt und daher der Erneuerung durch die Wiederimpfung bedarf, besonders deutlich hervortreten, so sollen die Zahlen der Erkrankten hier noch für die einzelnen Lebensjahre mitgetheilt werden:

Vertheilung der in den Jahren 1871—1873 in Köln an den Pocken erkrankten 2361 Personen auf die einzelnen Lebensjahre.

Lebensjahr	Zahl der Erkrankten	Lebensjahr	Zahl der Erkrankten	Lebensjahr	Zahl der Erkrankten	Lebensjahr	Zahl der Erkrankten
1.	44[1]	18.	54	35.	49	52.	25
2.	7	19.	54	36.	60	53.	19
3.	9	20.	47	37.	49	54.	25
4.	9	21.	74	38.	48	55.	24
5	9	22.	79	39.	39	56.	16
6.	11	23.	76	40.	38	57.	21
7.	8	24.	58	41.	53	58.	14
8.	14	25.	79	42.	41	59.	14
9.	11	26.	91	43.	33	60.	7
10.	18	27.	96	44.	31	61—70.	78
11.	23	28.	68	45.	40	71—80.	13
12.	21	29.	61	46.	37	über 80	1
13.	10	30.	61	47.	37	ohne Angabe	15
14.	10	31.	77	48.	39	Zusammen	2361
15.	15	32.	42	49.	27		
16.	25	33.	63	50.	31		
17.	21	34.	50	51	42		

[1]) Darunter 31 im Alter bis zu 3 Monaten.

Die verhältnißmäßig hohe Betheiligung des ersten Lebensjahres fällt auch hier ins Auge. Ob sie nicht noch mehr hervorgetreten sein würde, wenn nicht, wie es den Anschein hat, auch im ersten Lebensjahre schon zahlreiche Impfungen stattgefunden hätten, entzieht sich der Beurtheilung. Desgleichen ist nicht zu ermitteln, wie viele der als geimpft aufgeführten Kranken ohne Erfolg oder zu spät, d. h. im Inkubationsstadium geimpft worden sind. Jedenfalls spricht auch die Liste von Köln trotz der großen Zahl der in ihr aufgeführten Geimpften in überzeugender Weise dafür, daß in der That die Impfung einen beträchtlichen, wenn auch nicht für das ganze Leben anhaltenden Schutz gegen das Erkranken an Pocken gewährt.

Entsprechend dem besseren Impfzustande der Bevölkerung hat überdies Köln während der Epidemie im Anfange der 70er Jahre bei weitem weniger als Duisburg von den Pocken zu leiden gehabt, wie aus nachstehender Zusammenstellung erhellt:

	Einwohnerzahl nach der Volkszählung vom 1. 12. 1871	Zahl der Pocken-Erkrankungen	Zahl der Pocken-Todesfälle	Von je 10 000 Einwohnern erkrankten an Pocken	Von je 10 000 Einwohnern starben an Pocken
Köln (1871—1873)	129 233	2 361	377	183	29
Duisburg[1]) (1871—1872)	30 533	3 011	572	986	187

[1]) In Duisburg sind außerdem in den Jahren 1873/74 noch 113 Personen an Pocken erkrankt und 18 an Pocken gestorben.

Zur weiteren Erläuterung der vorstehenden Ausführungen folgt im Nachstehenden noch eine Tabelle, in welcher die hier in Frage kommenden Angaben aus einer Anzahl

— 154 —

verschiedener Listen zusammengestellt sind. Die Liste von Köln ist hier noch einmal berücksichtigt und zwar für den ganzen Zeitraum von 1849 bis 1873 (**4721** Erkrankte).

Vertheilung der an den Pocken erkrankten Personen auf die verschiedenen Altersklassen.

		Es standen im											Anzahl der Erkrankten, bei welchen die Angabe fehlt	
		1.	2.	3.-5.	6.-10.	11.-15.	16.-20.	21.-30.	31.-40.	41.-60.	61.-80.	81. u. darüber	bezügl. des Lebensalters	bezügl. des Impfzustand.
						Lebensjahre.								
Calbe 1834—1871 (644 Erkrankte)	Anzahl der Erkrankten darunter:	23	7	9	20	45	97	163	118	110	9	1	42	595
	Geimpfte (einschl. Revaccinirte)	2	—	1	1	—	1	5	—	—	—	—		
	Ungeimpfte	20	7	1	4	—	—	—	—	7	—	—		
Hornburg 1871/72 (127 Erkrankte)	Anzahl der Erkrankten darunter:	1	—	—	2	11	7	21	21	33	7	—	24	127
	Geimpfte (einschl. Revaccinirte)	—	—	—	—	—	—	—	—	—	—	—		
	Ungeimpfte	—	—	—	—	—	—	—	—	—	—	—		
Schönebeck 1834—1873 (507 Erkrankte)	Anzahl der Erkrankten darunter:	21	13	4	10	29	66	109	87	90	20	—	58	503
	Geimpfte (einschl. Revaccinirte)	—	—	—	—	—	—	—	—	—	—	—		
	Ungeimpfte	—	4	—	—	—	—	—	—	—	—	—		
Erfurt 1833—1872 (2223 Erkrankte)	Anzahl der Erkrankten darunter:	150	32	45	49	75	175	503	488	595	107	—	4	6
	Geimpfte (einschl. Revaccinirte)	12	11	34	48	74	174	497	485	590	102	—		
	Ungeimpfte	136	21	11	1	—	—	6	2	4	1	—		
Essen 1881/82 (436 Erkrankte)	Anzahl der Erkrankten darunter:	37	19	22	44	68	29	66	86	52	10	—	3	3
	Geimpfte (einschl. Revaccinirte)	3	3	17	41	66	29	66	83	50	8	—		
	Ungeimpfte	33	16	5	3	2	—	—	1	—	2	—		
Bürgermeisterei Gerresheim (Stadt u. Land) 1865—1872 (332 Erkrankte)	Anzahl der Erkrankten darunter:	16	8	12	24	18	25	56	73	69	25	—	6	7
	Geimpfte (einschl. Revaccinirte)	5	3	7	21	18	24	56	73	66	20	—		
	Ungeimpfte	11	5	5	3	—	1	—	—	—	2	—		
Bürgermeisterei Hüls 1871/72 (291 Erkrankte)	Anzahl der Erkrankten darunter:	4	—	1	4	3	24	80	44	81	19	—	31	281
	Geimpfte (einschl. Revaccinirte)	—	—	—	1	2	—	—	2	—	—	—		
	Ungeimpfte	3	—	—	1	—	—	—	—	—	1	—		
Bürgermeisterei Kaiserswerth (Stadt u. Land) 1865—1874 (216 Erkrankte)	Anzahl der Erkrankten darunter:	3	2	2	8	15	26	61	37	50	12	—	—	11
	Geimpfte (einschl. Revaccinirte)	2	—	—	7	15	24	60	35	49	8	—		
	Ungeimpfte	1	1	1	—	—	1	1	—	—	—	—		
Krefeld (Stadt) 1865—1867 (286 Erkrankte)	Anzahl der Erkrankten darunter:	5	3	4	2	18	63	78	43	59	3	—	8	11
	Geimpfte (einschl. Revaccinirte)	1	—	3	2	18	58	78	42	56	3	—		
	Ungeimpfte	4	3	1	—	—	1	—	—	1	—	—		
Krefeld (Land) 1871/72 (118 Erkrankte)	Anzahl der Erkrankten darunter:	1	—	—	1	3	10	24	23	45	11	—	—	1
	Geimpfte (einschl. Revaccinirte)	—	—	—	1	2	10	24	23	44	11	—		
	Ungeimpfte	1	—	—	—	—	—	—	—	—	—	—		
Neuß 1865—1873 (248 Erkrankte)	Anzahl der Erkrankten darunter:	4	—	1	8	14	24	55	53	76	12	—	1	—
	Geimpfte (einschl. Revaccinirte)	4	—	1	8	14	24	55	53	76	12	—		
	Ungeimpfte	—	—	—	—	—	—	—	—	—	—	—		
Wesel 1870—1873 (523 Erkrankte)	Anzahl der Erkrankten darunter:	6	3	6	20	22	63	97	101	167	34	1	3	1
	Geimpfte (einschl. Revaccinirte)	2	—	5	20	22	63	97	101	167	34	1		
	Ungeimpfte	4	3	1	—	—	—	—	—	—	—	—		
Köln 1849—1873 (4721 Erkrankte)	Anzahl der Erkrankten darunter:	77	21	63	139	235	552	1420	971	939	118	1	185	2191
	Geimpfte (einschl. Revaccinirte)	15	6	22	60	87	221	772	573	606	93	—		
	Ungeimpfte	26	1	5	3	1	—	2	1	6	—	—		
Mülheim a. Rh. 1871/72 (183 Erkrankte)	Anzahl der Erkrankten darunter:	12	—	—	6	8	13	53	44	42	4	1	—	—
	Geimpfte (einschl. Revaccinirte)	5	—	—	6	8	13	53	44	42	4	1		
	Ungeimpfte	7	—	—	—	—	—	—	—	—	—	—		

Der leichteren Uebersicht wegen ist an dieser Stelle von einer Mittheilung der Zahl der Todesfälle ganz abgesehen. Es konnte dies um so eher geschehen, als der Impfschutz vor dem Sterben an Pocken später noch zu erörtern sein wird.

Es bleibt nunmehr zu ermitteln, wie sich die Erkrankten in den bearbeiteten Listen überhaupt auf die verschiedenen Altersklassen vertheilen. Die näheren Angaben über die in dieser Beziehung verwertheten Listen erhellen aus nachstehender Uebersicht.*):

Regierungs-Bezirk	Ort 2c.	Zeitraum, über welchen die Angaben sich erstrecken	Zahl der Erkrankten mit bekanntem Lebensalter	mit unbekanntem Lebensalter
	Berlin	1865—74	28 814	89
	Liegnitz	1865—72	966	24
Magdeburg	Arneburg	1872/73	12	—
"	Bregenstedt	1834	25	—
"	Calbe	1842/43	180	—
		1865/66	319	4
"	Neuhaldensleben	1833/34	51	—
"	Groß-Salze	1834—72	111	1
"	Groß-Santersleben	1834	14	—
"	Schoenebeck	1834-48, 1851 u. 1865	158	—
		1871—73	256	6
"	Süplingen	1833	25	—
Merseburg	Zörbig	1871	30	—
Erfurt	Erfurt	1833—72	2 219	4
"	Nordhausen	1869—72	907	9
"	Treffurt	1856, 64, 71, 72	15	—
Düsseldorf	Bracht, Bürgermeisterei	1857—72	27	1
"	Brüggen, "	1872	16	—
"	Duisburg, Stadt	1871/72	3 008	3
		1873/74	112	1
"	Essen, "	1881/82	433	3
"	Gerresheim, Stadt und Land, Bürgermeisterei	1865—72	326	6
"	Kaiserswerth, Stadt und Land, Bürgermeisterei	1865—74	216	—
"	Kempen, Stadt	1871/72	37	1
"	Krefeld, Stadt	1865—67	278	8
"	Krefeld, Land	1871/72	118	—
"	Neuß, Stadt	1865—73	247	1
		1880, 1882	11	—
"	Stoppenberg, Bürgermeisterei	1881/82	45	2
"	Wesel, Stadt	1870—73	520	3
"	ohne Ortsangabe	1871/72	48	—
Köln	Bonn, Stadt	1870—72	115	2
"	Mülheim a. Rh., Stadt	1871/72	183	—
"	Köln	1849—73	4 536	185
Aachen	Bäsweiler, Bürgermeisterei	1866—72	41	—
"	Cörrenzig, "	1871/72	209	—
"	Gangelt, Verwaltungs-Bezirk	1872	19	—
"	Montjoie, Bürgermeisterei	1849—51	76	2
"	Sträten, Ortschaft	1881	20	—
		Summe	44 743	355

*) Listen, in welchen die Angabe des Lebensalters bei 5 Procent der Erkrankten und darüber fehlt, sind hier unberücksichtigt gelassen.

Die Vertheilung der Erkrankten, welche in den vorstehenden Listen enthalten sind, auf die einzelnen Altersklassen, ergiebt sich aus den hier angeschlossenen Ueberfichten:

Von den Erkrankten mit bekanntem Lebensalter standen:	Auf je ein Lebensjahr der verschiedenen Altersklassen entfallen sonach:	Setzt man die im ersten Lebensjahr Erkrankten = 1000 so entfallen auf je ein Lebensjahr der übrigen Altersklassen
A. Berlin:		
im 1. Lebensjahre	1 966	1 966	1000
darunter im Alter bis zu 3 Monaten	441		
„ 2. Lebensjahre	1 453	1 453	739
„ 3.— 5. „	2 507	836	425
„ 6.—10. „	1 576	315	160
„ 11.—15. „	938	188	96
„ 16.—20. „	2 553	511	260
„ 21.—30. „	7 362	736	374
„ 31.—40. „	5 211	521	265
„ 41.—60. „	4 458	223	113
„ 61.—80. „	784	39	20
„ 81. „ und darüber	6	.	.
Summe	28 814	.	.
B. Die übrigen Listen zusammen:		
im 1. Lebensjahre	708	708	1000
darunter im Alter bis zu 3 Monaten	225		
„ 2. Lebensjahre	337	337	476
„ 3.— 5. „	670	223	315
„ 6.—10. „	725	145	205
„ 11.—15. „	959	192	271
„ 16.—20. „	1 631	326	460
„ 21.—30. „	3 778	378	534
„ 31.—40. „	3 165	317	448
„ 41.—60. „	3 410	171	242
„ 61.—80. „	542	27	38
„ 81. „ und darüber	4	.	.
Summe	15 929	.	.
C. Zusammen:		
im 1. Lebensjahre	2 674	2 674	1000
darunter im Alter bis zu 3 Monaten	666		
„ 2. Lebensjahre	1 790	1 790	669
„ 3.— 5. „	3 177	1 059	396
„ 6.—10. „	2 301	460	172
„ 11.—15. „	1 897	379	142
„ 16.—20. „	4 184	837	313
„ 21.—30. „	11 140	1 114	417
„ 31.—40. „	8 376	838	313
„ 41.—60. „	7 868	393	147
„ 61.—80. „	1 326	66	25
„ 81. „ und darüber	10	.	.
Summe	44 743	.	.

Wie die letzte Spalte der Tabellen erkennen läßt, ist nach Ausweis sämmtlicher Listen das erste Lebensjahr, d. h. dasjenige Alter, in welchem die meisten Ungeimpften vorhanden sind, in auffallend hohem Maße an den Erkrankungen betheiligt. Läßt man die Listen der Berliner Sanitätskommission wegen ihrer später noch zu erörternden Unvollständigkeit außer Betracht, so tritt jener Umstand in den verbleibenden amtlichen Listen noch deutlicher hervor, wie aus der folgenden Zusammenstellung erhellt, in welcher zum Vergleich auch die Vertheilung der überhaupt Lebenden auf die einzelnen Altersklassen ersichtlich gemacht worden ist:

Setzt man die im ersten Lebensjahre an Pocken Erkrankten = 1000, so entfallen auf je ein Lebensjahr der verschiedenen Altersklassen an Pocken Erkrankte	Die im ersten Lebensjahre überhaupt Lebenden = 1000 gesetzt, entfallen auf je ein Lebensjahr der verschiedenen Altersklassen überhaupt Lebende	
	nach der Volkszählung in Preußen v. 1./12. 1871¹)	nach der Volkszählung in Preußen v. 1./12. 1880¹)
1. Lebensjahr	1 000	1 000	1 000
2. "	476	998	921
3.—5. "	315	935	876
6.—10. "	205	843	739
11.—15. "	271	780	669
16.—20. "	461	678	613
21.—30. "	534	595	518
31.—40. "	448	479	411
41.—60. "	242	336	287
61.—80. "	38	121	113

¹) Bei der Berechnung der Zahl der im ersten Lebensjahre lebenden Kinder ist angenommen worden, daß im Monat December des Volkszählungsjahres ebenso viele Kinder geboren und gestorben seien, wie in dem vorhergehenden Jahre.

Die Unterschiede zwischen der Erkrankungshäufigkeit der unterjährigen Kinder an den Pocken einerseits und der Erkrankungshäufigkeit der in den übrigen Lebensjahren Lebenden andererseits, sind demnach so große, daß die auffallende Empfänglichkeit der Kinder im ersten Lebensjahre für die Pocken unverkennbar ist.

Die graphische Darstellung auf Seite 158 möge die große Empfänglichkeit der Kinder im ersten Lebensjahre und der in den höheren Altersklassen Lebenden gegenüber denjenigen Altersklassen, welche hauptsächlich unter der Wirkung des Impfschutzes stehen, noch weiter veranschaulichen.

Von den 15 929 an den Pocken erkrankten Personen mit bekanntem Lebensalter entfallen **auf je ein Lebensjahr** der verschiedenen Altersklassen (ohne Berücksichtigung des Impfzustandes):

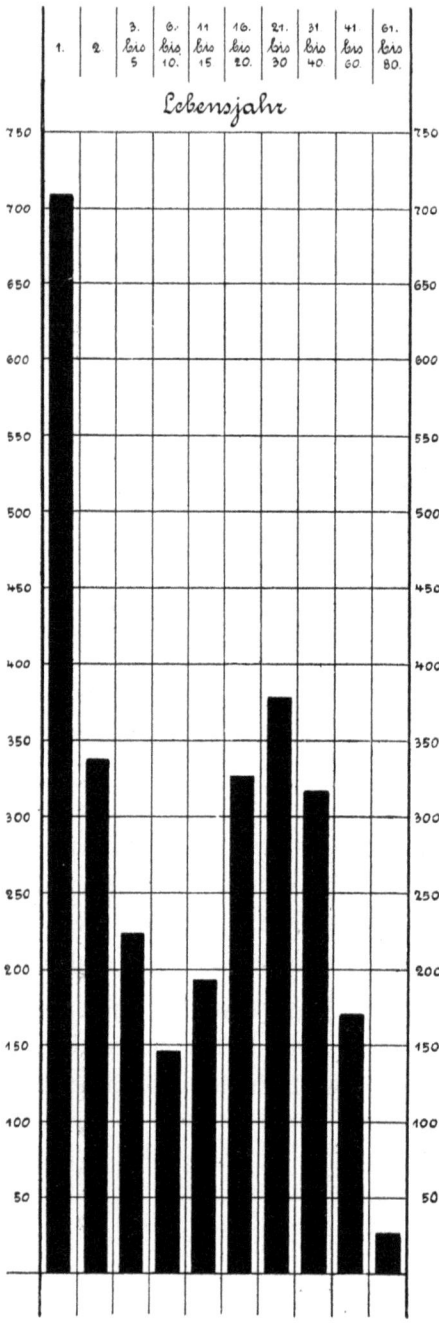

Für eine Gesammt-Uebersicht der Kranken nach dem Lebensalter unter Berücksichtigung des Impfzustandes sind die folgenden Listen verwerthet:*)

Regierungs-Bezirk	Ort ꝛc.	Zeitraum über welchen die Angaben sich erstrecken	Zahl der Erkrankten mit bekanntem Lebensalter und Impfzustand	bei welchen die Angabe über das Lebensalter bezw. den Impfzustand fehlt
	Berlin	1865—74	28 531	372
Magdeburg	Bregenstedt	1834	24	1
"	Neuhaldensleben	1833/34	49	2
"	Groß-Santersleben	1834	14	—
"	Süplingen	1833	25	—
Merseburg	Zörbig	1871	30	—
Erfurt	Erfurt	1833—72	2 212	11
Düsseldorf	Brüggen, Bürgermeisterei	1872	16	—
"	Duisburg, Stadt	1871/72	3 007	4
		1873/74	108	5
"	Essen, Stadt	1881/82	430	6
"	Gerresheim, Stadt und Land, Bürgermeisterei	1865—72	320	12
"	Kaiserswerth, Stadt u. Land, Bürgermeisterei	1871	100	5
"	Krefeld, Stadt	1865—67	271	15
"	" Land	1871/72	117	1
"	Neuß, Stadt	1865—73	247	1
"	Stoppenberg, Bürgermeisterei	1881/82	43	4
"	Wesel, Stadt	1870—73	520	3
"	ohne Ortsangabe	1871/72	48	—
Köln	Bonn, Stadt	1870—72	113	4
"	Köln, "	1871—73	2 277	84
"	Mülheim a. Rh., Stadt	1871/72	183	—
Aachen	Bäsweiler, Bürgermeisterei	1866—72	40	1
	Summa		38 725	531

Wie ein Vergleich der vorstehenden Tabelle mit derjenigen auf Seite 155 ergiebt, haben hier zahlreiche Listen bezw. Abschnitte von Listen ausgeschieden werden müssen, weil in ihnen zwar Angaben über das Lebensalter der Erkrankten, aber keine oder nur unvollständige Angaben über den Impfzustand enthalten waren. Von den 39 256 Fällen, welche in den hiernach verbleibenden Listen verzeichnet sind, kamen dann weitere 531 einzelne Fälle mit nicht ersichtlich gemachtem Impfzustande in Abzug, so daß den folgenden Uebersichten im Ganzen 38 725 Erkrankungen mit bekanntem Lebensalter und Impfzustande haben zu Grunde gelegt werden können, davon 28 531 in den Listen der Berliner Sanitätskommission und 10 194 in den übrigen amtlichen Listen verzeichnete. In den Uebersichten sind die als geimpft und revaccinirt Bezeichneten (einschl. der zehn bereits früher geblatterten Kranken) den Ungeimpften gegenübergestellt.

*) Listen, in welchen die Angabe des Lebensalters bei 5 Prozent der Erkrankten und darüber bezw. die Angabe des Impfzustandes bei 5 Prozent der Erkrankten und darüber fehlt, sind hier unberücksichtigt geblieben.

Von den Erkrankten mit bekanntem Lebensalter und Impfzustande standen	Geimpfte incl. Revaccinirte	Ungeimpfte	Auf je 1000 Geimpfte (incl. Revaccinirte) einer Altersklasse entfallen Ungeimpfte derselben Altersklasse
A. In d. Listen d. Berl. Sanitätskommission:			
im 1. Lebensjahre	367	1 542	4 202
„ 2. „	513	918	1 789
„ 3.—5. „	1 247	1 227	984
„ 6.—10. „	1 150	413	359
„ 11.—15. „	866	68	79
„ 16—20. „	2 410	122	51
„ 21.—30. „	7 029	279	40
„ 31.—40. „	5 001	177	35
„ 41.—60. „	4 291	135	31
„ 61.—80. „	729	41	56
„ 81. „ und darüber	5	1	200
Summe	23 608	4 923	208
B. In den übrigen Listen zusammen:			
im 1. Lebensjahre	63	417	6 619
„ 2. „	48	195	4 063
„ 3.—5. „	173	225	1 301
„ 6.—10. „	409	101	247
„ 11.—15. „	589	19	32
„ 16.—20. „	956	8	8
„ 21.—30. „	2 347	38	16
„ 31.—40. „	1 990	17	9
„ 41.—60. „	2 210	16	7
„ 61.—80. „	364	7	19
„ 81. „ und darüber	2	—	0
Summe	9 151[1])	1 043	114
C. In den sämmtlichen Listen einschl. derjenigen der Berliner Sanitätskommission:			
im 1. Lebensjahre	430	1 959	4 556
„ 2. „	561	1 113	1 984
„ 3.—5. „	1 420	1 452	1 023
„ 6.—10. „	1 559	514	330
„ 11.—15. „	1 455	87	60
„ 16.—20. „	3 366	130	39
„ 21.—30. „	9 376	317	34
„ 31.—40. „	6 991	194	28
„ 41.—60. „	6 501	151	23
„ 61.—80. „	1 093	48	44
„ 81. „ und darüber	7	1	143
Summe	32 759[1])	5 966	182
	38 725[1])		

[1]) Hierunter befinden sich 10 bereits früher Geblatterte.

Wegen der Unvollständigkeit der Berliner Listen kann, wie auch hier hervorgehoben sei, der aus ihnen gewonnenen Zusammenstellung (s. unter A) nicht der gleiche Werth beigelegt werden, wie derjenigen, welche sich auf die übrigen amtlichen Listen (s. unter B) bezieht. Im Wesentlichen sind indeß, wie eine Durchsicht der Tabellen zeigt, die aus den Berliner Listen gewonnenen Ergebnisse in Uebereinstimmung mit denjenigen, welche aus den übrigen Listen hervorgegangen sind.

Was das hier zu erörternde Verhältniß der ungeimpften Erkrankten zu den geimpften Erkrankten betrifft, so muß besonders auf die letzte Rubrik der Tabellen verwiesen werden. Nach Ausweis derselben entfielen in Berlin auf je 1000 geimpfte Erkrankte 208, in den übrigen Städten 2c. 114 und in sämmtlichen Städten 2c. einschl. Berlin 182 ungeimpfte Erkrankte.

Von sämmtlichen Erkrankten, über welche Angaben hinsichtlich des Lebensalters und Impfzustandes vorliegen, waren

  in Berlin . . . . ca. 17 Prozent
  in den übrigen Städten 2c. . . . . . ca. 10 „
  in sämmtlichen Städten 2c. (incl. Berlin) ca. 15 „

als ungeimpft bezeichnet.

Schon aus diesen Verhältnißzahlen ergiebt sich, daß entweder der Impfzustand der Bevölkerung ein mangelhafter, oder aber die Ungeimpften im Vergleich zu den Geimpften für die Pocken besonders empfänglich gewesen sein müssen, falls nicht beide Erklärungen zugleich zutreffen. Nun steht es aber fest, daß in Preußen die überwiegende Zahl sämmtlicher Impfungen in der Zeit vor Einführung des Reichs-Impfgesetzes im ersten Kindesalter vorgenommen worden ist, und es ist daher, falls man ein Urtheil über den durch die Impfung gewährten Schutz gewinnen will, mit Rücksicht auf die allmähliche Abnahme dieses Schutzes nothwendig, vor allem die Altersklassen vom 2. bis 10. Lebensjahre ins Auge zu fassen. Da ergiebt sich denn, daß noch in der Altersklasse vom 3. bis 5. Lebensjahre die Zahl der ungeimpften Erkrankten diejenige der geimpften Erkrankten überwiegt, obgleich schon in dieser Altersklasse unter den überhaupt Lebenden die ungeimpften Kinder einen weit kleineren Bruchtheil ausmachen, als die geimpften. Auch in der Altersklasse vom 6. bis 10. Lebensjahre sind die Ungeimpften noch mit weit höheren Zahlen unter den Pockenkranken vertreten, als es der Fall sein müßte, wenn Geimpfte und Ungeimpfte die gleiche Empfänglichkeit für Pocken besäßen.

Die nachstehende Tabelle möge dies noch weiter veranschaulichen:

Von den an Pocken erkrankten Kindern mit bekanntem Lebensalter und Impfzustand waren ungeimpft	A. nach den Berliner Listen	B. nach den übrigen Listen	C. nach sämmtlichen Listen
im 2. Lebensjahre	64 %	80 %	66 %
im 3.—5. Lebensjahre	50 %	57 %	51 %
im 6.—10. Lebensjahre	26 %	20 %	25 %

Diese Zahlen bringen die Schutzkraft der Impfung in der klarsten Weise zum Ausdruck. Denn so mangelhaft die Impfung in einzelnen Orten Preußens vor Inkrafttreten des Reichs-Impfgesetzes auch durchgeführt sein mag, so kann doch nicht die Rede davon sein, daß beispielsweise in den zahlreichen Städten ꝛc., auf welche sich die Zahlen der Rubrik B in vorstehender Uebersicht beziehen, von den im 3.—5. Lebensjahre überhaupt lebenden Kindern 57 pCt. ungeimpft gewesen sein sollten. — Es bestätigen sonach die sogenannten Ur-Pockenlisten nicht nur bei der Bearbeitung einzelner Epidemieen, sondern auch bei dem Zusammenfassen zahlreicher Listen aus verschiedenen Gegenden Preußens in überzeugender Weise die Erfahrung, daß die Impfung vor dem Erkranken an Pocken einen beträchtlichen Schutz gewährt.

Zum besseren Verständniß der vorstehenden Erörterungen ist auf Seite 163 noch eine graphische Darstellung angefügt, in welcher von den ungeimpften Erkrankten ganz abgesehen, und die Vertheilung der geimpften Erkrankten auf die einzelnen Altersklassen, und zwar auf je ein Lebensjahr innerhalb derselben, ersichtlich gemacht ist. (Die Berliner Listen sind in der Darstellung unberücksichtigt geblieben. Zu bemerken ist ferner, daß wegen der geringeren Größe der Zahlen hier ein anderer Maßstab für die graphische Darstellung gewählt ist, als in derjenigen auf Seite 158).

Die graphische Darstellung läßt erkennen, daß die Zahl der geimpften Erkrankten in den jüngeren Altersklassen verhältnißmäßig gering ist und erst mit zunehmendem Lebensalter größer wird, entsprechend dem Umstande, daß die Schutzwirkung einer einmaligen Impfung nicht für das ganze Leben anhält, sondern mit den Jahren eine allmähliche Abnahme erfährt. Bei der graphischen Darstellung ist überdies noch zu berücksichtigen, daß in den jüngeren Altersklassen, beispielsweise vom dritten bis zehnten Lebensjahre, weit mehr geimpfte Individuen überhaupt vorhanden sind, als in den höheren Altersklassen, in welchen in Folge der allgemeinen Sterblichkeit die Zahl der Lebenden eine geringere wird.

Wenn mit zunehmendem Lebensalter die Zahl der geimpften Erkrankten gegenüber derjenigen der ungeimpften Erkrankten größer wird, so hat dies nicht nur seinen Grund in der allmählichen Abnahme der Schutzkraft der Impfung, sondern es kommt auch noch ein anderer Umstand zur Erklärung jener Thatsache in Betracht. Je weiter man sich von den jugendlichen Altersklassen entfernt, um so größer wird nämlich unter den Ungeimpften die Zahl derjenigen, welche die Pockenkrankheit selbst überstanden haben und welche daher, auch ohne geimpft zu sein, vor der Erkrankung geschützt sind.

Auf die mehrfach erörterten Fehlerquellen, welche bei der statistischen Verwerthung der in den Ur-Pockenlisten enthaltenen Angaben über den Impfzustand zu berücksichtigen sind, möge schließlich auch hier nochmals hingewiesen werden.

Es ist die Ansicht geäußert worden, daß, wenn die Schutzimpfung weiter keinen Nutzen habe, als daß sie das Erkranken an Pocken in ein späteres Lebensalter verschiebe, damit nur wenig gewonnen sei. Hierbei ist aber völlig übersehen, daß, falls erfolgreich geimpfte Personen in den mittleren und selbst hohen Altersklassen von den Pocken befallen werden, die Krankheit erfahrungsgemäß einen weit milderen Verlauf nimmt, als wenn es sich um ungeimpfte Personen handelt. Für die Beurtheilung des Einwandes muß daher vor allem die Pockensterblichkeit der Gesammtbevölkerung ins Auge gefaßt werden. Wie sehr aber diese durch die Schutzpockenimpfung verringert wird, erhellt zur Genüge aus den Abschnitten 1 und 4 dieser Denkschrift.

Von den 9151 in den Listen (ausschl. Berlin) aufgeführten geimpften Erkrankten entfallen **durchschnittlich** auf je ein Lebensjahr der verschiedenen Altersklassen:

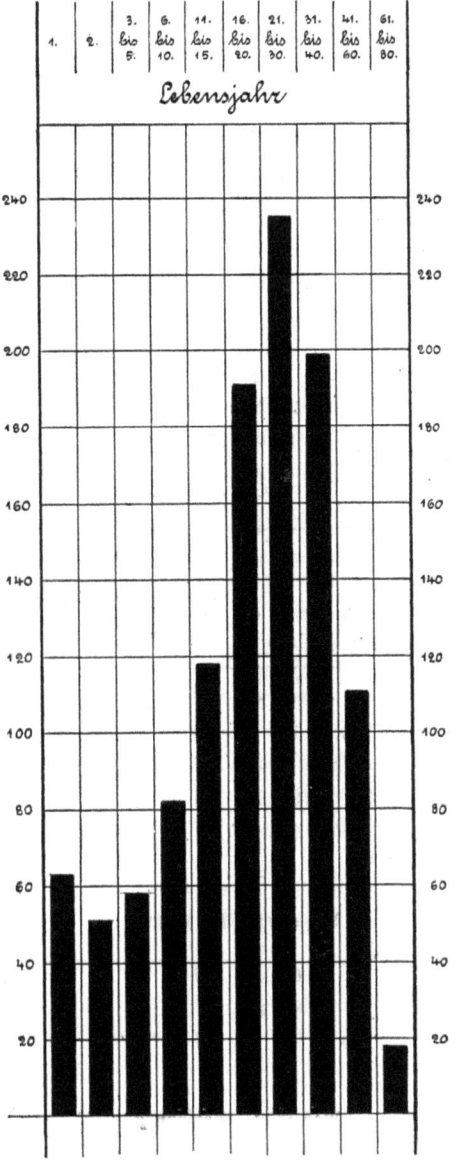

In impfgegnerischen Schriften ist vielfach behauptet worden, daß nach Ausweis der Ur=Pockenlisten die in einem Orte zuerst erkrankten Personen stets Geimpfte gewesen seien, und daß erst von diesen Ungeimpfte angesteckt worden wären. Es könnten daher unmöglich die Ungeimpften eine Gefahr für die Geimpften bilden. Mit Rücksicht auf jene Behauptung ist nachstehend noch eine Uebersicht mitgetheilt, in welcher für eine

Anzahl beliebig herausgegriffener Epidemieen bezüglich der ersten vier erkrankten Personen das Lebensalter und der Impfzustand verzeichnet sind, soweit die Listen solche Angaben überhaupt enthielten. Der erste Fall ist entweder der in der betreffenden Liste überhaupt zuerst aufgeführte, oder es ist wenigstens in dem vorhergehenden Vierteljahre ein Fall in der Liste nicht verzeichnet. Wie wenig geeignet die Ur=Pockenlisten zur Entscheidung jener Frage sind, erhellt zur Genüge aus der Zusammenstellung. In fast der Hälfte der Fälle erfährt man nämlich aus den Listen über den Impfzustand des ersten Erkrankten überhaupt nichts. Jedenfalls ist die Behauptung, daß stets Geimpfte zuerst erkrankten, schon durch die mitgetheilten Daten als unrichtig erwiesen. Sie erscheint völlig bedeutungslos, wenn man das bei weitem zuverlässigere Material der im Abschnitte 3 mitgetheilten Erkrankungsstatistik nach dieser Richtung hin prüft. Es ergiebt sich da, daß unter den zuerst Erkrankten die Ungeimpften im Gegentheil auffällig häufig sind (vgl. S. 50). Ueberdies ist zu berücksichtigen, daß die Ungeimpften überwiegend einer Altersklasse angehören, welche zur außerhäuslichen Infektion weit weniger Gelegenheit hat, als die höheren Altersklassen.

Der Impfzustand derjenigen Personen, welche als zuerst erkrankt bei einzelnen Epidemien aufgeführt sind.

(g = geimpft, r = revaccinirt, u = nicht geimpft.)

Reg.=Bez. Liegnitz.

Ort	Datum des Beginns der Epidemie	Die 1.	2.	3.	4. erkrankte Person stand im ------ten Lebensjahre	Impfzustand der 1.	2.	3.	4. erkrankten Person	Bemerkungen
Liegnitz	19. 7.1865	6	7	7	5	?	?	?	?	
	9.11.1866	26	33	?	?	?	?	?	?	
	3. 4.1869	?	60	39	14	?	?	?	?	
	29. 9.1870	21	59	4	8	?	?	?	?	

Reg.=Bez. Magdeburg.

Ort	Datum des Beginns der Epidemie	1.	2.	3.	4.	1.	2.	3.	4.	Bemerkungen
Hornburg	28. 8.1871	?	27	36	44	?	?	?	?	
Neuhaldensleben	4. 2.1871	1	25	58	28	g[1]	?	?	?	[1] erkrankte 2 Tage nach der Impfung.
Schönebeck	19.12.1870	?	14	2	6	?	?	u	?	

Reg.=Bez. Merseburg.

Ort	Datum	1.	2.	3.	4.	1.	2.	3.	4.	Bemerkungen
Börbig	11. 4.1871	29	47	18	14	g	g	r	r[2]	[2] zu spät revaccinirt.

Reg.=Bez. Erfurt.

Ort	Datum	1.	2.	3.	4.	1.	2.	3.	4.	Bemerkungen
Erfurt	? 12.1870	43	48	18	28	g	g	g	g	
Nordhausen	? 12.1870	29[3]	35	33	5	?	?	?	?	[3] franz. Infanterist.

Reg.-Bez. Düsseldorf.

Ort	Datum des Beginns der Epidemie	Die erkrankte Person stand im ...ten Lebensjahre				Impfzustand der erkrankten Person				Bemerkungen
		1.	2.	3.	4.	1.	2.	3.	4.	
Duisburg	? 1.1871	31	66	25	1	g	g	g	u	
	? 12.1873	51	30	1	2	g	r	g	u	
	? 3.1882	35	?	11	14	r	r	g	u	
Essen	7. 2.1881	11	1	8	30	u	g	r	r	
Gerresheim	21.12.1870	42	33	36	21	r	g	4)	g	4) nachgeimpft.
St. Hubert	20. 3.1871	65	39	22	28	g	g	g	g	
Hüls	? 2.1871	?	?	?	?	?	?	?	?	
Kaiserswerth	15. 1.1871	37	22	14	57	g	g	g	g	
Kempen	11. 2.1871	44	47	33	41	?	?	?	?	
Krefeld Stadt	25. 3.1865	24	21	17	17	g	g	g	g	
„ Land	13. 2.1871	32	48	43	47	g	g	g	g	
Neuß	13. 1.1871	55	31	24	19	g	g	r	g	
	25.12.1872	31⁵)	22	23	41	r o. E.	r	g	g o. E.	5) Lumpensortirerin.
Stoppenberg	? 4.1881	25	39	1	?	g	g	u	g	
	? 1.1882	13	20	6	6	r	r	g	g	
Wesel	24.12.1870	68	19	33	49	g	g	g	g	
	16. 3.1876	23	1	26	56	g	u	g	g	
Reg.-Bez. Köln										
Bonn	7. 2.1867	24	37	30	51	r	g	g	g	
	8.11.1870	?⁶)	49	4	41	?	g	g	r	6) franz. Offizier.
Köln	? 10.1849	21	4	41	?	?	?	?	?	
	? 12.1855	46	11	?	25	?	?	?	?	
	? 2.1858	39	18	12	26	?	?	?	?	
	? 12.1864	?⁷)	27	43	59	?	?	?	?	7) Unters.-Gefangener.
Mülheim a. Rh.	4. 1.1871	34	22	18	24	g	g	r	r o. E.	
	10. 8.1882	57	17	19	13	u	u	u	u	
Reg.-Bez. Aachen.										
Cörrenzig	? 1.1871	25	3	24	24	?	?	?	?	
	? 5.1872	47	8	30	3	?	?	?	?	
Montjoie	? 2.1849	20	19	44	27	?	?	?	?	

Bemerkt sei zu der Tabelle noch, daß die unter den ersten Erkrankten befindlichen Geimpften überwiegend einem Lebensalter angehörten, in welchem der Impfschutz bereits wieder abgenommen hatte.

Daß in der That eine mangelhaft geimpfte Umgebung beim Auftreten der Pocken auch für die Geimpften eine Gefahr bildet, das ergiebt sich zur Genüge aus der Pockenstatistik des Jahres 1886, nach welcher ²/₃ sämmtlicher Pockentodesfälle im Deutschen Reiche an den Grenzen sich ereignet haben (vgl. Seite 30), sowie aus den Erfahrungen, welche in der preußischen Armee vor und nach dem Inkrafttreten des Reichs-Impfgesetzes gemacht worden sind (vgl. Seite 8 und Tafel 5).

3. **Prüfung des Materials mit Rücksicht auf die Frage, ob die Schutzpocken-Impfung gegen das Sterben an Pocken Schutz gewährt.**

Im Nachstehenden ist der Versuch gemacht zu ermitteln, wie sich in den verschiedenen Altersklassen*) das Sterblichkeitsprocent der als geimpft aufgeführten Erkrankten zu demjenigen der als ungeimpft bezeichneten verhält. Um den Berechnungen möglichst große Zahlen zu Grunde legen zu können, sind auch solche Listen benutzt worden, in welchen über den Ausgang der Krankheit in mehr oder weniger zahlreichen Fällen nichts vermerkt ist. Von den Erkrankungen überhaupt wurden demnach in den einzelnen Altersklassen zunächst diejenigen mit unbekanntem Ausgange in Abzug gebracht, und erst dann das Sterblichkeitsverhältniß der Geimpften, (einschließlich der Wiedergeimpften und der wenigen bereits früher Geblatterten), ferner der Ungeimpften und endlich der Erkrankten mit unbekanntem Impfzustande berechnet. — Auch hier sind die Journale der Berliner Sanitätskommission wegen ihrer großen Unvollständigkeit von den übrigen Listen getrennt bearbeitet und zwar sowohl für den Zeitraum von 1865 bis 1870, wie für die umfangreiche Epidemie von 1871/72 und endlich für den gesammten Zeitraum von 1865 bis 1874 (s. auf Seite 168 die Uebersichten A I—III). Im Anschlusse an eine aus den übrigen amtlichen Listen berechnete Zusammenstellung der Sterblichkeitsverhältnisse (Uebersicht B) ist dann noch eine Gesammtübersicht (C) gegeben, welche die Zahlen der Berliner Journale mit denjenigen der übrigen Listen vereinigt.

Ueber die Listen selbst, welche diesem Theile der Bearbeitung zu Grunde gelegt worden sind, giebt die nachstehende Zusammenstellung weitere Auskunft:

Nr.	Ort ꝛc.	Jahre, auf welche die Listen sich beziehen	Erkrankungen mit bekanntem Ausgange	Todesfälle	Erkrankungen mit unbekanntem Ausgange
1	Berlin (Journale der Sanitätskommission)	1865—70	7 796	820	20
	" " "	1871/72	20 648	4 524	12
	" " "	1873/74	427	106	—
	Zusammen	1865—74	28 871	5 450	32
	Reg.-Bez. Liegnitz.				
2	Liegnitz	1865—69	76	5	2
	"	1870—72	904	129	8
	Reg.-Bez. Magdeburg.				
3	Arneburg	1872/73	12	2	—
4	Bregenstedt	1834	25	2	—
5	Calbe	1834—71	642	50	2
6	Hornburg	1871/72	123	23	4
7	Neuhaldensleben	1833—72	231	19	60
8	Groß-Salze	1834—72	111	15	1

---
*) Innerhalb des ersten Lebensjahres noch weitere Altersklassen zu unterscheiden, war in dem vorliegenden Falle ohne Werth; denn zweifellos wird ein großer Procentsatz der in den ersten Lebensmonaten erkrankten als „geimpft" aufgeführten Kinder nur deshalb geimpft worden sein, weil in ihrer Umgebung Pockenfälle vorgekommen waren. Es müssen demnach die im Inkubationsstadium geimpften Kinder in den ersten Lebensmonaten besonders häufig gewesen sein.

Reg.-Bez. Magdeburg.

Nr.	Ort ꝛc.	Jahre, auf welche die Listen sich beziehen	Erkrankungen mit bekanntem Ausgange	Todesfälle	Erkrankungen mit unbekanntem Ausgange
9	Groß-Santersleben	1834	14	2	—
10	Schönebeck[1])	1834—73	483	85	24
11	Süplingen	1833	25	4	—
	Reg.-Bez. Merseburg.				
12	Zörbig	1871	30	1	—
	Reg.-Bez. Erfurt.				
13	Erfurt	1833—72	2 168	273	55
14	Nordhausen	1869—72	908	181	8
15	Treffurt	1856—72	11	—	4
	Reg.-Bez. Düsseldorf.				
16	Bracht, Bürgermeisterei	1857—72	28	7	—
17	Brüggen, "	1872	16	4	—
18	Duisburg	1871/72	2 988	572	23
	"	1873/74	112	18	1
	"	1882/83	19	2	—
19	Essen	1881/82	435	73	1
20	Gerresheim, Land u. Stadt, Bürgermeisterei	1865—72	304	49	28
21	Grefrath, Bürgermeisterei	1858—72	15	—	—
22	Hüls, "	1871/72	291	55	—
23	Kaiserswerth, Land u. Stadt, Bürgermeisterei	1865—74	162	20	54
24	Kempen	1871/72	32	11	6
25	Krefeld, Stadt	1865—67	273	10	13
26	Krefeld, Land	1871/72	118	19	—
27	Neuß	1865—73	248	25	—
	"	1880—82	10	1	1
28	Stoppenberg, Bürgermeisterei	1881/82	47	4	—
29	Wesel	1870—73	49	10	474
30	Ort ohne Angabe	1871/72	48	13	—
	Reg.-Bez. Köln.				
31	Bonn	1870—72	115	16	2
32	Köln	1849—73	3 953	521	763
33	Mülheim a. Rh.	1871/72	183	42	—
	Reg.-Bez. Aachen.				
34	Baesweiler, Bürgermeisterei	1866—72	41	4	—
35	Coerrenzig "	1871/72	209	34	—
36	Gangelt, Verwaltungs-Bezirk	1872	19	9	—
37	Jülich	1871	71	17	—
38	Montjoie, Bürgermeisterei	1849—51	78	9	—
39	Straeten, Ortschaft	1881	20	2	—
	Summe		44 518	7 788	1 571

[1]) In Schönebeck sind außerdem während des Jahres 1849 noch 154 Erkrankungen mit 4 Todesfällen vorgekommen. Da die Akten indeß ein namentliches Verzeichniß dieser Personen nicht enthielten, so haben sie hier nicht berücksichtigt werden können.

A. Die Sterblichkeit unter denjenigen an Pocken erkrankten Personen, welche in den Journalen der Berliner Sanitätskommission aufgeführt sind (unter Berücksichtigung des Impfzustandes).

I. 1865 bis 1870.

Altersklasse	Geimpfte einschl. Wiedergeimpfte		Ungeimpfte		Impfzustand unbekannt, bezw. nicht angegeben, unleserlich ꝛc.		Summa		Sterblichkeits-Procent der			Sterblichkeits-Procent überhaupt
	Erkrankt	Gestorben	Erkrankt	Gestorben	Erkrankt	Gestorben	Erkrankt	Gestorben	Geimpften ꝛc.	Ungeimpften	mit unbekanntem Impfzustand ꝛc.	
im 1. Jahre	100	24	511	211	—	—	611	235	24,0	41,3	—	38,5
" 2.— 5. "	458	70	742	147	—	—	1 200	217	15,3	19,8	—	18,1
" 6.—10. "	371	22	159	16	—	—	530	38	5,9	10,1	—	7,2
" 11.—15. "	218	2	21	2	1	—	240	4	0,9	9,5	0,0	1,7
" 16.—20. "	495	3	8	1	6	—	509	4	0,6	12,5	0,0	0,8
" 21.—30. "	1 774	43	15	1	11	—	1 800	44	2,4	6,7	0,0	2,4
" 31.—40. "	1 410	90	11	1	1	—	1 422	91	6,4	9,1	0,0	6,4
" 41.—60. "	1 278	147	12	4	—	—	1 290	151	11,5	33,3	—	11,7
" 61.—80. "	174	30	7	4	1	—	182	34	17,2	57,1	0,0	18,7
" 81. Jahre u. darüber	1	—	—	—	—	—	1	—	0,0	—	—	0,0
ohne Angabe	9	1	1	1	1	—	11	2	11,1	100,0	0,0	18,2
Summa 1865—70	6 288	432	1 487	388	21	—	7 796	820				10,5

II. 1871/72.

Altersklasse	Erkrankt	Gestorben	Erkrankt	Gestorben	Erkrankt	Gestorben	Erkrankt	Gestorben	Geimpften	Ungeimpften	mit unbek. Impfzust.	überhaupt
im 1. Jahre	259	136	977	570	56	56	1 292	762	52,5	58,3	100,0	59,0
" 2.— 5. "	1 244	437	1 359	564	55	55	2 658	1 056	35,1	41,5	100,0	39,7
" 6.—10. "	737	163	251	77	12	12	1 000	252	22,1	30,7	100,0	25,2
" 11.—15. "	633	44	46	3	3	3	682	50	7,0	6,5	100,0	7,3
" 16.—20. "	1 891	90	114	9	14	14	2 019	113	4,8	7,9	100,0	5,6
" 21.—30. "	5 150	466	260	45	40	40	5 450	551	9,0	17,3	100,0	10,1
" 31.—40. "	3 538	528	165	47	32	32	3 735	607	14,9	28,5	100,0	16,3
" 41.—60. "	2 984	809	122	48	31	31	3 137	888	27,1	39,3	100,0	28,3
" 61.—80. "	551	200	34	12	13	13	598	225	36,3	35,3	100,0	37,6
" 81. Jahre u. darüber	4	2	1	—	—	—	5	2	50,0	0,0	—	40,0
ohne Angabe	47	9	24	8	1	1	72	18	19,1	33,3	100,0	25,0
Summa 1871/72	17 038	2 884	3 353	1 383	257	257	20 648	4 524				21,9

III. 1865 bis 1874.

Altersklasse	Erkrankt	Gestorben	Erkrankt	Gestorben	Erkrankt	Gestorben	Erkrankt	Gestorben	Geimpften	Ungeimpften	mit unbek. Impfzust.	überhaupt
im 1. Jahre	366	163	1 539	810	57	57	1 962	1 030	44,5	52,6	100,0	52,5
" 2.— 5. "	1 757	518	2 142	725	55	55	3 954	1 298	29,5	33,8	100,0	32,8
" 6.—10. "	1 150	189	413	94	13	13	1 576	296	16,4	22,8	100,0	18,8
" 11.—15. "	864	49	67	5	4	3	935	57	5,7	7,5	75,0	6,1
" 16.—20. "	2 406	93	122	10	21	15	2 549	118	3,9	8,2	71,4	4,6
" 21.—30. "	7 024	524	279	47	53	42	7 356	613	7,5	16,8	79,2	8,3
" 31.—40. "	4 996	627	177	48	33	32	5 206	707	12,6	27,1	97,0	13,6
" 41.—60. "	4 288	963	135	53	32	32	4 455	1 048	22,5	39,3	100,0	23,5
" 61.—80. "	729	230	41	16	14	13	784	259	31,6	39,0	92,9	33,0
" 81. Jahre u. darüber	5	2	1	—	—	—	6	2	40,0	0,0	—	33,3
ohne Angabe	57	10	26	10	5	2	88	22	17,5	38,5	40,0	25,0
Summa 1865—74	23 642	3 368	4 942	1 818	287	264	28 871	5 450				18,9

B. Die Sterblichkeit unter denjenigen an Pocken erkrankten Personen, welche in den übrigen amtlichen Listen (ausschließl. Berlin) aufgeführt sind (unter Berücksichtigung des Impfzustandes).

Altersklasse	Geimpfte einschl. Wiedergeimpfte		Ungeimpfte		Impfzustand unbekannt, bezw. nicht angegeben, unleserlich 2c.		Summa		Sterblichkeits-Procent der			Sterblichkeits-Procent überhaupt
	Erkrankt	Gestorben	Erkrankt	Gestorben	Erkrankt	Gestorben	Erkrankt	Gestorben	Geimpften 2c.	Ungeimpften	mit unbekanntem Impfzustand 2c.	
im 1. Jahre	59	27	490	261	156	79	705	367	45,8	53,3	50,6	52,1
„ 2.— 5. „	248	54	574	209	177	34	999	297	21,8	36,4	19,2	29,7
„ 6.—10. „	410	49	112	25	182	18	704	92	12,0	22,3	9,9	13,1
„ 11.—15. „	605	33	23	6	327	10	955	49	5,5	26,1	3,1	5,1
„ 16.—20. „	914	20	6	4	639	10	1559	34	2,2	66,7	1,6	2,2
„ 21.—30. „	2273	154	37	10	1299	72	3609	236	6,8	27,0	5,5	6,5
„ 31.—40. „	1913	221	19	4	1040	112	2972	337	11,6	21,1	10,8	11,3
„ 41.—60. „	2071	459	26	10	1122	236	3219	705	22,2	38,5	21,0	21,9
„ 61.—80. „	335	116	10	4	176	63	521	183	34,6	40,0	35,8	35,1
„ 81. Jahre u. darüber	1	—	—	—	3	1	4	1	0,0	—	33,3	25,0
ohne Angabe	26	3	3	1	371	33	400	37	11,5	33,3	8,9	9,3
Summa	8855	1136	1300	534	5492	668	15647	2338				14,9

C. Die Sterblichkeit unter sämmtlichen in den Uebersichten A. und B. aufgeführten Personen (unter Berücksichtigung des Impfzustandes).

Altersklasse	Geimpfte einschl. Wiedergeimpfte		Ungeimpfte		Impfzustand unbekannt, bezw. nicht angegeben, unleserlich 2c.		Summa		Sterblichkeits-Procent der			Sterblichkeits-Procent überhaupt
	Erkrankt	Gestorben	Erkrankt	Gestorben	Erkrankt	Gestorben	Erkrankt	Gestorben	Geimpften 2c.	Ungeimpften	mit unbekanntem Impfzustand 2c.	
im 1. Jahre	425	190	2029	1071	213	136	2667	1397	44,7	52,8	63,8	52,4
„ 2.— 5. „	2005	572	2716	934	232	89	4953	1595	28,5	34,4	38,4	32,2
„ 6.—10. „	1560	238	525	119	195	31	2280	388	15,3	22,7	15,9	17,0
„ 11.—15. „	1469	82	90	11	331	13	1890	106	5,6	12,2	3,9	5,6
„ 16.—20. „	3320	113	128	14	660	25	4108	152	3,4	10,9	3,8	3,7
„ 21.—30. „	9297	678	316	57	1352	114	10965	849	7,3	18,0	8,4	7,7
„ 31.—40. „	6909	848	196	52	1073	144	8178	1044	12,3	26,5	13,4	12,8
„ 41.—60. „	6359	1422	161	63	1154	268	7674	1753	22,4	39,1	23,2	22,8
„ 61.—80. „	1064	346	51	20	190	76	1305	442	32,5	39,2	40,0	33,9
„ 81. Jahre u. darüber	6	2	1	—	3	1	10	3	33,3	0,0	33,3	30,0
ohne Angabe	83	13	29	11	376	35	488	59	15,7	37,9	9,3	12,1
Summa	32497	4504	6242	2352	5779	932	44518	7788				17,5

In den vorstehenden Sterblichkeitsübersichten sind diejenigen Verhältnißzahlen, welche auf weniger als hundert Erkrankungsfälle sich beziehen, durch kleineren Druck der Ziffern kenntlich gemacht.

Im übrigen ist zu den Tabellen noch folgendes zu bemerken:

In den Uebersichten unter A. (Berlin) fällt zunächst auf, daß in der Epidemie von 1871/72 die Sterblichkeit eine ganz auffallend große gewesen ist. Nach der Liste sind nämlich in diesen beiden Jahren 21,9 %, d. h. mehr als der fünfte Theil sämmtlicher Erkrankten gestorben, während in dem Zeitraum von 1865 bis 1870 das Sterblichkeitsprocent nur 10,5 betragen hat. Mag dieser Unterschied auch zum kleineren Theile darin begründet sein, daß die Seuche mit ihrer größeren Ausbreitung an Bösartigkeit zugenommen hat, so ist doch die eigentliche Erklärung ohne Zweifel darin zu suchen, daß während der großen Epidemie von 1871/72 die leichteren Erkrankungen sich der Kenntniß entzogen haben und in die Listen nicht mit aufgenommen worden sind.

Bis zu welchem Grade die Journale der Berliner Sanitätskommission unvollständig sind, erhellt zur Genüge daraus, daß in denselben für die Jahre 1871/72 4524 Todesfälle sich verzeichnet finden, während thatsächlich nach amtlichen Quellen allein in der Zeit vom 1. Januar 1871 bis Ende Juli 1872 nicht weniger als 6478 Todesfälle an Pocken in Berlin sich ereignet haben.*)

Daß unter solchen Umständen die Zahl der mit Genesung endenden Erkrankungen, welche in die Listen nicht eingetragen sind, eine außerordentlich große gewesen sein muß, liegt auf der Hand. Bemerkenswerth ist noch, daß in den Jahren 1871/72 (siehe Uebersicht A H) sämmtliche 257 Personen, bei welchen ein Vermerk über den Impfzustand fehlt, gestorben sind. Diese Fälle finden sich mehrfach in langen Reihen hintereinander in der Liste aufgeführt mit der Bemerkung „laut Todtenschein"; sie sind offenbar erst dadurch zur Kenntniß der Sanitätskommission gelangt, daß sie einen tödtlichen Ausgang genommen haben. Auch der Umstand, daß abgesehen von jenen 257 Fällen unter den 20 648 in der Epidemie von 1871/72 aufgeführten pockenkranken Personen die Angabe des Impfzustandes bei keiner einzigen Person unbekannt geblieben ist, ist nicht gerade geeignet, das Vertrauen zu der Zuverlässigkeit der Liste zu erhöhen. Auch dem Nicht-Sachverständigen muß sich der Verdacht aufdrängen, daß die Feststellung des Impfzustandes hier in einer Weise stattgefunden hat, welche auf Zuverlässigkeit keinen Anspruch machen darf.

Wenn trotz aller dieser Fehlerquellen, welche eine statistische Verwerthung der Berliner Listen nahezu unmöglich machen, die Berechnung der Sterblichkeitsprocente für die in diesen Listen aufgeführten Erkrankten mitgetheilt worden ist, so soll dadurch nur der Nachweis erbracht werden, daß auch dieses Material noch in unverkennbarer Weise dafür spricht, daß die Sterblichkeit der an den Pocken erkrankten Geimpften eine geringere ist, als diejenige der Ungeimpften derselben Altersklassen. — Zu dem gleichen Ergebniß führt die Prüfung der übrigen amtlichen Listen; nur tritt hier der Schutz, welchen die Impfung vor dem Sterben an Pocken gewährt, in noch höherem Maße zu Tage (vgl. Uebersicht B). Das Letztere gilt auch von der Uebersicht C, in welcher die sämmtlichen 44 518 Erkrankungsfälle nach den angegebenen Gesichtspunkten zusammengestellt sind.

---

*) Guttstadt, die Pockenepidemie in Preußen, insbesondere in Berlin 1870/72. Zeitschrift des Königlich preußischen statistischen Büreau, 1873, XIII. Seite 116.

Es erübrigt noch, das Sterblichkeitsverhältniß der in den Listen als „revaccinirt" aufgeführten Pockenkranken ins Auge zu fassen. Allerdings ist die Zahl dieser Kranken nur eine geringe; denn nach Abzug der Journale der Berliner Sanitätskommission, welche wegen ihrer genügend dargelegten Unvollständigkeit hier unberücksichtigt geblieben sind, finden sich in den sämmtlichen bearbeiteten Listen unter 15 647 Erkrankungen mit bekanntem Ausgange (vgl. die Uebersicht B auf Seite 169) nur 737, welche nach Ausweis der Listen revaccinirte Personen betroffen haben. Das Nähere bezüglich dieser Fälle ergiebt die nachstehende Uebersicht:

D. Sterblichkeit unter den als revaccinirt aufgeführten Pockenkranken, verglichen mit der Sterblichkeit der Geimpften, der Ungeimpften, der Kranken mit unbekanntem Impfzustande und der Kranken überhaupt.

Altersklasse	Revaccinirte		Sterblichkeits-Procent der				
	erkrankt	gestorben	Revaccinirten	als „Geimpft" Aufgeführten	Ungeimpften	Kranken mit unbekanntem Impfzustande	sämmtlichen Kranken
im 1. Jahre	—	—	—	45,8	53,3	50,6	52,1
„ 2.— 5. „	2	—	0,0	22,0	36,4	19,2	29,7
„ 6.—10. „	18	1	5,6	12,2	22,3	9,9	13,1
„ 11.—15. „	70	3	4,3	5,6	26,1	3,1	5,1
„ 16.—20. „	110	—	0,0	2,5	66,7	1,6	2,2
„ 21.—30. „	202	12	5,9	6,9	27,0	5,5	6,5
„ 31.—40. „	154	11	7,1	11,9	21,1	10,8	11,3
„ 41.—60. „	152	29	19,1	22,4	38,5	21,0	21,9
„ 61.—80. „	25	8	32,0	34,8	40,0	35,8	35,1
„ 81. Jahre und darüber	—	—	—	0,0	—	33,3	25,0
ohne Altersangabe	4	1	25,0	9,1	33,3	8,9	9,3
Summa	737	65					14,9

Wie die Uebersicht zeigt, sind von 200 erkrankten Revaccinirten im Alter bis zu 20 Jahren nur 4, d. h. 2 Procent gestorben. Erst im Alter von mehr als 40 Jahren, wo vermuthlich bereits Jahrzehnte seit der Revaccination verstrichen waren und demnach der durch die Revaccination gewährte Schutz nicht mehr voll zur Geltung kommen konnte, beginnt die Sterblichkeit wieder anzusteigen. Durchweg ist sie aber bei den Revaccinirten geringer als bei den Geimpften und wiederum bei den Geimpften weit geringer als bei den Ungeimpften. —

Das bearbeitete Material spricht sonach in unverkennbarer Weise dafür, daß die Impfung thatsächlich einen beträchtlichen Schutz vor dem Sterben an Pocken gewährt.

Nun ist aber weiter zu berücksichtigen, daß, wenn man die ohne Erfolg und die zu spät Geimpften aus der Zahl der Geimpften auszuscheiden vermöchte, um sie, wie es billig wäre, den Ungeimpften zuzurechnen, das Verhältniß der Sterblichkeit dieser beiden Kategorien ganz außerordentlich zu Gunsten der Geimpften sich verändern würde. Noch mehr würde das Letztere der Fall sein, wenn die Zahl derjenigen zu ermitteln wäre, welche auf Grund ihrer eigenen Angaben bezw. derjenigen ihrer Angehörigen als „Geimpfte" in die Listen eingetragen sind, ohne überhaupt je geimpft zu sein.

So wirken alle die Unrichtigkeiten, welche in den Listen bezüglich der Angabe des Impfzustandes enthalten sind, in dem Sinne, daß das Sterblichkeitsprocent der Geimpften durch Einrechnung thatsächlich nicht oder wenigstens nicht wirksam Geimpfter ungünstig beeinflußt wird; trotzdem aber stellen sich, wie die Uebersichten zeigen, die Zahlen für die Geimpften im Vergleich zu den Ungeimpften sehr günstig.

Schlußbemerkungen.

Nachdem im Vorstehenden die Ergebnisse der Bearbeitung einer Anzahl sogenannter Ur-Pockenlisten mitgetheilt sind, erübrigt es hinsichtlich der Zuverlässigkeit der in ihnen enthaltenen Aufzeichnungen einige Bemerkungen hinzuzufügen. In vielen Fällen lassen schon das Aeußere der Listen, die flüchtige Schrift, die häufigen Korrekturen, doppelte Aufführung einer und derselben Erkrankung u. dgl. m. auf die geringe Sorgfalt schließen, mit welcher die Eintragungen wenigstens zum Theil gemacht worden sind. In zahlreichen Listen ist zwar der Name des behandelnden Arztes bei den Angaben über die einzelnen Kranken in einer besonderen Spalte vermerkt, es haben sich unter den bearbeiteten Listen aber nur zwei (diejenigen von Sömmerda und Kaiserswerth) gefunden, in welchen dies anscheinend von der Hand der betreffenden Aerzte selbst geschehen ist. Ob in den übrigen Fällen die Aufzeichnungen auf Grund von ärztlichen Meldekarten gemacht worden sind, oder ob die Anzeigen über die Erkrankungen einschließlich der Angaben über die Namen der behandelnden Aerzte von Nichtärzten herrühren, ist aus den Verzeichnissen nicht zu ersehen. — Es liegt in der Natur der Sache, daß von den sämmtlichen Angaben der Listen diejenigen über den Impfzustand am wenigsten auf Zuverlässigkeit Anspruch machen können. Es ist anzunehmen, daß selbst die Aerzte, von welchen Meldungen über Pockenerkrankungen gemacht sind, die Anzeige über den Impfzustand nur zum Theil auf Grund des eingesehenen Impfscheines, bezw. des Vorhandenseins von Impfnarben erstattet haben; in den meisten Fällen wird vielmehr lediglich die Aussage des Kranken oder der Angehörigen desselben der Meldung zu Grunde gelegt sein. Es kommt hinzu, daß nach den früher in Preußen bestandenen gesetzlichen Vorschriften diejenigen Eltern (Vormünder c.), deren ohne Grund ungeimpft gebliebene Kinder (Mündel c.) von den Pocken befallen wurden, strafbar waren. Welche Rückwirkung diese Bestimmung auf die Zuverlässigkeit der Angaben über den Impfzustand Pockenkranker hatte, geht aus folgendem Beispiel hervor: Ein Arzt, welcher gelegentlich der oben besprochenen Pockenepidemie in Nordhausen durch Herausgabe einer besonderen Druckschrift die in der Bevölkerung verbreiteten Vorurtheile gegen die Impfung zu zerstreuen suchte, sprach es in der Druckschrift ganz offen aus, daß er es nicht habe über sich gewinnen können, die Bestrafung von Eltern herbeizuführen, welche durch den Tod eines an den Pocken erkrankten ungeimpft gelassenen Kindes bereits hart genug ihren Irrthum hätten büßen müssen.

Lehrreich ist auch folgende Thatsache: Aus der Pockenepidemie, von welcher die Stadt Essen in den Jahren 1881/82 heimgesucht worden ist, liegen zwei Listen vor, nämlich 1. ein von der städtischen Behörde geführtes Verzeichniß und 2. ein Krankenregister des Pockenlazareths. Beide Listen enthalten Angaben über den Impfzustand der von den Pocken Befallenen. Ein im Gesundheitsamte angestellter Vergleich dieser Eintragungen hat nun ergeben, daß bei etwa 20 pCt. der in dem Krankenregister des Lazareths aufgeführten 236 Pockenkranken die Angabe über den Impfzustand von derjenigen abweicht, welche in der städtischen Liste sich findet. Manche Kranke sind in der einen Liste als geimpft, in der anderen als ungeimpft bezeichnet, bei anderen giebt die eine Liste eine einmalige, die andere eine mehrmalige Impfung an ꝛc. Zur Ergänzung dieser Mittheilung möge hier noch eine Aeußerung aus einer Veröffentlichung des Dr. Wahl in Essen beigefügt sein, welche sich auf die drei letzten in der genannten Stadt beobachteten Pockenepidemien bezieht. Dr. Wahl schreibt:*)

„Die Vaccinationsfrage habe ich nicht berührt, weil mir das betreffende Material zu irgendwelchen Schlüssen nicht geeignet erschien. Aus der Epidemie von 1871/72 lagen mir 1199 Anmeldescheine vor, auf denen Vermerke über angeblich stattgehabte Impfungen verzeichnet waren. Abgesehen davon, daß dieselben oft sehr unklar und zweifelhaft waren, ließ sich bezüglich der Zuerstgeimpften eine Controle durch die Stammimpflisten nicht ermöglichen, weil dieselben erst vom Jahre 1874 an in einer correcten und genauen Weise geführt sind. Anders bei der Epidemie von 1881/82. Da können die Impflisten bezüglich der Controle als sicherer Anhalt dienen. Es ergab sich indessen ein negatives Resultat. Bei einer im Verhältniß zu der kleinen Ziffer der Erkrankungen und Todesfälle in den ersten Lebensjahren nicht unbedeutenden Anzahl der in den Polizeilisten als geimpft aufgeführten Fälle fanden sich in den Stammimpflisten keine Notizen über wirklich stattgehabte Vaccination vor, so daß jene als geimpft angemeldeten Kinder in der That nicht geimpft waren. Diese falschen Angaben wurden seitens der Angehörigen entweder aus Unkenntniß oder aus Furcht vor Bestrafung wegen unterlassener Impfung gemacht. Es wäre demnach widersinnig gewesen, aus einem so werthlosen und ohnedies sehr kleinen Material irgendwelche Schlüsse bezüglich der Impffrage formuliren zu wollen."

Wenn sonach gewichtige Einwände gegen die Zuverlässigkeit der in den Listen enthaltenen Angaben über den Impfzustand der Erkrankten zu erheben sind, so trifft doch auch hier wieder zu, was bereits früher bezüglich der statistischen Verwerthbarkeit des Begriffes „geimpft" ausgeführt wurde, daß nämlich die Mängel der Listen die Schutzkraft der Impfung geringer erscheinen lassen, als sie thatsächlich gewesen ist. Wohl werden viele Kranke als geimpft angemeldet sein, ohne eine Schutzimpfung erfahren zu haben, kaum je aber wird es vorgekommen sein, daß geimpfte Kranke als ungeimpft gemeldet worden sind. —

---

*) Statistische Mittheilungen über 3 Pockenepidemien in Essen (1866/67, 1871/72, 1881/82). Deutsche medicinische Wochenschrift 1883 Seite 704.

Zur Beurtheilung des Impfzustandes der Bevölkerung in den älteren Provinzen Preußens vor dem Inkrafttreten des Reichsimpfgesetzes haben die vorstehenden Erörterungen bereits mehrfache Anhaltspunkte ergeben. Jedenfalls steht es fest, daß die Durchführung der Impfung an einer Anzahl von Orten und zwar besonders an solchen, welche von verhältnißmäßig schweren Pockenepidemieen heimgesucht worden sind, eine sehr mangelhafte gewesen ist (vgl. die Erörterungen über die Liste von Nordhausen auf Seite 148 u. 149 und diejenige von Duisburg auf Seite 151). Auch die große Zahl der in den bearbeiteten Listen als ungeimpft aufgeführten, an den Pocken erkrankten Kinder im Alter von 3 bis 10 Jahren läßt nach dieser Richtung keinen Zweifel (vgl. S. 161).

Zu denjenigen Städten, welche seit Anfang der 60er Jahre mehrfach von Pockenepidemieen heimgesucht worden sind, gehört auch Aachen. Es steht hiermit die Thatsache in Einklang, daß in Aachen die Impfung ebenfalls unvollkommen durchgeführt gewesen ist, wie das nachstehende von der Königlichen Regierung zu Aachen eingesandte Verzeichniß unschwer erkennen läßt:

Verzeichniß der in den Jahren 1860 bis 1874 geborenen, geimpften und wiedergeimpften Kinder in der Stadt Aachen.

Jahr	Lebend geboren	Geimpft				Wiedergeimpft				
		mit Erfolg	ohne oder mit unsicherem Erfolg	zum dritten Male ohne Erfolg	Summa	mit Erfolg	mit unvollständigem Erfolge	ohne Erfolg	mit unbekanntem Erfolge	Summa
1860	2 330	1 515	73	—	1 588	—	—	—	—	—
1861	2 204	1 501	93	—	1 594	130	119	12	—	261
1862	2 233	1 569	96	—	1 665	189	118	41	63	411
1863	2 338	1 742	25	—	1 767	88	124	—	163	375
1864	2 319	1 224	—	—	1 224	425	22	20	—	467
1865	2 505	1 531	13	—	1 544	636	51	—	160	847
1866	2 585	2 140	—	—	2 140	395	—	13	—	408
1867	2 406	1 864	10	10	1 884	3 573	2 167	93	—	5 833
1868	2 687	1 779	9	—	1 788	279	—	—	—	279
1869	2 747	1 967	119	5	2 091	331	—	15	—	346
1870	2 881	583	30	—	613	94	3	7	—	104
1871	2 565	2 146	—	—	2 146	780	—	—	—	780
1872	3 117	1 752	67	—	1 819	2 698	1 784	3 115	—	7 597
1873	3 134	1 301	57	—	1 358	103	4	12	—	119
1874	3 306	2 081	7	—	2 088	177	—	—	—	177

Die große Zahl der in der Uebersicht für die Jahre 1867 und 1872 aufgeführten Wiederimpfungen erklärt sich daraus, daß damals die Pocken in der Stadt herrschten.

— 175 —

Als ein weiteres Beispiel für die unzureichende Durchführung der Impfung möge noch die oben bereits erwähnte Stadt Essen genannt sein, für welche die Königliche Regierung zu Düsseldorf die nachstehende von dem Bürgermeisteramte aufgestellte Nachweisung eingesandt hat:

Nachweisung über die in den Jahren 1860 bis incl. 1875 in der Stadtgemeinde Essen geimpften Kinder.

Jahrgang	Zahl der geborenen Kinder	Gesammtzahl der in der General-Impfliste aufgeführten Kinder	Von den in der Rubrik 3 aufgeführten Kindern sind				Bemerkungen
			geimpft	gestorben	verzogen	ungeimpft geblieben wegen Krankheit und aus sonstigen unbekannten Gründen	
1.	2.	3.	4.	5.	6.	7.	8.
1860	1 016	1 066	690	154	57	165	
1861	1 064	1 182	788	175	70	149	
1862	1 068	1 183	873	140	39	131	
1863	1 437	1 345	825	137	222	161	
1864	1 567	1 461	1 154	111	118	78	
1865	1 885	—	—	—	—	—	Die General-Impfliste pro 1865 ist nicht mehr vorhanden.
1866	2 297	1 919	1 294	264	91	270	
1867	2 361	2 312	1 806	285	158	63	
1868	2 411	2 411	1 593	309	236	273	
1869	2 441	2 653	1 825	319	287	222	
1870	2 631	2 768	1 628	446	233	461	
1871	2 473	3 082	2 088	460	120	414	
1872	3 115	2 631	1 357	402	169	703	
1873	2 982	3 316	2 177	497	516	126	
1874	2 910	3 240	2 071	455	546	168	
1875	3 131	2 455	1 579	256	304	316	

Auf Seite 176 und 177 ist ferner aus dem „Generalbericht über das Medicinal- und Sanitätswesen im Regierungsbezirk Erfurt für die Jahre 1875 bis 1880*)" eine Uebersicht der in den 10 Jahren von 1865 bis 1874 in dem genannten Regierungs- bezirk vorgenommenen Impfungen mitgetheilt. Obgleich, wie in dem citirten Berichte hervorgehoben wird, auch schon vor Erlaß des Reichs-Impfgesetzes der Impfung der Schutzpocken sowie der Wiederimpfung seitens der Behörden möglichste Sorgfalt gewidmet wurde, so ist doch nach Ausweis der Tabellen die Durchführung der Impfung in den verschiedenen Kreisen des Regierungsbezirks eine sehr ungleichmäßige gewesen. (Der oben bereits besprochene Kreis Nordhausen ist hier nochmals mit aufgeführt.) Auch die verhältnißmäßig geringe Zahl der bis zum Jahre 1872 in die Listen aufgenommenen Wiederimpflinge ist bemerkenswerth.**)

---

*) Erstattet von Dr. H. O. Richter, Regierungs- und Medicinalrath, (Weimar, Druck von R. Wagner 1883).

**) Bezüglich der mit dem Jahre 1872 eingetretenen Zunahme der Wiederimpfungen vgl. die Circularverfügung vom 31. Oktober 1871 Abschnitt 5 Seite 111.

— 176 —

Tabelle der Resultate bei den in den 10 Jahren 1865 bis

Kreise	Es waren zu impfen	Davon blieben Restanten	Zahl der Restanten nach %	Es waren zu impfen	Davon blieben Restanten	Zahl der Restanten nach %	Es waren zu impfen	Davon blieben Restanten	Zahl der Restanten nach %	Es waren zu impfen	Davon blieben Restanten	Zahl der Restanten nach %
	im Jahre											
	1865			1866			1867			1868		
Erfurt (Stadtkreis) dto. (Landkreis)	1 582	161	10,11	1 686	480	28,47	2 085	646	30,98	2 072	484	23,36
Heiligenstadt	1 345	164	12,19	1 357	113	8,33	1 327	99	7,46	1 249	151	12,09
Langensalza	1 071	112	10,45	1 025	107	10,44	1 048	88	8,39	1 044	147	14,08
Mühlhausen	1 676	164	9,19	1 689	177	10,48	1 720	202	11,74	1 759	218	12,61
Nordhausen	2 243	248	11,06	2 124	236	11,11	2 230	239	10,71	2 100	438	20,86
Schleusingen	1 338	120	8,97	1 301	177	13,61	1 315	150	11,41	1 248	167	13,38
Weißensee	824	12	1,46	832	30	3,60	837	23	2,75	834	15	1,80
Worbis	1 461	59	4,04	1 437	55	3,83	1 435	63	4,39	1 359	62	4,56
Ziegenrück	443	42	9,48	456	35	7,68	479	27	5,64	432	23	5,32
Summa	11 983	1 082	9,03	11 907	1 410	11,84	12 476	1 537	12,32	12 097	1 705	14,09

Tabelle der Resultate bei den in den 10 Jahren 1865 bis

Kreise	Es waren wiederzuimpfen	Davon blieben Restanten	Procentzahl der Restanten	Es waren wiederzuimpfen	Davon blieben Restanten	Procentzahl der Restanten	Es waren wiederzuimpfen	Davon blieben Restanten	Procentzahl der Restanten	Es waren wiederzuimpfen	Davon blieben Restanten	Procentzahl der Restanten
	im Jahre											
	1865			1866			1867			1868		
Erfurt (Stadtkreis) dto. (Landkreis)	379	—	—	398	—	—	499	—	—	655	—	—
Heiligenstadt	715	—	—	1 071	—	—	878	121	13,78	773	176	7,85
Langensalza	573	19	3,32	530	5	0,94	667	7	1,05	625	4	1,06
Mühlhausen	945	48	5,08	964	84	8,71	973	13	1,34	891	13	11,08
Nordhausen	977	13	1,33	1 070	1	0,09	1 119	27	2,41	1 071	202	26,84
Schleusingen	541	28	5,18	528	13	2,46	521	15	2,88	540	29	2,65
Weißensee	591	1	0,17	550	5	0,91	591	7	1,18	562	—	—
Worbis	857	—	—	817	—	—	893	15	1,68	776	17	19,36
Ziegenrück	305	75	2,46	289	56	19,03	318	73	22,96	304	54	25,32
Summa	6 243	184	2,95	6 217	164	2,64	6 459	278	4,30	6 197	495	7,99

1874 im Regierungsbezirk Erfurt vorgenommenen Impfungen.

Es waren zu impfen	Davon blieben Restanten	Zahl der Restanten nach %	Es waren zu impfen	Davon blieben Restanten	Zahl der Restanten nach %	Es waren zu impfen	Davon blieben Restanten	Zahl der Restanten nach %	Es waren zu impfen	Davon blieben Restanten	Zahl der Restanten nach %	Es waren zu impfen	Davon blieben Restanten	Zahl der Restanten nach %	Es waren zu impfen	Davon blieben Restanten	Zahl der Restanten nach %
1869			1870			1871			1872			1873			1874		
2 073	93	4,49	1 717	221	12,87	1 764	211	11,96	1 193	59	4,95	1 509	93	6,16	1 362	71	5,21
									495	50	10,10	703	44	6,25	632	37	5,85
1 331	172	12,92	1 348	258	19,14	1 403	92	6,56	1 099	75	6,82	1 249	69	5,52	1 223	40	3,27
1 079	236	21,87	1 138	219	19,24	1 056	189	17,90	923	170	18,42	1 077	249	23,12	1 048	233	22,23
1 728	238	13,77	1 794	230	12,82	1 768	201	11,37	1 530	214	14,00	1 947	219	11,24	1 784	263	14,74
2 302	817	35,49	2 705	1248	46,14	2 812	1020	36,27	2 355	865	36,73	2 731	747	27,35	2 693	723	26,68
1 356	125	9,22	1 421	169	11,89	1 349	143	10,37	1 147	223	19,44	1 510	162	10,72	1 489	180	12,08
872	25	2,87	938	122	13,01	891	41	4,60	733	26	3,54	913	38	4,15	905	40	4,42
1 351	90	6,66	1 439	158	10,98	1 469	131	8,92	1 255	95	7,57	1 340	42	3,13	1 370	49	3,57
442	28	6,33	461	40	8,68	412	26	6,31	398	31	7,79	545	37	6,78	438	20	4,56
12 534	1824	14,55	12 961	2665	20,56	12 954	2054	15,86	11 126	1808	16,25	13 524	1700	12,57	12 944	1656	12,79

1874 im Regierungsbezirk Erfurt vorgenommenen Revaccinationen.

Es waren wiederzuimpfen	Davon blieben Restanten	Procentzahl der Restanten	Es waren wiederzuimpfen	Davon blieben Restanten	Procentzahl der Restanten	Es waren wiederzuimpfen	Davon blieben Restanten	Procentzahl der Restanten	Es waren wiederzuimpfen	Davon blieben Restanten	Procentzahl der Restanten	Es waren wiederzuimpfen	Davon blieben Restanten	Procentzahl der Restanten	Es waren wiederzuimpfen	Davon blieben Restanten	Procentzahl der Restanten
1869			1870			1871			1872			1873			1874		
1 689	—	—	1 404	396	28,21	1 669	10	0,60	456	—	—	2 035	820	40,29	1 312	158	12,04
									413	—	—	978	44	4,49	553	24	4,34
764	60	7,85	796	44	5,53	890	2	0,22	1 371	17	1,24	2 766	125	4,51	1 287	118	9,16
471	5	1,06	743	141	18,98	555	8	1,44	635	10	1,57	2 240	746	33,30	660	160	24,24
939	104	11,08	1 127	118	10,47	1 041	36	3,46	1 580	22	1,39	3 197	290	9,07	1 772	233	10,65
1 129	303	26,84	1 218	384	31,53	1 046	3	0,29	2 089	2	0,10	4 982	928	18,62	2 825	989	35,01
717	19	2,65	737	21	2,85	803	31	3,86	719	17	2,36	3 417	647	18,93	1 563	117	7,48
545	—	—	636	—	—	605	—	—	1 976	7	0,35	1 308	71	5,42	644	42	6,52
872	169	19,36	869	238	27,39	925	112	12,11	1 079	14	1,30	3 635	251	6,90	1 137	70	6,24
304	77	25,32	320	66	20,62	255	—	—	300	—	—	1 378	90	6,53	352	17	10,51
7 431	737	9,92	7 850	1480	17,94	7 789	202	2,59	10 618	89	0,84	25 936	4012	15,46	12 105	1928	15,92

Für Berlin ist bereits früher von Dr. Guttstadt auf Grund amtlicher Quellen der Nachweis erbracht, daß die Impfung und insbesondere die Wiederimpfung daselbst vor Ausbruch der Pockenepidemie im Jahre 1871 nur mangelhaft durchgeführt gewesen ist.*) Das Nähere ergiebt die nachstehende von Dr. Guttstadt mitgetheilte Tabelle:

Das Verhältniß der Geimpften zu den Gebornen.
(Berlin 1840—1871).

Jahr	Geboren	Geimpft	Revaccinirt	Von 100 Gebornen wurden geimpft
1840	10 509	8 774	—	83,49
1841	10 757	8 367	—	77,78
1842	12 177	9 067	—	74,46
1843	11 634	10 408	—	89,46
1844	12 993	9 935	—	76,46
1845	12 846	8 909	—	69,35
1846	14 222	9 513	—	66,89
1847	12 862	9 383	—	72,94
1848	13 055	7 384	—	56,56
1849	14 935	9 429	—	63,13
1850	15 009	11 583	—	77,17
1851	15 335	10 919	—	71,20
1852	15 525	11 254	—	72,49
1853	15 010	10 747	—	71,59
1854	15 469	10 276	—	66,43
1860	18 226	10 736	277	58,90
1861	20 777	10 581	963	50,92
1862	21 364	11 436	536	53,53
1863	23 301	15 728	2 222	67,49
1864	24 631	25 153	22 566 und mehr	102,12 Pocken-Epidemie.
1865	26 061	9 405	2 734	36,08
1866	27 908	10 587	1 018	37,90
1867	27 313	14 877	1 000	52,64
1868	29 413	16 729	1 417	56,87
1869	37 668	17 682	1 344	57,65
1870	32 594	9 547	4 530	29,29
1871	29 530	37 206	102 965 und mehr	

Die vorstehenden Mittheilungen lassen zur Genüge erkennen, daß insbesondere vor Ausbruch der weitverbreiteten Pockenepidemie im Anfange der 70er Jahre die

---

*) „Die Pockenepidemie in Preußen, insbesondere in Berlin 1870/72 nebst Beiträgen zur Beurtheilung der Impffrage, nach amtlichen Quellen" Zeitschr. des Königlich preußischen statistischen Büreau, 1873 XIII Seite 119.

Durchführung der Impfung in Preußen vielfach eine sehr lückenhafte gewesen ist, und daß dies noch in weit höherem Grade bezüglich der Wiederimpfung zutrifft. Eine entscheidende Aenderung wurde hierin erst durch das Reichs-Impfgesetz herbeigeführt,*) unter dessen Einfluß dementsprechend auch die Pockensterblichkeit in Preußen, wie in Abschnitt 1 nachgewiesen wurde, auf einen bis dahin nicht gekannten niedrigen Stand herabgesunken ist.

*) Vgl. hierzu auch die Veröffentlichung der Ergebnisse des Impfgeschäftes im Deutschen Reiche in den Arbeiten aus dem Kaiserlichen Gesundheitsamte Bd. I und II.

Mittheilungen
über die
Maßregeln, welche zur Beschaffung untadeliger Thierlymphe ergriffen worden sind,
sowie über die
Zunahme der Verwendung von Thierlymphe bei den im Deutschen Reiche ausgeführten öffentlichen Impfungen.

Die vom Bundesrathe unter dem 18. Juni 1885 genehmigten Beschlüsse der Sachverständigen-Kommission zur Berathung der Impffrage, betreffend die allgemeine Einführung der Impfung mit Thierlymphe (Nr. 2 der Beschlüsse), lauten folgendermaßen:

„1. Da die mit der Impfung mit Menschenlymphe unter Umständen verbundenen Gefahren für Gesundheit und Leben der Impflinge (Impfsyphilis, Impferysipel u. s. w.) durch die Impfung mit Thierlymphe, soweit es sich um direkte Uebertragung der Syphilis oder der accidentellen Wundkrankheiten handelt, vermieden werden können, und da die Impfung mit Thierlymphe in der Neuzeit soweit vervollkommnet ist, daß sie der Impfung mit Menschenlymphe fast gleichzustellen ist, so hat die Impfung mit Thierlymphe thunlichst an Stelle der mit Menschenlymphe zu treten.

2. Die allgemeine Einführung der Impfung mit Thierlymphe ist allmählich durchzuführen, und zwar sind unter Zuhülfenahme der bisher gewonnenen Erfahrungen Anstalten zur Gewinnung von Thierlymphe in einer dem voraussichtlichen Bedarfe entsprechenden Anzahl zu errichten.

Sobald der Bedarf an Thierlymphe seitens einer solchen Anstalt gesichert ist, sind die öffentlichen Impfungen in dem betreffenden Bezirke mit Thierlymphe auszuführen.

3. Für die Einrichtung und den Betrieb der Anstalten sind folgende allgemeine Bestimmungen maßgebend:

a) Die Anstalt ist der Leitung eines Arztes zu unterstellen.

b) Die Lymphe wird den Impfärzten kosten- und portofrei überlassen.

c) Es ist gestattet, an Stelle der sogenannten genuinen Vaccine die Retrovaccine zu benutzen.

d) Die Lymphe ist nicht eher an die Impfärzte abzugeben, als bis die Untersuchung der geschlachteten Thiere, welche die Lymphe lieferten, deren Gesundheit erwiesen hat.

e) Ueber Alter, Pflege und Wartung der Kälber, Zeit und Art der Lympheabnahme, Methode der Konservirung, der Aufbewahrung, des Versandts u. s. w. werden durch eine Kommission von Sachverständigen spezielle Instruktionen ausgearbeitet."

Ueber die Gewinnung der Thierlymphe enthält der vom Bundesrathe genehmigte „Entwurf von Vorschriften, welche von den Aerzten bei Ausführung des Impfgeschäfts zu befolgen sind" (Nr. 3 der Beschlüsse, Absatz B II), die nachstehenden Bestimmungen:

„§ 12. Sobald die Impfung mit Thierlymphe eingeführt ist, erhalten die Impfärzte ihren Gesammtbedarf an Lymphe aus den Landes-Impfinstituten.

§ 13. Die Vorschriften im § 7, § 10 Absatz 2 und § 11 finden auch für Thierlymphe sinngemäße Anwendung.

Inwieweit andere Vorschriften des Abschnittes I bei der Gewinnung der Thierlymphe Anwendung zu finden haben, bleibt besonderer Regelung vorbehalten."

Die angeführten Paragraphen lauten:

„§ 7. Jeder Impfarzt hat aufzuzeichnen, von wo und wann er seine Lymphe erhalten hat. Insbesondere hat er, wenn er Lymphe zur späteren eigenen Verwendung oder zur Abgabe an andere Aerzte aufbewahren will, den Namen der Impflinge, von denen die Lymphe abgenommen worden ist, und den Tag der erfolgten Abnahme aufzuzeichnen. Die Lymphe selbst ist derart zu bezeichnen, daß später über die Abstammung derselben ein Zweifel nicht entstehen kann.

Die Aufzeichnungen sind bis zum Schlusse des nachfolgenden Kalenderjahres aufzubewahren.

§ 10. Nur solche Lymphe darf benutzt werden, welche freiwillig austritt und, mit bloßem Auge betrachtet, weder Blut noch Eiter enthält.

Uebelriechende oder sehr dünnflüssige Lymphe ist zu verwerfen.

§ 11. Nur reinstes Glycerin darf mit der Lymphe vermischt werden. Die Mischung soll mittels eines reinen Glasstabes geschehen."

In Gemäßheit des oben erwähnten Beschlusses des Bundesraths wurde seitens des Herrn Reichskanzlers im Juni 1886 eine technische Kommission nach Berlin berufen, deren Berathungen unter dem Vorsitze des Direktors des Kaiserlichen Gesundheitsamtes und unter Betheiligung von Mitgliedern der genannten Behörde stattgefunden haben. Das Ergebniß dieser Berathungen war die Ausarbeitung der nachstehenden

Anweisung zur Gewinnung, Aufbewahrung und Versendung von Thierlymphe.

I. Auswahl und Untersuchung der Impfthiere.

§ 1. Zur Gewinnung von Thierlymphe sind ausschließlich solche Thiere zu wählen, deren Gesundheitszustand nach dem der Abimpfung folgenden Schlachten durch Besichtigung der inneren Organe festgestellt werden kann.

§ 2. In der Regel sind Kälber zu benutzen. Nur in dem Falle, daß geeignete Kälber nicht beschafft werden können, dürfen ältere Rinder verwendet werden.

Die Kälber müssen ein Alter von mindestens drei Wochen und einen von Eiterung und Entzündung freien Nabel haben. Kälber im Alter von fünf Wochen und darüber sind den jüngeren vorzuziehen.

§ 3. Vor dem Impfen sind die Thiere von einem Thierarzte auf ihren Gesundheitszustand zu untersuchen. Nur solche Thiere, welche durchaus gesund befunden werden, sind zu benutzen. Die hiernach geeignet befundenen Thiere sind alsbald nach der Untersuchung mit der Nummer des Tagebuchs (§ 31a) zu versehen.

§ 4. Beim Impfen sowohl, wie bei der Abnahme des Impfstoffes ist die Körperwärme des Impfthieres festzustellen. Beträgt dieselbe über 41° C., oder sind sonst Krankheitserscheinungen (mit Ausnahme von leichten Verdauungsstörungen) vorhanden, so ist das Thier von der Benutzung auszuschließen.

§ 5. Nach der Abnahme des Impfstoffes sind die Thiere zu schlachten und wiederum von einem Thierarzte zu untersuchen. Diese Untersuchung hat sich insbesondere auf den Nabel und die Nabelgefäße, das Bauch- und Brustfell, die Lunge, die Leber und die Milz zu erstrecken.

§ 6. Ueber das Ergebniß jeder Untersuchung ist von dem Thierarzte eine Bescheinigung auszustellen. Aus derselben muß mit Sicherheit zu entnehmen sein, auf welches einzelne Thier sie sich bezieht.

§ 7. Der gewonnene Impfstoff darf nur dann an die Impfärzte abgegeben werden, wenn die nach dem Schlachten des Thieres angestellte thierärztliche Untersuchung ergeben hat, daß das Thier gesund war.

II. Pflege und Ernährung der Impfthiere.

§ 8. Der zur Unterbringung der Impfthiere dienende Stall soll hell, trocken, leicht zu lüften, zu reinigen und zu desinfiziren sein; er muß, wo es sich um größere Impfanstalten handelt, mit Vorrichtungen versehen sein, welche zu jeder Jahreszeit die Herstellung einer mittleren Temperatur gestatten.

§ 9. Es ist Sorge zu tragen, daß die Pflege und Ernährung der Thiere durch besonders geeignete, gewissenhafte Personen bewirkt wird.

§ 10. Die für die Thiere bestimmte Streu soll frisch, unverdorben und anderweitig noch nicht benutzt sein. Die Impfthiere selbst und ihre Stände sind mit größter Sorgfalt rein zu halten.

§ 11. Saugkälber sind mit guter, unverdünnter, erwärmter Milch, eventuell unter Zugabe von Eiern oder Mehlsuppe, zu ernähren.

III. Impfung der Thiere und Abnahme des Impfstoffes.

§ 12. Thiere, welche einen größeren Transport durchgemacht haben, sollen nicht vor Ablauf eines Tages nach ihrer Ankunft geimpft werden.

§ 13. Der für das Impfen der Thiere und der Abnahme des Impfstoffes bestimmte Raum soll hell, luftig, leicht zu reinigen und zu desinfiziren, in größeren Anstalten auch heizbar sein.

§ 14. Die sämmtlichen bei dem Impfen und der Abnahme des Impfstoffes, sowie bei der weiteren Behandlung des letzteren in Gebrauch kommenden Instrumente,

Utensilien ꝛc. müssen nach Material und Gestalt gründliche Reinigung und Desinfektion leicht zulassen; sie sind von anderweitiger Benutzung ausgeschlossen, auch vor und nach jedesmaligem Gebrauche zu reinigen, beziehungsweise zu desinfiziren.

§ 15. Als Impfstelle ist zu benutzen: bei jungen Thieren die Hinterbauchgegend vom Damm bis in die Nähe des Nabels sammt dem Hodensack und der Innenfläche der Schenkel, bei älteren Thieren der Hodensack, das Euter, der Milchspiegel, sammt der Umgebung der Vulva.

§ 16. Die zur Impfung bestimmte Fläche ist zu rasiren und mit Seife und warmem Wasser gründlich zu reinigen. Danach ist sie mit einer eintausendstel Sublimatlösung oder 3% Karbolsäurelösung zu desinfiziren und schließlich mit abgekochtem Wasser abzuspülen.

§ 17. Die Impfung kann mit Stichen, kürzeren oder längeren Schnitten, sowie über kleinere oder größere Flächen ausgedehnten Skarifikationen ausgeführt werden. Größere Skarifikationsflächen sind mit isolirten Impfstellen zu umrahmen, um das Entwickelungsstadium besser beobachten zu können.

§ 18. Zur Impfung der Thiere kann benutzt werden:

a) Menschenlymphe, und zwar aus den Schutzpocken von Erstimpflingen, unter Berücksichtigung der durch die Beschlüsse des Bundesraths vom 18. Juni 1885 für die Gewinnung dieser Lymphe erlassenen Vorschriften (Entwurf 3 §§ 5 ff.).

Lymphe von Wiedergeimpften darf nur im Nothfalle und nach sorgfältiger Prüfung des Gesundheitszustandes des Abimpflings benutzt werden, welche letztere gleichfalls gemäß den genannten Vorschriften zu erfolgen hat.

Die Menschenlymphe kann entweder

in unvermischtem Zustande, und zwar:

direkt vom Arm,

in sorgfältig verschlossenen Haarröhrchen flüssig aufbewahrt oder auf Stäbchen aufgetrocknet,

oder

gemischt mit reinstem Glycerin und auch in diesem Falle eventuell

in Haarröhrchen oder

gut verkorkten reinen Gläschen aufbewahrt,

auf das Thier übertragen werden.

b) Thierlymphe in der gemäß dieser Instruktion zur Menschenimpfung zugelassenen Beschaffenheit.

c) Die festen und flüssigen Bestandtheile der sogenannten natürlichen Kuhpocken.

§ 19. Die Abnahme des Impfstoffes vom Thiere soll vor dem Eitrigwerden des Inhalts der Blattern und bevor sich eine erhebliche Röthe in der Umgebung derselben eingestellt hat, vorgenommen werden.

§ 20. Sorgfältige Reinigung der ganzen Impffläche mit Seife und warmem Wasser unter Entfernung aller den Blattern und ihrer Umgebung anhaftenden Borken ist der Abnahme des Impfstoffes voranzuschicken.

§ 21. Nur gut entwickelte Blattern sind zur Abnahme von Impfstoff geeignet.

Wiederholte Benutzung einer und derselben Blatter an verschiedenen Tagen ist nicht gestattet.

§ 22. Die Abnahme des Impfstoffes kann mit oder ohne Anwendung von Quetsch= vorrichtungen mittelst der Lancette, des scharfen Löffels oder des Spatels vorgenommen werden. Das Gewebe der Blatter ist dabei durch Schaben und Kratzen möglichst voll= ständig zu entfernen.

§ 23. Als Impfstoff sind sowohl die flüssigen, als auch die festen Bestandtheile der Blattern zu verwerthen, dagegen sind die Borken ausgeschlossen.

IV. Aufbewahrung und Versendung des Impfstoffes.

§ 24. Die Versendung des aus den Blattern gewonnenen, nicht präparirten Roh= materials zum Zwecke der Vornahme von Menschenimpfungen ist untersagt.

§ 25. Der zur Aufbewahrung und Versendung bestimmte Impfstoff ist aus dem Gesammtmateriale der Blattern zu gewinnen.

Die Vermischung des verschiedenen Thieren an demselben Tage entnommenen Impfstoffes ist gestattet.

§ 26. Mit den zur Aufbewahrung des Impfstoffes erforderlichen Maßnahmen ist alsbald nach der Abnahme desselben vom Thiere zu beginnen.

§ 27. Der Impfstoff ist aufzubewahren:

a) schnell getrocknet, in Form eines feinen Pulvers, oder
b) nach sorgfältigem Verreiben in einem Mörser mit reinstem Glycerin (dessen Verdünnung mit destillirtem Wasser gestattet ist), in Form einer Masse von Extraktkonsistenz, beziehungsweise Syrupkonsistenz, oder
c) nach Verreiben mit Glycerin und Absetzenlassen der festen Bestandtheile in Form der letzteren oder in Form der über ihnen stehenden mehr oder weniger klaren Flüssigkeit.

§ 28. Zur Aufbewahrung und Versendung des Impfstoffes sind nur reine, gut verschlossene Haarröhrchen oder sonstige Glasgefäße zu benutzen. Bei letzteren reicht der Verschluß mit einem guten Korke aus.

Alle zur Aufbewahrung dienenden Gegenstände dürfen erst nach gründlicher Reini= gung und Desinfektion (am besten durch Auskochen mit Wasser) zum zweiten Male benutzt werden.

§ 29. Es empfiehlt sich, vor der Versendung des Impfstoffes behufs Prüfung seiner Wirksamkeit Probeimpfungen mit demselben vorzunehmen.

§ 30. Jeder Sendung von Impfstoff ist die Nummer des Versandtbuches (§ 32a) und eine Gebrauchsanweisung beizufügen; auch ist das Ersuchen um Berichterstattung über den Erfolg der damit vorgenommenen Impfungen auszusprechen.

Es wird anheimgegeben, sich eines der in der Anlage enthaltenen Entwürfe zu Gebrauchsanweisungen zu bedienen.

V. Listenführung.

§ 31. Ueber die Impfungen der Thiere ist ein Tagebuch zu führen, welches die nachstehenden Rubriken enthält:

a) laufende Nummer,

b) Rasse, Geschlecht, Farbe und Alter des Thieres,

c) Tag der Einstellung des Thieres, der letzten Besichtigung, sowie der Abholung aus der Anstalt,

d) Tag und Stunde des Impfens und der Abnahme des Impfstoffes,

e) Art und Abstammung der verimpften Lymphe,

f) Körperwärme (eventuell auch Körpergewicht) des Thieres beim Impfen und bei der Abnahme des Impfstoffes,

g) Gesundheitszustand des Thieres bei der Einstellung und während der Entwickelung der Blattern,

h) Beschaffenheit der inneren Organe nach dem Schlachten, soweit dieselbe durch den Thierarzt festgestellt wurde,

i) Ergebniß der Impfung,

k) Art der Aufbewahrung (§ 27) des gewonnenen Impfstoffes,

l) Bemerkungen.

§ 32. Ueber den Versandt des Impfstoffes ist ein Versandtbuch zu führen, welches die nachstehenden Rubriken enthält:

a) laufende Nummer,

b) Name und Stand des Empfängers,

c) Wohnort desselben,

d) Datum des Einganges der Bestellung,

e) Datum der Absendung,

f) Ursprung und Alter des Impfstoffes,

g) Art der Aufbewahrung (§ 27) des Impfstoffes,

h) Menge des übersandten Impfstoffes,

i) Bemerkungen (über den bei der Verimpfung seitens des Impfarztes erzielten Erfolg u. dergl.).

VI. **Wissenschaftliche und praktische Untersuchungen über Thierlymphe.**

§ 33. Den öffentlichen Impfanstalten liegt die Pflicht ob, wissenschaftlich und praktisch die Vaccination weiter zu fördern und dementsprechend auf dem Wege des Experiments, der klinischen Beobachtung ec. bezügliche Untersuchungen anzustellen.

Anlage zu § 30.

A. Gebrauchsanweisung für die Verimpfung der Glycerin=Thierlymphe.

Der Impfstoff ist an einem kühlen und dunkeln Orte aufzubewahren, woselbst er sich wochenlang wirksam erhält. Für den Gebrauch ist die jeweilig nöthige Menge aus den Haarröhrchen oder sonstigen Glasgefäßen auf einen reinen Objektträger oder unmittelbar auf das Impfinstrument zu entnehmen.

Die Impfung wird der Regel nach an den Oberarmen vorgenommen. Sie hat nie durch Stiche, sondern nur durch Schnitte zu geschehen, welche mindestens je 2 cm von einander entfernt angelegt werden. Bei Erstimpflingen genügen 3 bis 5 seichte

Schnitte von höchstens 1 cm Länge an jedem Arme; bei Wiederimpflingen 5 bis 8 seichte Schnitte an einem Arme.

Stärkere Blutungen sind beim Impfen zu vermeiden.

Der Impfstoff ist so, wie er vorliegt, zu verwenden, er ist sorgfältig und wiederholt in die Schnitte, welche durch Umspannen des Armes klaffend erhalten werden, einzureiben.

Das Auftragen des Impfstoffes mit dem Pinsel ist verboten.

Uebriggebliebene Mengen Impfstoff sollen nicht in das Gefäß zurückgefüllt werden.

B. Gebrauchsanweisung für die Verimpfung der pulverförmigen Thierlymphe.

Das Pulver ist in einem Exsikkator aufzubewahren. Behufs Anwendung wird es auf einer sorgfältig gereinigten Glasplatte mit chemisch reinem Glycerin oder mit reinem destillirten Wasser oder mit einer Mischung von beiden zu einem dicken Brei verrieben.

Die Impfung wird der Regel nach an den Oberarmen vorgenommen. Sie hat nie durch Stiche, sondern nur durch Schnitte zu geschehen, welche mindestens je 2 cm von einander entfernt angelegt werden. Bei Erstimpflingen genügen 3 bis 5 seichte Schnitte von höchstens 1 cm Länge an jedem Arme; bei Wiederimpflingen 5 bis 8 seichte Schnitte an einem Arme.

Stärkere Blutungen sind beim Impfen zu vermeiden.

Geringe Mengen des dickflüssigen Breies sind sorgfältig und wiederholt in die Schnitte, welche durch Umspannen des Armes klaffend erhalten werden, einzureiben.

Das Auftragen mit dem Pinsel ist verboten.

Uebriggebliebene Mengen des zu Brei verriebenen Pulvers sind zu vernichten.

Der Bundesrath erklärte sich in seiner Sitzung vom 28. April 1887 (§ 227 der Protokolle) mit dieser Anweisung einverstanden und beschloß, die Bundesregierungen zu ersuchen:

1. hiernach die erforderlichen Anweisungen auf Grund des § 18 Absatz 2 des Impfgesetzes zu treffen;
2. a) zu veranlassen, daß über die Thätigkeit der Anstalten zur Gewinnung von Thierlymphe regelmäßige Jahresberichte unter hauptsächlicher Benutzung der im Vollzuge der §§ 31 bis 33 der Anweisung gewonnenen Materialien erstattet und dem Kaiserlichen Gesundheitsamt behufs einheitlicher Bearbeitung und zweckentsprechender Veröffentlichung mitgetheilt werden;
   b) den in den Apotheken stattfindenden Handel mit Thierlymphe einer sorgfältigen Ueberwachung unterstellen zu lassen.

Die unter 2a und 2b aufgeführten Beschlüsse sind vom Bundesrath in Folge von Anregungen gefaßt worden, welche seitens der erwähnten Sachverständigen=Kommission gegeben waren.

Damit bei Abfassung der unter 2a erwähnten Jahresberichte nach möglichst gleichmäßigen Grundsätzen verfahren werde, hat der Reichskanzler am 3. October 1887 den Bundesregierungen anheimgestellt, dahin Fürsorge treffen zu wollen, daß, soweit thunlich, den Jahresberichten diejenige Anordnung des Stoffes zu Grunde gelegt werde, welche in einer in den Arbeiten aus dem Kaiserlichen Gesundheitsamte (Bd. II S. 447) veröffentlichten Zusammenstellung: „Die Thätigkeit der Impfinstitute des Königreichs Sachsen im Jahre 1886" benutzt worden war.

Mittlerweile sind die zur Durchführung der Impfung mit Thierlymphe erforderlichen öffentlichen Lymphe-Gewinnungs-Anstalten in einer Anzahl von Bundesstaaten bereits errichtet worden, wenn auch noch nicht durchweg in einer dem Bedarf entsprechenden Zahl.

Im Königreiche Preußen bestanden zu Ende des Jahres 1887 zwar vorläufig erst 2 derartige Anstalten, nämlich je eine zu Berlin und Halle, indessen ist die Errichtung weiterer in Aussicht genommen, und zwar von einem solchen Betriebsumfange, daß jede derselben für eine oder zwei Provinzen dem vollen Bedürfnisse an thierischem Impfstoff zu genügen vermag. Bemerkt sei, daß nach einem Erlaß des Oberpräsidenten der Provinz Sachsen vom 1. Mai 1887 durch die Anstalt zu Halle den Bedürfnissen der genannten Provinz entsprochen ist. Der dem preußischen Landtage vorgelegte Etatsentwurf für das Jahr vom 1. April 1888/89 enthält u. a. Mehrforderungen für die Errichtung je eines Lympherzeugungs-Instituts in Königsberg i. Pr. und in Kassel. Ersteres ist bestimmt, die Provinzen Ost- und Westpreußen, letzteres, die Provinzen Hessen-Nassau und Westfalen zu versorgen. Zur Anlegung der hiernach noch fehlenden Institute sind die erforderlichen Vorbereitungen schon eingeleitet.

Im Königreiche Bayern liefert die Centralimpfanstalt zu München bereits einen großen Theil des Gesammtbedarfs an Thierlymphe für die öffentlichen Impfungen; daneben besteht eine Lokalanstalt zu Nürnberg, welche für etwa 3000 Impflinge Thierlymphe zu liefern hat.

Im Königreiche Sachsen bestehen vier große Impfinstitute zur Gewinnung des thierischen Impfstoffs, welche zusammen eine den Bedarf der Bevölkerung des Königreichs übersteigende Menge von Thierlymphe liefern und einen Theil derselben somit an Impfärzte außerhalb Sachsens abzugeben vermögen.

Im Königreiche Württemberg deckt die Stuttgarter Centralimpfanstalt den Hauptbedarf für das Land; daneben hatte das Impfinstitut zu Cannstatt bisher für 10 Oberamtsbezirke die erforderliche Thierlymphe zu liefern.

Die für das Großherzogthum Baden im Jahre 1882 gegründete Anstalt zur Gewinnung thierischen Impfstoffs, welche sich seit Februar 1887 zu Karlsruhe befindet, vermag den gesammten für die Bevölkerung des Großherzogthums erforderlichen Impfstoff abzugeben.

Im Großherzogthum Hessen hat das Impfinstitut zu Darmstadt schon seit Beginn des Jahres 1882 Kälberimpfstoff für die gesammten öffentlichen Impfungen und Wiederimpfungen des Landes geliefert.

Die Deckung des vollen Bedarfs an Thierlymphe für die Großherzogthümer Mecklenburg-Schwerin und Mecklenburg-Strelitz durch das Landesimpfinstitut zu Schwerin ist zum Jahre 1888 in Aussicht genommen.

Im Großherzogthum Sachsen-Weimar besteht ein staatliches Impfinstitut, welches thierischen Impfstoff nicht nur für den Bedarf im Großherzogthum liefert, sondern denselben auch in Gemäßheit besonderer Abkommen für die Impfungen im Herzogthum Sachsen-Coburg-Gotha und in den Fürstenthümern Schwarzburg-Sondershausen und Reuß ält. Linie abgiebt. Dieses Institut befindet sich in Weimar.

Im Herzogthum Anhalt besteht ein staatliches Impfinstitut zu Bernburg zur Beschaffung der erforderlichen Thierlymphe für alle im Herzogthum auszuführenden Impfungen und Wiederimpfungen; ebenso sind in den 3 freien Städten Lübeck, Bremen und Hamburg öffentliche Impfinstitute im Betriebe, welche allen in den betreffenden Staatsgebieten erforderlichen thierischen Impfstoff zu liefern vermögen.

In Elsaß-Lothringen bestehen zu Straßburg und Metz zwei Anstalten zur Erzeugung von Thierlymphe, welche den Bedarf an Impfstoff in den Reichslanden fast ausschließlich gedeckt haben.

Die im Vorstehenden nicht genannten deutschen Bundesstaaten besitzen bisher keine eigenen Anstalten zur Erzeugung thierischen Impfstoffs; den Bedarf für die öffentlichen Impfungen liefern zum Theil die Impfinstitute benachbarter deutscher Staaten. Im Besonderen beziehen die Impfärzte des Herzogthums Sachsen-Altenburg ihren Bedarf aus dem Impfinstitut zu Frankenberg im Königreiche Sachsen.

Die ausschließliche, bezw. thunlichst ausgedehnte Verwendung von Thierlymphe bei den öffentlichen Impfungen und Wiederimpfungen ist bereits in folgenden Bundesstaaten ꝛc. angeordnet worden:

Im Großherzogthum Hessen wurden durch Ministerialverordnung vom 29. April 1882 die Impfärzte angewiesen, bei den Impfungen ausschließlich Kälberimpfstoff zu benutzen.

In Hamburg liefert seit 1884 die staatliche Impfanstalt für die öffentlichen Impfungen des Hamburger Gebiets ausschließlich animale Lymphe.

In Elsaß-Lothringen wurden am 12. März 1885 die öffentlichen Impfärzte angewiesen, vom 1. April desselben Jahres an Thierlymphe aus den Landesimpfanstalten zu Straßburg und Metz zu beziehen.

Im Herzogthum Anhalt wurde unter dem 12. März 1885 die Anordnung erlassen, daß ausschließlich animale, aus dem Centralimpfinstitut zu Bernburg bezogene Lymphe zur Ausführung der öffentlichen Impfungen und Wiederimpfungen zu benutzen sei.

Während des Jahres 1886 wurden entsprechende Anordnungen für das Großherzogthum Baden am 5. Februar, für das Fürstenthum Schwarzburg-Rudolstadt am 29. April, für das Königreich Sachsen am 10. Mai, für das Herzogthum Sachsen-Altenburg am 14. Mai und für das Fürstenthum Reuß ält. Linie am 17. Juni erlassen. Im Königreich Sachsen und in Schwarzburg-Rudolstadt sollen die Impfärzte nach dem Wortlaute der Verordnungen, „soweit thunlich" der Thierlymphe sich bedienen, in den übrigen genannten Staaten ist für alle öffentlichen Impfungen die Anwendung von Thierlymphe obligatorisch geworden.

In Bremen fand ebenfalls nach einer dem Gesundheitsamte zugegangenen Mittheilung im Jahre 1886 der Uebergang zum ausschließlichen Gebrauch der Thierlymphe bei den öffentlichen Impfterminen statt.

In Württemberg ist durch Ministerialerlaß vom 26. Februar 1886 die thunlichste Verwendung animaler Lymphe den Impfärzten zur Pflicht gemacht worden; diese Vorschrift wurde in bestimmterer Form am 12. März 1887 für die Impfzeit des Jahres 1887 wiederholt.

In Bayern endlich ist die Königliche Centralimpfanstalt durch Erlaß des Königlichen Staatsministeriums des Innern vom 19. März 1886 beauftragt worden, den öffentlichen Impfärzten „behufs Einführung der Schutzpockenimpfung mit Thierlymphe" solche unentgeltlich abzugeben. —

In welchem Umfange während des Jahres 1886 Thierlymphe bei den öffentlichen Impfungen im Deutschen Reiche zur Anwendung gekommen ist, ergiebt sich aus den nachstehenden, den eingereichten Impfübersichten entnommenen Zahlen. Die betreffenden Angaben für das Jahr 1885 sind zum Vergleiche in Klammern beigefügt.

Von je 100 geimpften Kindern wurden mit Thierlymphe geimpft:

	a) bei den Erstimpfungen	b) bei den Wiederimpfungen
Königreich Preußen	38,8 (23,17)	38,0 (21,03)
„ Bayern	59,9 (11,05)	62,5 (10,21)
„ Sachsen	99,0 (95,53)	99,2 (95,43)
„ Württemberg*)	. (47,05)	. (40,39)
Großherzogthum Baden	90,3 (51,84)	99,9 (55,45)
„ Hessen	96,7 (92,83)	99,7 (98,59)
„ Mecklenburg-Schwerin*)	. (32,19)	. (29,75)
„ Sachsen-Weimar**)	91,4 (44,84)	90,6 (38,80)
„ Mecklenburg-Strelitz	58,8 (37,82)	52,3 (40,11)
„ Oldenburg	53,1 (25,91)	53,5 (17,16)
Herzogthum Braunschweig	22,3 (13,68)	19,2 (18,95)
„ Sachsen-Meiningen	21,2 (5,53)	13,7 (3,42)
„ Sachsen-Altenburg	96,5 (36,69)	97,9 (13,79)
„ Sachsen-Koburg-Gotha*)	. (49,98)	. (36,61)
„ Anhalt	99,8 (98,74)	100,0 (99,90)
Fürstenthum Schwarzburg-Sondershausen	99,9 (38,06)	99,9 (8,90)
„ Schwarzburg-Rudolstadt	49,8 (18,78)	35,6 (15,66)
„ Waldeck	55,6 (43,07)	57,5 (29,46)
„ Reuß ä. L.	89,6 (62,69)	100,0 (66,05)
„ Reuß j. L.	47,4 (24,28)	70,6 (15,45)
„ Schaumburg-Lippe	20,3 (5,15)	20,4 (4,12)
„ Lippe	24,5 (15,99)	10,7 (9,09)
Freie Stadt Lübeck	99,6 (92,65)	99,6 (91,93)
„ Bremen	88,6 (42,80)	97,6 (31,51)
„ Hamburg	97,6 (93,75)	95,8 (94,90)
Reichslande Elsaß-Lothringen	86,1 (80,30)	86,2 (81,87)

*) Aus Württemberg, Mecklenburg-Schwerin und Sachsen-Koburg-Gotha sind die Berichte für das Jahr 1886 noch nicht eingegangen.

**) In 28 Impfbezirken des Großherzogthums Sachsen-Weimar wurde ausschließlich Thierlymphe verwendet, nur in 5 Impfbezirken des Landes war daneben Menschenlymphe in Gebrauch.

Die vorstehende Uebersicht läßt erkennen, daß die Impfung mit Thierlymphe in den deutschen Bundesstaaten bereits im Jahre 1886 eine beträchtliche Verbreitung gewonnen hatte.

In 11 Bundesstaaten, soweit die Angaben vorliegen, wurden im Jahre 1886 mehr als 90% aller Impfungen mit Thierlymphe ausgeführt, in den Reichslanden etwa 86%. Auch im Königreiche Preußen ist trotz der zur Zeit noch geringen Zahl staatlicher Anstalten zur Erzeugung thierischen Impfstoffs im Jahre 1886 bei mehr als 38% aller Impfungen Thierlymphe verwendet worden.

Ob die oben mitgetheilten Maßregeln zur Erreichung ihres Zweckes, der Beschaffung „untadeliger" Thierlymphe für die öffentlichen Impfungen, bereits in jeder Beziehung völlig genügen werden, läßt sich zwar im ganzen Umfange wegen der Kürze der inzwischen verstrichenen Zeit noch nicht übersehen; schon jetzt aber läßt sich erkennen, daß der Ersatz der Menschenlymphe durch die Thierlymphe schneller und mit geringeren Schwierigkeiten sich vollzieht und zum großen Theil bereits vollzogen hat, als früher vielfach angenommen wurde. Es darf in dieser Beziehung zugleich auf den oben mitgetheilten, vom Bundesrath genehmigten Beschluß der Kommission zur Berathung der Impffrage hingewiesen werden, nach welchem die allgemeine Einführung der Impfung mit Thierlymphe allmählich geschehen sollte. (Ziffer 2 der Beschlüsse, betreffend die allgemeine Einführung der Impfung mit Thierlymphe). Mit der zunehmenden Vervollkommnung der Technik in der Gewinnung der Thierlymphe und der größeren Uebung der Impfärzte in der Anwendung derselben machen sich die von manchen Seiten laut gewordenen Klagen, daß die Thierlymphe bezüglich ihrer Haltbarkeit und der Sicherheit ihrer Wirkung der Menschenlymphe nachstehe, bereits weniger bemerklich. Ueberdies ist zu berücksichtigen, daß auch bei der Verwendung von aufbewahrter Menschenlymphe bisweilen zahlreiche Impfungen erfolglos geblieben sind. Bemerkenswerth ist in Hinsicht auf den sich vollziehenden Uebergang zur Thierlymphe die Aeußerung des Königlich bayerischen Central-Impfarztes Dr. Stumpf in München, am Schlusse eines von demselben erstatteten Berichtes über die „Ergebnisse der Schutzpockenimpfung im Königreiche Bayern im Jahre 1886". Jene Aeußerung lautet:

„Wenn auch in Bezug auf die Durchführung der öffentlichen Schutzpockenimpfung mit Thierlymphe Manches noch zu wünschen übrig blieb, so kann doch auf das Berichtjahr, das erste Jahr der Aera der Impfung mit Thierlymphe, mit voller Befriedigung zurückgeblickt werden."

Abgesehen von der Sicherheit der Wirkung und der genügenden Haltbarkeit muß an eine untadelige Thierlymphe die Anforderung gestellt werden, daß bei ihrer Verwendung die direkte Uebertragung anderer Krankheiten ausgeschlossen ist.

Besonderes Gewicht ist in den Verhandlungen der Kommission zur Berathung der Impffrage darauf gelegt worden, daß bei der Verwendung von Thierlymphe die Uebertragung der Syphilis mit Sicherheit auszuschließen sei. In der That ist denn auch nicht ein einziger Fall bekannt geworden, in welchem durch Thierlymphe Syphilis auf einen Impfling übertragen wäre, obgleich die mit der genannten Lymphe ausgeführten Impfungen bereits nach Millionen zählen. Unter den accidentellen Wund=

krankheiten kommt in erster Linie das Erysipelas, die sogenannte Wundrose oder der Rothlauf, in Betracht. Wie von jeder kleinen Wunde, so kann diese Krankheit, zumal bei unreinlichem oder sonst ungeeignetem Verhalten, mechanischen Reizungen der Impfstellen u. dgl., gelegentlich auch von einer Impfwunde ihren Ausgang nehmen, ohne daß deswegen die zur Impfung benutzte Lymphe ein Vorwurf trifft. Dasselbe gilt von anderen accidentellen Wundkrankheiten.

Betreffs der im Jahre 1886 mit der Thierlymphe in Bayern gemachten Erfahrungen schreibt der Central-Impfarzt Dr. Stumpf in dem bereits erwähnten Berichte: „Wo es zum wirklichen Impfrothlauf kam, da war es in einigen Fällen möglich, eine ganz bestimmte Ursache nachzuweisen. Unter den Ursachen von Impfrothlauf steht in erster Reihe die nachweisbare Uebertragung von einem anderen Erysipel. So wurde ein Impfling im Amtsbezirke Miesbach von Rothlauf befallen, welcher von einer Frau gepflegt wurde, die selbst an einem Fußgeschwüre und Rothlauf litt." — Nicht selten wird in den Berichten über die mit Thierlymphe ausgeführten Impfungen über stärkere Röthungen und entzündliche Erscheinungen in der Umgebung der Impfstellen berichtet, welche indeß mit dem Wunderysipel nichts gemein haben und als eine Theilerscheinung der Impfwirkung betrachtet werden müssen. Bezüglich dieser Fälle heißt es in dem Berichte des Dr. Stumpf: „Alle diese Fälle von stärkerer Reaction bis zur entzündlichen Infiltration und erysipelatösen Form gingen bald unter den geeigneten Maaßnahmen, bald auch ohne diese in normaler Zeit zurück."

Eine besondere Erwähnung erfordert an dieser Stelle ein aus dem Jahre 1887 bekannt gewordenes Vorkommniß, über welches in den „Veröffentlichungen des Kaiserlichen Gesundheitsamtes" Jahrgang 1888 S. 33 ff. ein eingehender Bericht erstattet worden ist. Während der vorjährigen Impfperiode (1887) sind nämlich in mehreren Theilen Preußens zahlreiche Kinder nach der Verimpfung von Thierlymphe in ähnlicher Weise an Hautausschlägen erkrankt, wie solche im Jahre 1885 nach der Verimpfung von Menschenlymphe auf der Insel Rügen beobachtet[*] und auch gelegentlich der Verhandlungen der Petitionskommission des Reichstages am 23. März 1886 zur Sprache gekommen sind.[**] In beiden Fällen haben sich die zunächst bei einer größeren Zahl von Impflingen aufgetretenen Hautausschläge durch Ansteckung auf nicht geimpfte Personen weiter verbreitet. Die Thierlymphe, durch welche die im Jahre 1887 beobachteten Erkrankungen verursacht worden sind, stammte aus dem Privat-Lymphgewinnungs-Institut des Dr. Protze in Elberfeld. Auf welche Ursachen die abnorme Beschaffenheit der Lymphe zurückzuführen ist, hat nicht ermittelt werden können.

Aus dem Königreich Sachsen, wo im Jahre 1886 99% der ausgeführten Impfungen mit Thierlymphe vollzogen worden sind, wird über den Verlauf des öffentlichen Impfgeschäfts in dem genannten Jahre ausdrücklich mitgetheilt, daß krankhafte Störungen bei den Impflingen weniger häufig zu Tage getreten seien als in früheren Jahren. Auch sonst gewinnt man aus den seitens der Bundesregierungen zum großen Theil bereits

---
[*] Vgl. Veröffentlichungen des Kaiserlichen Gesundheitsamtes 1885 II S. 272 ff. und S. 316 ff.
[**] Reichstags-Drucksache Nr. 313 II. Session (1885/86) 6. Legislatur-Periode.

eingesandten Mittheilungen über den Verlauf des Impfgeschäftes im Jahre 1886 den Eindruck, daß Impfschädigungen bei der Verwendung von Thierlymphe in geringerem Maße hervorgetreten sind, als es früher bei Verwendung von Menschenlymphe der Fall gewesen ist. Wie an dieser Stelle bemerkt sei, wird übrigens über die in den einzelnen Bundesstaaten bekannt gewordenen Impfschädigungen gelegentlich der Mittheilungen über die Ergebnisse des Impfgeschäftes im Deutschen Reiche in den „Arbeiten aus dem Kaiserlichen Gesundheitsamte" ausführlich berichtet.*)

*) Vgl. Bd. I S. 77 ff., sowie Bd. II S. 67 ff. und 298 ff.

Additional material from *Beiträge zur Beurtheilung des Nutzens der Schutzpockenimpfung,*
ISBN 978-3-662-39229-4, is available at http://extras.springer.com

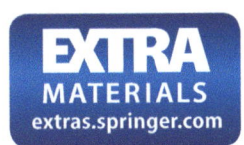

Verlag von Julius Springer in Berlin N.

Die
neueren Arzneimittel.
Für Apotheker, Aerzte und Drogisten
bearbeitet von
Dr. Bernhard Fischer,
Assistent am Pharmakologischen Institut der Universität Berlin.
Mit in den Text gedruckten Holzschnitten.
Zweite vermehrte Auflage.
Preis gebunden in Leinewand M. 5,—.

Die
Ohnmacht bei der Geburt
vom gerichtsärztlichen Standpunkt.
Eine Abhandlung für Aerzte und praktische Juristen
von
Dr. Moritz Freyer,
Kreisphysikus in Darkehmen.
Preis M. 7,—.

Generalbericht über das Medizinal- und Sanitäts-Wesen
des Regierungs-Bezirks Danzig
in den Jahren 1883—1885.
Von
Dr. Zeuschner,
Königl. Regierungs- und Medizinal-Rath.
Auf Anordnung Sr. Excellenz, des Herrn Ministers der geistlichen, Unterrichts- und Medizinal-Angelegenheiten zum Druck bestimmt.
Preis M. 2,—.

Die Mikrophotographie
auf Bromsilbergelatine bei natürlichem und künstlichem Lichte
unter ganz besonderer
Berücksichtigung des Kalklichtes.
Von
Dr. Paul Jeserich,
vereidigter Chemiker der Königl. Gerichte und der Königl. Haupt-Steuer-Ämter zu Berlin.
Mit 60 Holzschnitten und 4 Tafeln in Lichtdruck.
Preis eleg. geb. M. 7,—.

Die Verunreinigung der Gewässer,
deren schädliche Folgen, nebst Mitteln zur Reinigung der Schmutzwässer.
Mit dem Ehrenpreis Sr. Majestät des Königs Albert von Sachsen gekrönte Arbeit.
Von
Prof. Dr. J. König,
Vorsteher der agric.-chem. Versuchsstation Münster in Westf.
Mit zahlreichen Abbildungen im Text und 10 lithographirten Tafeln.
Preis M. 20,—.

Ueber die diätetisch-mechanische
Behandlung der Kreislaufs-Störungen.
Von
Dr. Max Oertel,
Professor an der Universität zu München.
Sonderabdruck aus „Therapeutische Monatshefte" 1887.
Preis M. 1,—.

Zu beziehen durch jede Buchhandlung.

If you have any concerns about our products,
you can contact us on
ProductSafety@springernature.com

In case Publisher is established outside the EU,
the EU authorized representative is:
**Springer Nature Customer Service Center GmbH
Europaplatz 3, 69115 Heidelberg, Germany**

Printed by Libri Plureos GmbH
in Hamburg, Germany